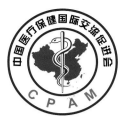

中国医疗保健国际交流促进会肺癌防治分会　组织编译

Practical Guide to
INTERVENTIONAL
PULMONOLOGY

介入肺脏病学
实用指南

原著　［美］Momen M. Wahidi　［美］David E. Ost

主译　张　毅

中国科学技术出版社
· 北 京 ·

图书在版编目（CIP）数据

介入肺脏病学实用指南 / (美) 穆明·M. 瓦希迪 (Momen M. Wahidi)，(美) 大卫·M. 奥斯特 (David E. Ost) 原著 ; 张毅主译.
— 北京 : 中国科学技术出版社, 2024.8

书名原文 : Practical Guide to Interventional Pulmonology

ISBN 978-7-5236-0471-7

Ⅰ . ①介… Ⅱ . ①穆… ②大… ③张… Ⅲ . ①肺疾病—介入性治疗—指南 Ⅳ . ①R563.05-62

中国国家版本馆 CIP 数据核字 (2024) 第 040649 号

著作权合同登记号：01-2024-1048

策划编辑	黄维佳　刘　阳	
责任编辑	黄维佳	
文字编辑	张　龙	
装帧设计	佳木水轩	
责任印制	徐　飞	

出　　版	中国科学技术出版社
发　　行	中国科学技术出版社有限公司
地　　址	北京市海淀区中关村南大街 16 号
邮　　编	100081
发行电话	010-62173865
传　　真	010-62179148
网　　址	http://www.cspbooks.com.cn

开　　本	889mm×1194mm　1/16
字　　数	287 千字
印　　张	11.5
版　　次	2024 年 8 月第 1 版
印　　次	2024 年 8 月第 1 次印刷
印　　刷	北京盛通印刷股份有限公司
书　　号	ISBN 978-7-5236-0471-7 / R·3175
定　　价	168.00 元

Elsevier (Singapore) Pte Ltd.

3 Killiney Road, #08−01 Winsland House Ⅰ, Singapore 239519

Tel: (65) 6349−0200; Fax: (65) 6733−1817

Practical Guide to Interventional Pulmonology

Copyright © 2023 Elsevier Inc. All rights are reserved, including those for text and data mining, AI training, and similar technologies.

ISBN-13: 978−0−323−70954−5

译者名单

主 译　张　毅

译 者　（以姓氏笔画为序）

王若天　王腾腾　田笑如　刘　磊

刘幸生　刘宝东　苏　雷　李元博

张　毅　张培龙　赵　昕　钱　坤

谭晓刚

内容提要

....

　　本书引进自 Elsevier 出版社，是一部肺脏病介入治疗的简明实用指南。本书从如何开始肺脏病介入治疗实践、患者选择和治疗前决策，到实用方法及替代疗法（如手术或放射），为读者呈现了一站式的讲解与指导，几乎涵盖了所有最新的肺脏病介入治疗程序，包括高级诊断研究、支气管内超声（EBUS）、导航支气管镜检查、硬性支气管镜检查，使用气道消融治疗、肿瘤减容、冷冻治疗和插入气道支架，并通过分步操作图、解剖展示、影像学研究为读者提供了卓越的阅读体验。本书内容系统、阐释简明、配图丰富，可作为了解肺脏病相关介入治疗技术的操作细节、适应证、禁忌证、并发症处理的必备资料，适合广大肺病科、呼吸科及胸外科医师阅读参考。

　　补充说明： 本书收录图片众多，其中部分图表存在第三方版权限制的情况，为保留原文内容的完整性，存在第三方版权限制的图表均以原文形式直接排录，不另做中文翻译，特此说明。

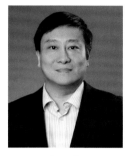

张 毅

医学博士，主任医师、教授，博士研究生导师。首都医科大学宣武医院胸外科主任，首都医科大学宣武医院大外科教研室主任，首都医科大学胸外科学系主任，国家老年疾病临床医学研究中心肿瘤诊疗中心执行主任，中国医疗保健国际交流促进会常务理事，中国医促会肺癌防治分会主任委员，中国医促会胸外科分会常务委员，中国医药教育协会胸外科专业委员会副主任委员，中国医药教育协会肺癌医学教育委员会副主任委员，中国医师协会胸外科分会委员，北京医学会胸外科学分会副主任委员，北京医师协会胸外科专科医师分会副会长，北京医学会肿瘤学分会常务委员，世界华人医师协会智慧医疗专委会副主任委员，《中国肺癌杂志》《机器人外科学杂志》编委，《中国微创外科杂志》常务编委。

原书编著者名单

原著

Momen M. Wahidi, MD, MBA
Professor of Medicine
Division of Pulmonary and Critical Care Medicine
Duke University School of Medicine;
Director, Interventional Pulmonology and Bronchoscopy
Duke University Medical Center
Durham, North Carolina

David E. Ost, MD
Professor of Pulmonary Medicine
MD Anderson Cancer Center
Houston, Texas

参编者

Matthew Aboudara, MD
Interventional Pulmonology
Division of Pulmonary and Critical Care Medicine
St. Luke's Health System;
Assistant Professor of Medicine
University of Missouri at Kansas City
Kansas City, Missouri

Megan Acho, MD
Assistant Professor
Division of Pulmonary Allergy and Critical Care
  Medicine
University of Pittsburgh School of Medicine
Pittsburgh, Pennsylvania

Jason Akulian, MD, MPH, MBA
Assistant Professor of Medicine
Division of Pulmonary and Critical Care Medicine
Department of Medicine
University of North Carolina at Chapel Hill
Chapel Hill, North Carolina

A. Christine Argento, MD
Associate Professor
Johns Hopkins University
Baltimore, Maryland

Waqas Aslam, MD
Interventional Pulmonology
Department of Interventional Pulmonology
Lahey Hospital and Medical Center
Burlington, Massachusetts

Jason Beattie, MD
Assistant Attending Physician
Interventional Pulmonology
Memorial Sloan Kettering Cancer Center
New York, New York

Allen Cole Burks, MD
Assistant Professor of Medicine
Division of Pulmonary and Critical Care Medicine
Department of Medicine
University of North Carolina at Chapel Hill
Chapel Hill, North Carolina

Alexander Chen, MD
Associate Professor of Medicine
Division of Pulmonary and Critical Care,
Division of Cardiothoracic Surgery
Washington University School of Medicine
St. Louis, Missouri

George Z. Cheng, MD, PhD
Associate Professor of Medicine
Department of Pulmonary, Critical Care, and
  Sleep
University of California–San Diego
La Jolla, California

Kevin Ross Davidson, MD
Attending Physician
Department of Pulmonary and Critical Care
WakeMed Health Hospitals
Raleigh, North Carolina

Neeraj R. Desai, MD, MBA, FCCP
Interventional Pulmonology
Chicago Chest Center of Suburban Lung
  Associates/AMITA Health
Elk Grove Village, Illinois;
Clinical Associate Professor of Medicine
Division of Pulmonary, Critical Care, Sleep and
  Allergy
University of Illinois at Chicago
Chicago, Illinois

Michael Dorry, MD
Instructor in Medicine
Interventional Pulmonology
Division of Pulmonary, Allergy and Critical Care
  Medicine
Duke University School of Medicine
Durham, North Carolina

Crystal Ann Duran, MD
Physician
The Oregon Clinic
Portland, Oregon

Kim D. French, MHSA, CAPPM, FCCP
Executive Director
Chicago Chest Center of Suburban Lung
  Associates/AMITA Health
Elk Grove Village, Illinois

Coral X. Giovacchini, MD
Assistant Professor
Division of Pulmonary, Allergy and Critical Care
Department of Medicine
Duke University Medical Center
Durham, North Carolina

Alexander Gregor, MD
Division of Thoracic Surgery
Toronto General Hospital;
University Health Network
Toronto, Ontario, Canada

Kevin Haas, MD
Assistant Professor of Medicine
Division of Pulmonary and Critical Care
University of Illinois at Chicago
Chicago , Illinois

Terunaga Inage, MD, PhD
Division of Thoracic Surgery
Toronto General Hospital;
University Health Network
Toronto, Ontario, Canada

Tsukasa Ishiwata, MD, PhD
Division of Thoracic Surgery
Toronto General Hospital;
University Health Network
Toronto, Ontario, Canada

Shaheen Islam, MD, MPH
Professor and Chief
Division of Pulmonary, Critical Care and Sleep
    Medicine
Medical College of Georgia, Augusta University
    Augusta, Georgia

Edward Kessler, MD
Interventional Pulmonology
Chicago Chest Center of Suburban Lung
    Associates/AMITA Health
Elk Grove Village, Illinois;
Division of Pulmonary, Critical Care, Sleep and
    Allergy
University of Illinois at Chicago
Chicago, Illinois

Kevin L. Kovitz, MD, MBA, FCCP, FACP, ASTF
Professor of Medicine and Surgery
Division of Pulmonary, Critical Care, Sleep and
    Allergy
University of Illinois at Chicago College of
    Medicine
Chicago, Illinois;
Founder, Chicago Chest Center of Suburban Lung
    Associates/AMITA Health
Elk Grove Village, Illinois

Carla R. Lamb, MD, FACP, FCCP
Director of Interventional Pulmonology
Pulmonary and Critical Care
Lahey Hospital and Medical Center
Burlington, Massachusetts

Donald R. Lazarus, MD
Assistant Professor of Medicine
Baylor College of Medicine;
Director of Interventional Pulmonology
Michael E. DeBakey VA Medical Center
Houston, Texas

Pyng Lee, MD, PhD, FRCP (UK), FCCP
Associate Professor
Yong Loo Lin School of Medicine, National
    University of Singapore;
Division of Respiratory and Critical Care
    Medicine

Department of Medicine
National University Hospital
Singapore

Kamran Mahmood, MD, MPH
Assistant Professor of Medicine
Division of Pulmonary, Allergy and Critical Care
Department of Medicine
Duke University Medical Center
Durham, North Carolina

Adnan Majid, MD
Chief, Section of Interventional Pulmonology
Beth Israel Deaconess Medical Center
Boston, Massachusetts

Fabien Maldonado, MD
Professor of Medicine, Thoracic Surgery and
    Mechanical Engineering
Division of Allergy, Pulmonary and Critical Care
    Medicine
Vanderbilt University Medical Center
Nashville, Tennessee

Russell Jason Miller, MD
Interventional Pulmonologist
Naval Medical Center San Diego;
University of California San Diego
San Diego, California

Lakshmi Mudambi, MBBS
Director
Interventional Pulmonology
VA Portland Health Care System;
Assistant Professor
Department of Medicine
Oregon Health and Science University
Portland, Oregon

David E. Ost, MD
Professor of Pulmonary Medicine
MD Anderson Cancer Center
Houston, Texas

Jasleen Pannu, MBBS
Assistant Professor of Medicine
Interventional Pulmonology;
Pulmonary Critical Care and Sleep Medicine
Ohio State University
Columbus, Ohio

Tenzing Phanthok, MD, MS
Physician
Athens Pulmonary and Sleep
Athens, Georgia

Otis B. Rickman, DO
Associate Professor
Department of Allergy, Pulmonary, and Critical
    Care

Vanderbilt University Medical Center
Nashville, Tennessee

Roy Semaan, MD
Director of Interventional Pulmonology
Division of Pulmonary, Allergy, and Critical Care
    Medicine
University of Pittsburgh School of Medicine
Pittsburgh, Pennsylvania

Video Contributor
Abdul Hamid Alraiyes, MD, FCCP
Medical Director for Interventional Pulmonology
Interventional Pulmonology/Critical Care,
Associate Professor of Medicine
Rosalind Franklin University
North Chicago, Illinois

Ajay Sheshadri, MD, MSCI
Associate Professor
Department of Pulmonary Medicine
The University of Texas MD Anderson Cancer
    Center
Houston, Texas

Samira Shojaee, MD, MPH
Assiociate Professor of Medicine
Internal Medicine – Pulmonary and Critical Care
    Medicine
Virginia Commonwealth University
Richmond, Virginia

Sean B. Smith, MD
Assistant Professor
Northwestern University, Feinberg School of
    Medicine
Chicago, Illinois

Momen M. Wahidi, MD, MBA
Professor of Medicine
Division of Pulmonary and Critical Care Medicine
Duke University School of Medicine;
Director, Interventional Pulmonology and Bronchoscopy
Duke University Medical Center
Durham, North Carolina

Lonny Yarmus, DO
Associate Professor of Medicine
Division of Pulmonary and Critical Care Medicine
Johns Hopkins University School of Medicine
Baltimore, Maryland

Kazuhiro Yasufuku, MD, PhD, FRCSC
Division Head
Division of Thoracic Surgery
Toronto General Hospital;
University Health Network
Toronto, Ontario, Canada

译者前言

众所周知，肺脏病是一类很常见的疾病，发病率高，包括肺部恶性肿瘤、气道疾病和胸膜疾病。在过去十余年中，介入肺脏病学已发展成为一门公认的学科，为患者提供了先进的诊断与治疗服务。

近年来随着设备和技术的不断发展，出现了超声支气管镜、电磁导航等多样化的诊断手段，以及射频治疗、光动力疗法、冷冻疗法、经支气管镜肺减容术、气道梗阻治疗等多样化的治疗方式。但不同医生之间在介入肺脏病的实际操作方式上不尽相同、各有千秋。

本书旨在介绍实用的介入肺脏病学操作方法，重点关注了患者选择、术前准备、手术操作技术、操作相关并发症等方面，同时系统归纳了临床研究的相关证据。全书共19章，涵盖了诊断性和治疗性的介入肺脏病学操作，各章均由日常实践中对该技术具有丰富经验的专家撰写。本书不仅适合胸外科、呼吸科、介入科医生学习参考，对介入肺脏病学操作的初学者同样有益，对已开展相关操作的临床医生也是一部很好的补充材料。希望本书能对从事介入肺脏病学的医生，特别是基层医生有所帮助。

最后，衷心感谢所有精心翻译此书的译者们！

首都医科大学宣武医院　张　毅

目　录

第1章　介入肺脏病学概述
Introduction

Momen M. Wahidi　David E. Ost　著

张　毅　译

在过去 10 年中，介入肺脏病学（interventional pulmonology，IP）已发展成为一门独立的学科，为胸部恶性肿瘤、解剖性气道疾病和胸膜疾病的患者提供先进的咨询和治疗服务。与许多以操作为导向的医学学科一样，如何进行介入肺脏病学操作的细节资料鲜有呈现。因此，同行们在介入肺脏病的操作方式上各有千秋、森罗万象。大多数著作侧重于关注 IP 治疗的疗效证据，但是没有就如何进行这些操作提供切实可行的建议。在早期的研究中，往往只是在学术论文的方法部分对操作的细节进行一些简短的描述，这使得正在学习新操作的实习医生和执业医生找不到有关实际操作方法的实用信息。

本书旨在介绍实用的 IP 操作方法，重点关注患者选择、术前准备（包括设备配置、人员配比及环境需求）、手术操作技术、操作相关并发症，同时简要概述了临床研究的相关证据。书中内容涵盖诊断性和治疗性的 IP 操作，治疗恶性和良性气道梗阻的多途径方法，并就如何组织开展 IP 操作提出了一些实用建议。书中各章编写风格一致，详细讲解了 IP 操作的步骤，还配有大量彩色图片和原始照片。

编写本书的目标是捕捉 IP 实践中的操作"技艺"和科学。在这里，操作技艺实际上指的是如何执行相关操作，包含经验丰富的医生总结的技巧和诀窍，这些技巧可能还没有达到制订指南所需的证据水平，但对日常实践来说是必不可少的。为了实现这一初衷，各章均邀请了在日常实践中对这些技术具有丰富经验的专家来撰写。毕竟，在学习驾驶飞机时，你是更愿意从航空航天博士工程师那里学习，还是向有经验、驾驶同一型号飞机的飞行员学习呢？

书中所述涵盖了最常见的 IP 操作，但有些罕见操作难以完全包含。书中的内容不仅对 IP 操作的初学者（如肺部医学、介入肺脏病学和胸外科的实习医生）特别有益，对于已在开展这些操作的临床医生，本书也是一份绝佳的参考资料。正可谓温故而知新，您可以通过本书能将自己的技能与书中他人的风格进行碰撞，然后站在一定高度对介入肺脏病学进行系统性总览与回顾。让我们择一良机，以茶为伴，通过本书丰富且易读的内容了解该领域专家的技巧与诀窍，在洋洋大观的知识中徜徉。

第 2 章　线性支气管内超声
Linear Endobronchial Ultrasound

Kazuhiro Yasufuku　Terunaga Inage　Alexander Gregor　Tsukasa Ishiwata　著

王若天　译

2002 年，通过在其尖端集成凸面型超声探头，一种新型支气管镜被研发出来并引入临床[1]。凸面探头支气管超声内镜（convex probe endobronchial ultrasound，CP-EBUS），又称线性 EBUS，可与专用活检针联合用于中心型支气管周围肺病灶、纵隔淋巴结、肺门淋巴结的实时超声支气管镜引导下经支气管针吸活检（endobronchial ultrasound-guided transbronchial needle aspiration，EBUS-TBNA）。使用线性换能器的 EBUS-TBNA 是一种用于肺癌诊断和分期的较成熟的微创方法。肺癌指南推荐 EBUS-TBNA 联合内镜超声 – 细针穿刺（endoscopic ultrasound-fine-needle aspiration，EUS-FNA，也称为 EUS-B-FNA，在联合手术中使用 EBUS 支气管镜）作为肺癌纵隔淋巴结分期的最佳初筛手段。在过去的 20 年中，这种最小侵入性方法的适用范围一直在扩大，包括新辅助治疗后的恢复和用于生物标志物检测的额外样本采集。

超声图像分析技术的进步拓展了线性 EBUS 的功能。因此，EBUS-TBNA 现已成为淋巴瘤、结节病、结核病、纵隔囊肿和其他胸腔内恶性肿瘤的微创诊断工具。新的活检针将进一步拓展 EBUS-TBNA 在肺内科的潜在能力。使用线性 EBUS 作为一种治疗方式，通过经支气管注射，在疾病诊断中的作用也越来越引起人们的兴趣，但新的适应证将带来更重要的潜在临床意义。

一、设备准备

（一）线性支气管内超声的适应证

线性 EBUS 的初始适应证是肺癌的诊断和淋巴结分期。怀疑其他胸腔内恶性肿瘤[2]，如淋巴瘤[3]、肉瘤[4]、间皮瘤[5]和其他纵隔转移瘤[6, 7]，以及良性疾病，如结节病[8]、结核[9]和纵隔囊肿[10]等，也可作为 EBUS-TBNA 活检的指征。EBUS 引导下的治疗干预措施正在研究中[11]。存在多个 EBUS 支气管镜。然而，一般来说，目前可用的 EBUS 支气管镜的大小和灵活性可以可靠地提供中央病灶和在大多数情况下的下叶中野。目前的 EBUS 支气管镜对特定支气管的可及性比普通支气管镜更有限，尤其是当活检针插入工作通道时。进入上叶，特别是外周上叶，可能更具挑战性。更灵活的 EBUS 支气管镜和更方便进入外周的针头正在开发中。

（二）设备

- 线性支气管内超声支气管镜。
- 通用超声处理器。
- EBUS-TBNA 针［19G、21G、22G 和（或）25G］。

（三）工作人员

- 支气管镜检者。
- 内镜 / 呼吸技师。
- 镇静护士或麻醉团队。
- 细胞病理学家（可选）。

- 细胞病理技师（可选）。

（四）麻醉

该手术可以在内镜室或手术室进行，有中度 / 清醒镇静或全身麻醉。支气管超声内镜直线型支气管镜可经口插入气道。可选择气管导管或喉罩通气。

二、手术技术

（一）普通部位线性 EBUS / EBUS-TBNA 准备工作

在 EBUS-TBNA 中，使用球囊涂抹器将专用的乳胶球囊贴于 EBUS 支气管镜的探针尖端，并用生理盐水充气。球囊通道连接 20ml 注射器和充有生理盐水的延长管。需要 0.3～0.5ml 生理盐水才能达到适当的球囊扩张。由于球囊由乳胶制成，不能用于对乳胶过敏的患者。

EBUS-TBNA 可在轻度清醒镇静的局部麻醉或全身麻醉下进行。局麻下经口插入 EBUS 示踪器，经仪器通道向气道内缓慢注入 1% 利多卡因（2ml 推注剂量）。全身麻醉下，一般采用气管内型（内径至少 8.0mm）或喉罩（#4）。使用这些气道装置的全身麻醉提供了一些优点，如更容易插入 EBUS 范围和减少咳嗽。这必须与全身麻醉的后勤和安全考虑相平衡。

在镇静或麻醉诱导后，先将普通可弯曲支气管镜插入气道。最初的诊断性支气管镜检查通过清除分泌物、识别气道病变、验证支气管树解剖，以及必要时追加局部麻醉药，为安全 EBUS 提供了便利。一旦完成，取出可弯曲支气管镜，即可开始 EBUS 引导下活检。EBUS 支气管镜的插入和操作可能比传统的可弯曲支气管镜更具挑战性。EBUS 支气管镜光学系统受前斜角相对于范围中立位和超声探头的限制。在 EBUS 范围推进过程中，将支气管镜向下弯曲以提供传统的"端对端"视图，可能会导致超声探头被强行拖动而造成意外伤害。相反，如果需要的话，EBUS 支气管

镜应以中性体位推进，间歇暂停和向下屈曲确认位置。

（二）特定病灶的 EBUS / EBUS-TBNA

如果正在进行 EBUS 以从特定的肺或纵隔病变中获取组织，则将 EBUS 支气管镜导航到术前影像学检查确定的计划区域。超声球囊应轻轻充盈，支气管镜向上屈曲，以最大限度地接触支气管壁。一旦病灶以超声图像为中心，EBUS 针鞘超前于工作通道，随后活检针。在推进过程中，应注意监测白光和超声图像，因为随着进针的推进，支气管镜可能会移动。理想情况下，对于纵隔病变，针头应部署在软骨环之间的间隙。

（三）淋巴结 EBUS / EBUS-TBNA 用于肺癌分期

淋巴结分期应以一致、系统的方式进行，以促进准确分期。根据美国癌症联合委员会（American Joint Committee on Cancer，AJCC）/ 国际癌症控制联盟（Union for International Cancer Control，UICC）分期系统，通过 EBUS 检查淋巴结，记录其位置、大小和其他超声特征（见后述）。EBUS-TBNA 对远离中心气道的淋巴结，如血管前淋巴结（3a 站）、主动脉下 / 主动脉旁淋巴结（5 站和 6 站）、食管旁 / 肺韧带旁淋巴结（8 站和 9 站）的可及性有限。然而，经支气管和经食管超声内镜检查都可以在单一的 EBUS 范围内进行，通常称为 EUS-B-FNA，它可以方便地进入 8 站和 9 站，以及其他站的替代通道[12, 13]。EUS-B-FNA 具有潜在的逻辑优势。然而，如果考虑 EUS-B-FNA，我们建议在支气管镜检查后行食管部分切除术，以避免对呼吸系统的污染。

通过 EBUS 支气管镜工作通道插入专用 TBNA 针，在实时 EBUS 引导下穿刺指定淋巴结，然后可将吸入的材料提交细胞学 / 病理学诊断。由于支气管镜从一个淋巴结移动到下一个淋巴结，存在污染活检针或通道的理论风险，存在过度分期的风险。因此，一般建议先活检 N_3 淋巴结，再

活检 N_2，最后活检 N_1。尽管没有必要，现场细胞病理学家可能能够提供关于活检标本质量的即时反馈，并可能提供初步诊断。这些信息可能被用来告知在同一过程中重复活检的决定。

三、并发症

线阵 EBUS-TBNA 是一种安全、稳定的微创方法，适用于中心型支气管周围病变的取样。并发症发生率很低，但主要并发症包括出血、感染、复发性神经麻痹和死亡[14, 15]。

四、证据

（一）肺癌

1. 肺癌淋巴结分期

纵隔淋巴结转移的存在影响肺癌患者的预后和可操作性。一项 Meta 分析计算了 11 个研究中纵隔淋巴结疾病的合并敏感度为 0.93（95%CI 0.91～0.94），合并特异度为 1.00（95%CI 0.99～1.00）。在两项前瞻性研究中，EBUS-TBNA 的敏感性、特异性和准确性均优于正电子发射断层扫描（PET）或 PET-CT[16, 17]。在一个涵盖了八项研究的 Meta 分析报道中[18]，肺癌患者联合使用 EBUS-TBNA 和 EUS-FNA 比单一使用具有更高的分期准确度敏感度为 0.86（95%CI 0.82～0.90），合并特异度为 1.00（95%CI 0.99～1.00）。在 ASTER 试验中，联合术前 EBUS-TBNA 和 EUS-FNA 再行手术分期比单纯手术分期具有更高的诊断率和更少的不必要的开胸手术[19]。最近发布的肺癌纵隔原发灶分期指南推荐超声引导下穿刺活检［EBUS-TBNA 和（或）EUS-FNA］为手术分期的首选方式[20-22]。然而，如果 EBUS/EUS 活检结果为阴性，则推荐纵隔镜或电视纵隔镜进行手术分期。

2. 淋巴结的超声图像分析

在 EBUS-TBNA 中，超声特征有助于鉴别淋巴结的良恶性。非小细胞肺癌（non-small cell lung cancer，NSCLC）的 B 超影像学特征如大小（短轴）、形态（椭圆形 vs. 圆形）、边缘（模糊与清晰）、回声（同质 vs. 异质）、中央肺门结构（CHS）（存在与不存在）、凝固性坏死征（存在 vs. 不存在）等，均可作为淋巴结转移的良好预测指标。Fujiwara 等报道圆形、边缘清晰、回声不均匀和存在凝固性坏死征是转移淋巴结的独立危险因素[23]。Alici 等将灰度纹理（无回声、低回声、等回声或高回声）与前 6 个特征相结合，建立了一种改进的算法[24]。该算法检测转移淋巴结的敏感性、特异性、阳性预测值（PPV）、阴性预测值（NPV）和诊断准确率分别为 100%、51.2%、50.6%、100% 和 67.5%[24]。多普勒成像可以评估血流和淋巴结血管模式。Nakajima 等通过多普勒表现对淋巴结进行分级。其中，0 级为无血流或少量血流；Ⅰ级为少数主要血管从肺门向淋巴结中央走行；Ⅱ级为少数楔形文字或棒状血流信号，或少数小血管呈长条状曲线[25]。该分级系统（0/Ⅰ级良性 vs. Ⅱ/Ⅲ级恶性）的敏感性、特异性和诊断准确性分别为 87.7%、69.6% 和 78.0%。Wang 等将多普勒血管模式分为无血管型、肝门型和非肝门型（中央型、囊状或混合型）；作者将这些血管特征与以前的 6 种声像图特征结合起来预测良性淋巴结状态[26]。预测良性淋巴结的敏感度为 81.3%，特异度为 90.9%，PPV 为 85.3%，NPV 为 88.2%。

弹性成像是一种评估组织硬度的应变成像技术，在 B 超图像上表现为彩色叠加。大多数系统将硬组织、中间组织和软组织分别识别为蓝色、绿色和黄色/红色。Izumo 等[27]将弹性成像图像模式分为 1 型（以非蓝色为主）、2 型（部分蓝色，部分非蓝色）和 3 型（以蓝色为主）。该分类系统的灵敏度、特异度、PPV、NPV 和诊断准确率分别为 100.0%、92.3%、94.6%、100.0% 和 96.7%。Nakajima 等通过比较淋巴结的僵硬面积比（僵硬蓝色区域除以总淋巴结面积），发现转移淋巴结的平均僵硬面积比（0.48）显著大于良性淋巴结（0.22，P=0.0002）[28]。当临界值取 0.31 时，敏感性和特异性分别为 81% 和 85%。

一个越来越受关注的领域是应用人工智能技术对 EBUS 图像进行恶性风险分层。Tagaya 等 2008 年的一项研究利用线性 EBUS 的 B- 模式图像开发了一个人工神经网络来预测淋巴结转移的存在，最终开发了 91% 的诊断准确性[29]。该系统的敏感性、特异性和准确性分别为 87.0%、82.1% 和 85.4%。人工智能的应用可能会使未来的 EBUS 图像分析取得重大进展。

3. 新辅助治疗后再分期

目前，ⅢA-cN₂ 期 NSCLC 的推荐治疗方案为放化疗[30]。然而，新辅助化疗或放化疗后手术切除可能改善ⅢA-cN₂ 期患者的生存[31, 32]，在这些病例中，准确的纵隔淋巴结再分期是确定纵隔降期优先考虑手术的关键，也可考虑重复纵隔镜检查；然而，新辅助治疗后纵隔镜检查可能具有挑战性，并且由于纤维化和粘连的发展而降低了诊断的准确性[33-35]。一项对 5 项研究的系统回顾计算了新辅助治疗后纵隔镜检查的合并敏感性、特异性和假阴性率分别为 63%、100% 和 22%[36]。经颈部纵隔淋巴结清扫术对于 NSCLC 患者新辅助治疗后纵隔淋巴结再分期定位敏感度是 96.6%[37]，死亡率和患病率分别为 0.3% 和 6.4%。同样，在新辅助治疗后使用 EBUS-TBNA 进行再分期，与在肺癌初始分期中使用的 EBUS-TBNA 相比，其敏感性较低[38, 39]。一项包含 10 项研究的系统评价和 Meta 分析发现，超声内镜引导下穿刺活检 EBUS-TBNA、EUS-FNA 或内镜联合支气管内超声（CUS）用于纵隔再分期的汇总敏感度为 67%（95%CI 56%～77%），汇总特异度为 99%（95%CI 89%～100%）[40]。初始分期与再分期之间的诊断差异可能与新辅助治疗后较小、纤维化和（或）坏死的降期淋巴结难以获取足够的样本有关。鉴别转移瘤与炎症后的粘连及退行性改变的声像图表现也存在困难。联合应用 EBUS-TBNA 和 EUS-FNA 可获得更精确的纵隔微创复位。目前，指南推荐 EBUS-TBNA 和（或）EUS-FNA 用于新辅助

治疗后纵隔再分期，避免了补救性内镜检查[21, 22]。

4. 使用 EBUS-TBNA 样品进行分子检测

随着晚期 NSCLC 的治疗已转向分子靶向治疗，生物标志物检测已成为确定初诊 NSCLC 患者最佳治疗方案的必要手段。2004 年首次描述了 EGFR 基因的致敏突变，作为第一类分子靶向治疗[41]。此后，间变性淋巴瘤激酶（ALK）基因融合[42]、ROS1 基因重排[43] 和 BRAF 突变[44] 被确定为潜在的治疗靶点。联合治疗包括细胞毒性化疗和靶向基因治疗，与单纯细胞毒性化疗相比，提高了总反应率，增加了无进展生存期，并可能与改善晚期 NSCLC 的总生存期有关[45]。美国国立综合癌症网络（National Comprehensive Cancer Network，NCCN）2018 年 NSCLC 临床实践指南推荐联合诊断、分期和获取足够的材料进行分子分型，以改善 NSCLC 患者的治疗[46]。获得用于分子特征分析的组织的重要性是明确的。一项包含 33 项研究（共 2698 名参与者）的系统综述和 Meta 分析发现，使用 EBUS-TBNA 进行 EGFR 突变状态的分子特征分析，获得足够组织的合并概率为 94.5%（95%CI 93.2%～96.4%）[47]。对于 ALK 突变的识别，合并概率为 94.9%（95%CI 89.4%～98.8%）。针对 NSCLC 有一些新兴的分子靶点和治疗手段，如 PIK3CA 突变、AKT1、KRAS 突变、RET 重排、MET14 跳突、HER2 激活突变等。因此，2018 年 NCCN 指南推荐使用广泛基因测序，如二代测序（NGS）。一项包含 54 个 TBNA/FNA 样本的研究显示，50 个基因检测小组的成功率为 97.5%。而使用 22G 和 25G 针取样，较大的 1231 基因面板成功率为 91.3%[48]。另一项研究包括 115 个样本，进行 341-469 基因测序，TBNA 获得足够组织的样本概率为 86.1%[49]。通过 EBUS-TBNA 在初始治疗后重复活检进行随访分子学预测是安全的。在生物标志物驱动的癌症管理时代，能够分析多个生物标志物的 EBUS-TBNA 标本对于为每个患者选择最优的个性化治疗方案至关重要。

（二）淋巴瘤

约 10% 的淋巴瘤是在胸腔内被首次发现的，大多数为纵隔肿瘤。正确的治疗与预后处理，需要基于形态、外观、基因型及分子特征对肿瘤进行详细分类。早诊断、早分期是提升确诊患者生存率的关键。如果条件允许，相比原先"金标准"，即纵隔镜检查、胸腔镜检查及有时会采用的和（或）开胸手术，EBUS-TBNA 是一个在分期诊断及对胸腔内淋巴瘤分类时的有效替代方案。在一个包含了 14 项研究的系统综述及 Meta 分析中，EBUS-TBNA 的淋巴瘤诊断敏感度和特异度分别为 66.2%（95%CI 55%～75.8%）和99.3%（95%CI 98.2%～97.2%）。在亚群分析中，EBUS-TBNA 的淋巴瘤诊断和特异度分别为 67.1%（95%CI 54.2%～77.9%）和 99.6%（95%CI 99.1%～99.8%）。在诊断复发淋巴瘤时，EBUS-TBNA 表现出略微的优势，敏感度和特异度分别为 77.8%（95%CI 68.1%～85.2%）和 99.5%（95%CI 98.9%～99.8%）。这些诊断的结果是以使用纵隔镜检查诊断纵隔淋巴瘤的历史数据作为标准比对的[50]。为了对淋巴瘤详细分类，EBUS-TBNA 获得了充足的样本（其中 63% 为组织学阳性样本）进行辅助测试[3]（如流式细胞术、荧光原位杂交）。这表明在对疑似原发或是复发淋巴瘤患者诊断时，EBUS-TBNA 是一个合适的首要诊断途径。

（三）结节病

只有同时满足，临床表现与影像学呈现一致，病理证据表明为非干酪性肉芽肿，并且排除其他含有相似症状的疾病[51]（如传染病、恶性肿瘤等）。传统的经支气管镜活检（transbronchial biopsy，TBB）和经支气管针吸活检，过去是最常用的获取非干酪性肉芽肿病理证据的方法。TBNA 和 TBB+TBNA 的诊断率分别被报告为 62% 和83%[52]。因为第 I/II 阶段的结节病的特征都是一样的，因此 EBUS-TBNA 是一个极其有效的诊断方法。一个涵盖了 15 项研究的 Meta 分析发现，

EBUS-TBNA 的诊断综合特异度为 79%（95%CI71%～86%）[53]，表现优于 TBB 或 TBNA 单独使用[51]。然而，另一个不相关且涵盖了 16 项研究的Meta 分析发现，EBUS-TBNA+TBB+EBB（支气管内活检）对淋巴结结节的诊断率为 89.7%，比单独使用 EBUS-TBNA（82.7%）更高[54]。两组诊断综合准确率的比值比为 0.55（95%CI 0.39～0.78，P=0.0007）。这些结果说明，与 TBB 和（或）EBB联合使用的 EBUS-TBNA 可作为一个有效确诊淋巴结结节的微创方法。

（四）结核病、纵隔囊肿和其他恶性疾病

肺结核病经常与纵隔或肺门淋巴结有关。EBUS-TBNA 在诊断结核病的潜在功效在以前已被报道[55]。一个新近的 Meta 分析揭示了 EBUS-TBNA的诊断综合敏感度和特异度分别为 80%（95%CI0.74～0.85）和 100%（95%CI 0.99～1.00）[9]。

一个涵盖了 26 项研究和 32 例病例的系统性综述概述了诊断治疗性经支气管超声波法在诊断纵隔囊肿时的功效[10]。然而，其中 4 例在接受TBNA 后发现了术后感染。

Rice 等报道了一系列通过 EBUS-TBNA 对恶性胸膜间皮瘤进行结节分期病例，38 个使用了 EBUS-TBNA，50 个使用了纵隔镜[5]。纵隔镜的敏感度和 NPV 分别为 28% 和 49%，与之相比，EBUS 分别为 57% 和 59%。Czarnecka-Kujawa 等同样也发表了一系列病例，其中 48 名身患恶性胸膜间皮瘤的患者接受了 EBUS-TBNA 结节分期[56]。敏感度、特异度、PPV、NPV 及诊断准确度分别为 16.7%、100%、100%、68.8% 及 70.6%。尽管并没有大型队列研究调查 EBUS-TBNA 在诊断肉瘤上的表现，有几个报告在小规模病例中成功获取组织[4, 57, 58]。

（五）EBUS 活检针

目前有 25G、22G、21G、19G 规格的 EBUS针头是可用的。针头的尺寸可能会影响组织的获取数量、获取时产生的创伤程度、血液的吸入量

（对标本质量产生影响）、诊断率，以及与 EBUS 支气管镜的极限夹角范围（图 2-1）。EBUS-TBNA 取样吸针种类的增多促进了一些对比较它们诊断表现的研究。最常用的取样吸针是 22G 和 21G 取样吸针；然而，几乎没有数据可以证明其中一个型号比另一个诊断效果好。一个包括 1299 名患者大型队列研究显示，根据诊断率，两种型号的针头在对非小细胞肺癌（NSCLC）的诊断和分期上没有区别[59]。两组都获得了足够的样本，22G 组为 94.9%，21G 组为 94.6%（P=0.81）。22G 组与 21G 组的病理确诊率分别为 51.4% 与 51.3%（P=0.98）。这些结果表明在选用 22G 或是 21G 通过 TBNA 进行细胞学评估时，几乎不存在差别。

1. 19G EBUS-TBNA 活检针

假设进行一个核心活检能够提高诊断率，19G EBUS-TBNA 取样吸针被认为是一个组织学探针。Kinoshita 等回溯性评估了两种 19G EBUS-TBNA 针的原型[60]。在这项包含了 45 名患者的 82 个目标病变（72 个是淋巴结，10 个是肺癌）中，作者发现 19G EBUS-TBNA 活检针的诊断综合准确度为 100%，其中 28% 的标本足够参与组织病理学诊断。最近，EBUS-TBNA-specific 19G 取样吸针（NA-U402SX-4019；Olympus, Tokyo, Japan）获得了商业许可[61]。这个取样吸针的头段十分灵活，

可以在维持较大的内径的同时（19G 0.69mm/22G 0.41mm）保留探头的活动角度。一些研究在此后报告了商业化的 19G 吸针的表现（表 2-1）。Dooms 等[62] 的一项随机对照试验中，19G 表现出极好的诊断准确率（39/39，100%），与 22G 吸针的结果一致（39/39，100%）。在这项研究中，研究者发现 19G 所吸取的组织标本时相比 21G 的含血更多，获得的表面组织更多。另一个包含了 107 名患者的前瞻性随机实验同样也发现了 19G 获得的样本中组织明显比 21G 的多（20.0mg vs. 10.2mg，P=0.0119）[63]。然而，较大的吸针尺寸和明显含血更多的样本再一次被关联（P=0.029）。两个吸针的诊断率相似。结果显示，考虑作为 22G 和 21G 作为细胞学吸针已经有了优异的表现，19G 的额外优势在提高诊断率上并无作用。然而，对大量组织的稳定获取可能促进多重分子检测（如 NGS）和病理检测［如程序性死亡配体（PD-L1）染色］。未来的研究需要评估 19G 在这方面的应用。

2. 25G EBUS-TBNA 取样吸针

现在有 3 种型号的 25G EBUS-TBNA 吸针获得了商业许可，即 EchoTipProCore HD（Cook Medical, Bloomington, IN, USA）、Expect Pulmonary needle（Boston Scientific, Watertown, MA, USA）、

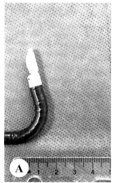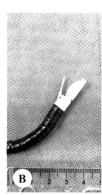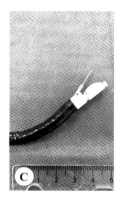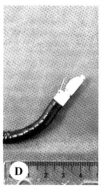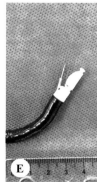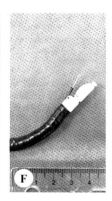

▲ 图 2-1　EBUS-TBNA 吸针的灵活性其和吸针与 EBUS 气管镜间的最大夹角（BF-UC180F, Olympus, Tokyo, Japan）

A. 去除吸针的 BF-UC180F；B. ViziShot2 FLEX 19G 针（Olympus Surgical Technologies America, Westborough, MA, USA）；C. ViziShot 22G 针（Olympus, Tokyo, Japan）；D. ViziShot2 25G 针（Olympus, Tokyo, Japan；E. Expect Pulmonary 25G 针（Boston Scientific, Marlborough, MA, USA）；F. EchoTipProCore HD 25G 针（Cook Medical, Bloomington, IN, USA）

表 2-1 19G 针诊断性能的研究							
参考文献	年 份	研究设计	数 量	诊断率	是否恶性	诊断收益率	并发症
Pickering 等[64]	2019 年	前瞻性观察	47	16/47（97%）	N/A	N/A	无
Dooms 等[62]	2018 年	随机对照试验	39	39/39（100%）	32/32（100%）	7/7（100%）	无
Tremblay 等[65]	2018 年	回顾性	154	119/154（77%）	N/A	N/A	中度出血 1 例
Jones 等[66]	2018 年	回顾性	100	96/100（96%）	N/A	N/A	无
Balwan 等[67]	2018 年	回顾性	15	14/15（93%）	N/A	14/15（93%）	无
Garrison 等[68]	2018 年	回顾性	48	45/48（94%）	N/A	N/A	无
Minami 等[69]	2018 年	回顾性	11	9/11（81%）	N/A	N/A	无
Chaddha 等[70]	2017 年	前瞻性观察	56 淋巴结	52/56（93%）	N/A	N/A	无
Tyan 等[61]	2017 年	回顾性	47	42/47（89%）	24/27（89%）	18/20（90%）	中度出血 1 例
Gnass 等[71]	2017 年	回顾性	22	22/22（100%）	15/15（100%）	7/7（100%）	无
Trisolini 等[53]	2017 年	回顾性	13	13/13（100%）	12/12（100%）	1/1（100%）	中度出血 1 例
汇总诊断率			n=522	84.6%			

N/A. 未评估

ViziShot2（Olympus, Tokyo, Japan）（图 2-2）。发展研究这些探针的基本目的就是在减小对被活检组织的损伤，同时减少污染。然而，只有少数研究发表（表 2-2）。Di Felice 等在一个评估了 158 个淋巴结的回溯性研究中发现：25G 和 22G 针在达到相当的标本充足性时（P=1），能达到相近的诊断准确率（P=0.7）；敏感度、特异度、NPV 及诊断准确率分别是 88.9%（95%CI 51.8%～99.7%）、100%（95%CI 92.1%～100%）、97.8%（95%CI 87.6%～99.7%）、98.2%（95%CI 90.1%～100%）[72]。与之相比，22G 针的分别为 77.8%（95%CI 40%～97.2%）、100%（95%CI 86.8%～100%）、92.9%（95%CI 79.3%～97.8%）、94.3%（95%CI 80.8%～99.3%）。另一项回顾性研究同样发现 25G 针（100%，25/25）与 22G 针（68/75，90.7%）间相近的诊断准确度[73]。Stoy 等回顾性评估了 104 名患者，发现 25G 针和 21G 针为 NGS 提供大量样本的比例是一样的[48]。未来的研究需要对 25G 针和活检标本进行更细致的评估。

3. 治疗性支气管内超声引导经支气管针注射

通过传统的气管镜所进行的经支气管针注射（TBNI）以前经常用来对支气管恶性肿瘤或支气管瘘实施各种各样的药物治疗[76]。EBUS-TBNI 治疗相对较新的治疗多发复发 NSCLC 的技术[77]。Mehta 等通过 EBUS-TBNI 对 36 名患者的 41 个病灶实施了顺铂治疗[78]。完全缓解或部分缓解占 69%（24/35），中位生存市场为 8 个月（95%CI 6～11 个月）。尽管数据也仅限于病例报告，EBUS-TBNI 可能对良性疾病也有潜在效用。在 Parikh 通过 EBUS-TBNA 对一个 71 岁患曲霉菌瘤的女性实施了病灶内两性霉素 B 注射（总剂量 175mg；2.5mg/kg）[79]

五、总结

通过线性 EBUS，EBUS 改变了肺癌淋巴结分期的规范，此后，EBUS-TBNA 的使用，在诊断越来越多的胸腔内疾病时进行组织获取和用于精准医疗的生物标志物检测。特别是最近，线性 EBUS

作为一个治疗方法（通过 TBNI）引起了更多的注意。EBUS 广泛的适应证和较低的并发症发生率，使其成为进行专业介入性肺手术医生的重要手段。

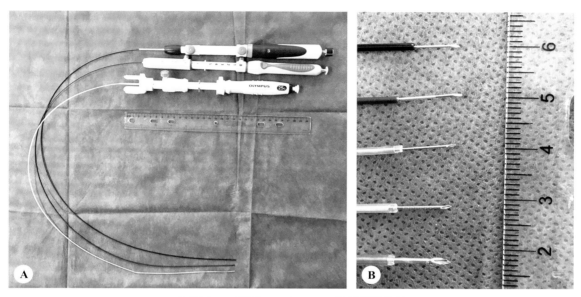

▲ 图 2-2 不同 **EBUS-TBNA** 吸针间的比较

A. 从上到下分别是 Expect Pulmonary 25G 针（Boston Scientific, Marlborough, MA, USA）、EchoTipProCore HD 25G 针（Cook Medical, Bloomington, IN, USA）、ViziShot2 25G 针（Olympus, Tokyo, Japan）；B. 从上到下分别是 Expect Pulmonary 25G 针（Boston Scientific, Marlborough, MA, USA）、EchoTipProCore HD 25G 针（Cook Medical, Bloomington, IN, USA）、ViziShot2 25G 针（Olympus, Tokyo, Japan）、ViziShot 22G 针（Olympus, Tokyo, Japan）、ViziShot2 FLEX 19G 针（Olympus Surgical Technologies America, Westborough, MA, USA）

表 2-2　25G 针的研究与病例					
参考文献	年　份	研究设计	数　量	诊断率	并发症
Di Felice 等[72]	2018 年	回顾性	79	73/79（92%）	无
Matsumoto 等[73]	2017 年	回顾性	29	29/29（100%）	N/A
Okubo 等[74]	2017 年	病例报告	1	1/1（100%）	无
Waheed 等[75]	2017 年	病例报告	1	1/1（100%）	无

N/A. 未评估

参 考 文 献

[1] Yasufuku K, Chiyo M, Sekine Y, et al. Real-time endobronchial ultrasound-guided transbronchial needle aspiration of mediastinal and hilar lymph nodes. *Chest*. 2004;126(1):122–128.

[2] Gu P, Zhao YZ, Jiang LY, Zhang W, Xin Y, Han BH. Endobronchial ultrasound-guided transbronchial needle aspiration for staging of lung cancer: A systematic review and meta-analysis. *Eur J Cancer*. 2009;45(8):1389–1396.

[3] Labarca G, Sierra-Ruiz M, Kheir F, et al. Diagnostic accuracy of endobronchial ultrasound transbronchial needle aspiration in lymphoma. A systematic review and meta-analysis. *Ann Am Thorac Soc*. 2019;16(11): 1432–1439.

[4] Shingyoji M, Ikebe D, Itakura M, et al. Pulmonary artery sarcoma

diagnosed by endobronchial ultrasound-guided transbronchial needle aspiration. *Ann Thorac Surg*. 2013;96(2):e33–e35.

[5] Rice DC, Steliga MA, Stewart J, et al. Endoscopic ultrasound-guided fine needle aspiration for staging of malignant pleural mesothelioma. *Ann Thorac Surg*. 2009;88(3):862–868. discussion 868–869.

[6] Liberman M, Hanna N, Duranceau A, Thiffault V, Ferraro P. Endobronchial ultrasonography added to endoscopic ultrasonography improves staging in esophageal cancer. *Ann Thorac Surg*. 2013;96(1):232–236. discussion 236–238.

[7] Val-Bernal JF, Martino M, Romay F, Yllera E. Endobronchial ultrasound-guided transbronchial needle aspiration in the diagnosis of mediastinal metastases of clear cell renal cell carcinoma. *Pathol Res Pract*. 2018;214(7): 949–956.

[8] Agarwal R, Srinivasan A, Aggarwal AN, Gupta D. Efficacy and safety of convex probe EBUS-TBNA in sarcoidosis: A systematic review and meta-analysis. *Respir Med*. 2012;106(6):883–892.

[9] Ye W, Zhang R, Xu X, Liu Y, Ying K. Diagnostic efficacy and safety of endobronchial ultrasound-guided transbronchial needle aspiration in intrathoracic tuberculosis: A meta-analysis. *J Ultrasound Med*. 2015;34(9): 1645–1650.

[10] Maturu VN, Dhooria S, Agarwal R. Efficacy and safety of transbronchial needle aspiration in diagnosis and treatment of mediastinal bronchogenic cysts: Systematic review of case reports. *J Bronchology Interv Pulmonol*. 2015;22(3):195–203.

[11] Kinsey CM. Endobronchial ultrasound-guided-transbronchial needle injection for direct therapy of lung cancer. *AME Med J*. 2018

[12] Hwangbo B, Lee GK, Lee HS, et al. Transbronchial and transesophageal fine-needle aspiration using an ultrasound bronchoscope in mediastinal staging of potentially operable lung cancer. *Chest*. 2010;138(4): 795–802.

[13] Oki M, Saka H, Ando M, et al. Transbronchial vs transesophageal needle aspiration using an ultrasound bronchoscope for the diagnosis of mediastinal lesions: A randomized study. *Chest*. 2015;147(5): 1259–1266.

[14] Kuijvenhoven JC, Leoncini F, Crombag LC, et al. Endobronchial ultrasound for the diagnosis of centrally located lung tumors: A systematic review and meta-analysis. *Respiration*. 2020;99(5): 441–450.

[15] Vaidya PJ, Munavvar M, Leuppi JD, Mehta AC, Chhajed PN. Endobronchial ultrasound-guided transbronchial needle aspiration: Safe as it sounds. *Respirology*. 2017;22(6):1093–1101.

[16] Yasufuku K, Nakajima T, Motoori K, et al. Comparison of endobronchial ultrasound, positron emission tomography, and ct for lymph node staging of lung cancer. *Chest*. 2006;130(3):710–718.

[17] Hwangbo B, Kim SK, Lee HS, et al. Application of endobronchial ultrasound-guided transbronchial needle aspiration following integrated PET/CT in mediastinal staging of potentially operable non-small cell lung cancer. *Chest*. 2009;135(5):1280–1287.

[18] Zhang R, Ying K, Shi L, Zhang L, Zhou L. Combined endobronchial and endoscopic ultrasound-guided fine needle aspiration for mediastinal lymph node staging of lung cancer: A meta-analysis. *Eur J Cancer*. 2013;49(8):1860–1867.

[19] Annema JT, van Meerbeeck JP, Rintoul RC, et al. Mediastinoscopy vs endosonography for mediastinal nodal staging of lung cancer: A randomized trial. *JAMA*. 2010;304(20):2245–2252.

[20] Vilmann P, Clementsen PF, Colella S, et al. Combined endobronchial and esophageal endosonography for the diagnosis and staging of lung cancer: European Society of Gastrointestinal Endoscopy (ESGE) guideline, in cooperation with the European Respiratory Society (ERS) and the European Society of Thoracic Surgeons (ESTS). *Endoscopy*. 2015;47(6):545–559.

[21] De Leyn P, Dooms C, Kuzdzal J, et al. Revised ESTS guidelines for preoperative mediastinal lymph node staging for non-small-cell lung cancer. *Eur J Cardiothorac Surg*. 2014;45(5):787–798.

[22] Silvestri GA, Gonzalez AV, Jantz MA, et al. Methods for staging non-small cell lung cancer: Diagnosis and management of lung cancer, 3rd ed: American College of Chest Physicians evidence-based clinical practice guidelines. *Chest*. 2013;143(5 Suppl):e211S–e250S.

[23] Fujiwara T, Yasufuku K, Nakajima T, et al. The utility of sonographic features during endobronchial ultrasound- guided transbronchial needle aspiration for lymph node staging in patients with lung cancer: A standard endobronchial ultrasound image classification system. *Chest*. 2010;138(3):641–647.

[24] Alici IO, Yilmaz Demirci N, Yilmaz A, Karakaya J, Ozaydin E. The sonographic features of malignant mediastinal lymph nodes and a proposal for an algorithmic approach for sampling during endobronchial ultrasound. *Clin Respir J*. 2016;10(5):606–613.

[25] Nakajima T, Anayama T, Shingyoji M, Kimura H, Yoshino I, Yasufuku K. Vascular image patterns of lymph nodes for the prediction of metastatic disease during EBUS-TBNA for mediastinal staging of lung cancer. *J Thorac Oncol*. 2012;7(6):1009–1014.

[26] Wang L, Wu W, Teng J, Zhong R, Han B, Sun J. Sonographic features of endobronchial ultrasound in differentiation of benign lymph nodes. *Ultrasound Med Biol*. 2016;42(12):2785–2793.

[27] Izumo T, Sasada S, Chavez C, Matsumoto Y, Tsuchida T. Endobronchial ultrasound elastography in the diagnosis of mediastinal and hilar lymph nodes. *Jpn J Clin Oncol*. 2014;44(10):956–962.

[28] Nakajima T, Inage T, Sata Y, et al. Elastography for predicting and localizing nodal metastases during endobronchial ultrasound. *Respiration*. 2015;90(6):499–506.

[29] Tagaya R, Kurimoto N, Osada H, Kobayashi A. Automatic objective diagnosis of lymph nodal disease by B-mode images from convex-type echobronchoscopy. *Chest*. 2008;133(1):137–142.

[30] Ettinger DS, Wood DE, Aisner DL, et al. Non-small cell lung cancer, version 5.2017, NCCN clinical practice guidelines in oncology. *J Natl Compr Canc Netw*. 2017;15(4):504–535.

[31] Betticher DC, Hsu Schmitz SF, Totsch M, et al. Mediastinal lymph node clearance after docetaxel-cisplatin neoadjuvant chemotherapy is prognostic of survival in patients with stage IIIA pN2 non-small-cell lung cancer: A multicenter phase II trial. *J Clin Oncol*. 2003;21(9):1752–1759.

[32] Lorent N, De Leyn P, Lievens Y, et al. Long-term survival of surgically staged IIIA-N2 non-small-cell lung cancer treated with surgical combined modality approach: Analysis of a 7–year prospective experience. *Ann Oncol*. 2004;15(11):1645–1653.

[33] De Leyn P, Stroobants S, De Wever W, et al. Prospective comparative study of integrated positron emission tomography-computed tomography scan compared with remediastinoscopy in the assessment of residual mediastinal lymph node disease after induction chemotherapy for mediastinoscopy-proven stage IIIA-N2 non-smallcell lung cancer: A Leuven Lung Cancer Group study. *J Clin Oncol*. 2006;24(21):3333–3339.

[34] Marra A, Hillejan L, Fechner S, Stamatis G. Remediastinoscopy in restaging of lung cancer after induction therapy. *J Thorac Cardiovasc Surg*. 2008;135(4):843–849.

[35] De Waele M, Serra-Mitjans M, Hendriks J, et al. Accuracy and survival of repeat mediastinoscopy after induction therapy for non-small cell lung cancer in a combined series of 104 patients. *Eur J Cardiothorac Surg*. 2008;33(5):824–828.

[36] de Cabanyes Candela S, Detterbeck FC. A systematic review of restaging after induction therapy for stage IIIA lung cancer: Prediction of pathologic stage. *J Thorac Oncol*. 2010;5(3):389–398.

[37] Zielinski M, Szlubowski A, Kolodziej M, et al. Comparison of endobronchial ultrasound and/or endoesophageal ultrasound with transcervical extended mediastinal lymphadenectomy for staging and restaging of non-smallcell lung cancer. *J Thorac Oncol*.

2013;8(5):630–636.

[38] Nasir BS, Bryant AS, Minnich DJ, Wei B, Dransfield MT, Cerfolio RJ. The efficacy of restaging endobronchial ultrasound in patients with non-small cell lung cancer after preoperative therapy. *Ann Thorac Surg*. 2014;98(3): 1008–1012.

[39] Herth FJ, Annema JT, Eberhardt R, et al. Endobronchial ultrasound with transbronchial needle aspiration for restaging the mediastinum in lung cancer. *J Clin Oncol*. 2008;26(20):3346–3350.

[40] Muthu V, Sehgal IS, Dhooria S, Aggarwal AN, Agarwal R. Efficacy of endosonographic procedures in mediastinal restaging of lung cancer after neoadjuvant therapy: A systematic review and diagnostic accuracy meta-analysis. *Chest*. 2018;154(1):99–109.

[41] Lynch TJ, Bell DW, Sordella R, et al. Activating mutations in the epidermal growth factor receptor underlying responsiveness of non-small-cell lung cancer to gefitinib. *N Engl J Med*. 2004;350(21):2129–2139.

[42] Soda M, Choi YL, Enomoto M, et al. Identification of the transforming EML4–ALK fusion gene in non-small-cell lung cancer. *Nature*. 2007;448(7153):561–566.

[43] Rimkunas VM, Crosby KE, Li D, et al. Analysis of receptor tyrosine kinase ROS1–positive tumors in non-small cell lung cancer: Identification of a FIG-ROS1 fusion. *Clin Cancer Res*. 2012;18(16):4449–4457.

[44] Marchetti A, Felicioni L, Malatesta S, et al. Clinical features and outcome of patients with non-small-cell lung cancer harboring BRAF mutations. *J Clin Oncol*. 2011;29(26):3574–3579.

[45] Blumenthal GM, Karuri SW, Zhang H, et al. Overall response rate, progression-free survival, and overall survival with targeted and standard therapies in advanced non-small-cell lung cancer: US Food and Drug Administration trial-level and patient-level analyses. *J Clin Oncol*. 2015;33(9):1008–1014.

[46] Ettinger DS, Aisner DL, Wood DE, et al. NCCN guidelines insights: Non-small cell lung cancer, version 5.2018. *J Natl Compr Canc Netw*. 2018;16(7): 807–821.

[47] Labarca G, Folch E, Jantz M, Mehta HJ, Majid A, Fernandez-Bussy S. Adequacy of samples obtained by endobronchial ultrasound with transbronchial needle aspiration for molecular analysis in patients with nonsmall cell lung cancer. Systematic review and meta-analysis. *Ann Am Thorac Soc*. 2018;15(10):1205–1216.

[48] Stoy SP, Segal JP, Mueller J, et al. Feasibility of endobronchial ultrasound-guided transbronchial needle aspiration cytology specimens for next generation sequencing in non-small-cell lung cancer. *Clin Lung Cancer*. 2018;19 (3):230–238. e232.

[49] Turner SR, Buonocore D, Desmeules P, et al. Feasibility of endobronchial ultrasound transbronchial needle aspiration for massively parallel next-generation sequencing in thoracic cancer patients. *Lung Cancer*. 2018;119:85–90.

[50] Elia S, Cecere C, Giampaglia F, Ferrante G. Mediastinoscopy vs. anterior mediastinotomy in the diagnosis of mediastinal lymphoma: A randomized trial. *Eur J Cardiothorac Surg*. 1992;6(7):361–365.

[51] Statement on sarcoidosis Joint statement of the American Thoracic Society (ATS), the European Respiratory Society (ERS) and the World Association of Sarcoidosis and Other Granulomatous Disorders (WASOG) adopted by the ATS board of directors and by the ERS executive committee, February 1999. *Am J Respir Crit Care Med*. 1999;160(2):736–755.

[52] Agarwal R, Aggarwal AN, Gupta D. Efficacy and safety of conventional transbronchial needle aspiration in sarcoidosis: A systematic review and meta-analysis. *Respir Care*. 2013;58(4):683–693.

[53] Trisolini R, Lazzari Agli L, Tinelli C, De Silvestri A, Scotti V, Patelli M. Endobronchial ultrasound-guided transbronchial needle aspiration for diagnosis of sarcoidosis in clinically unselected study populations.

Respirology. 2015;20(2):226–234.

[54] Hu LX, Chen RX, Huang H, et al. Endobronchial ultrasound-guided transbronchial needle aspiration versus standard bronchoscopic modalities for diagnosis of sarcoidosis: A meta-analysis. *Chin Med J (Engl)*. 2016;129(13):1607–1615.

[55] Navani N, Molyneaux PL, Breen RA, et al. Utility of endobronchial ultrasound-guided transbronchial needle aspiration in patients with tuberculous intrathoracic lymphadenopathy: A multicentre study. *Thorax*. 2011;66(10):889–893.

[56] Czarnecka-Kujawa K, de Perrot M, Keshavjee S, Yasufuku K. Endobronchial ultrasound-guided transbronchial needle aspiration mediastinal lymph node staging in malignant pleural mesothelioma. *J Thorac Dis*. 2019;11(2):602–612.

[57] Sanchez-Font A, Chalela R, Martin-Ontiyuelo C, et al. Molecular analysis of peripheral lung adenocarcinoma in brush cytology obtained by EBUS plus fluoroscopy-guided bronchoscopy. *Cancer Cytopathol*. 2018;126(10):860–871.

[58] Dalal S, Nicholson 3rd CE, Jhala D. Unusual presentation of poorly differentiated primary pulmonary synovial sarcoma (PD-PPSS) diagnosed by EBUS-TBNA with cytogenetic confirmation–a diagnostic challenge. *Diagn Cytopathol*. 2018;46(1):72–78.

[59] Yarmus LB, Akulian J, Lechtzin N, et al. Comparison of 21–gauge and 22–gauge aspiration needle in endobronchial ultrasound-guided transbronchial needle aspiration: Results of the American College of Chest Physicians quality improvement registry, education, and evaluation registry. *Chest*. 2013;143(4):1036–1043.

[60] Kinoshita T, Ujiie H, Schwock J, et al. Clinical evaluation of the utility of a flexible 19–gauge EBUS-TBNA needle. *J Thorac Dis*. 2018;10(4):2388–2396.

[61] Tyan C, Patel P, Czarnecka K, et al. Flexible 19–gauge endobronchial ultrasound-guided transbronchial needle aspiration needle: First experience. *Respiration*. 2017;94(1):52–57.

[62] Dooms C, Vander Borght S, Yserbyt J, et al. A randomized clinical trial of Flex 19G needles versus 22G needles for endobronchial ultrasonography in suspected lung cancer. *Respiration*. 2018; 96(3):275–282.

[63] Wolters C, Darwiche K, Franzen D, et al. A prospective, randomized trial for the comparison of 19–G and 22–G endobronchial ultrasound-guided transbronchial aspiration needles; introducing a novel end point of sample weight corrected for blood content. *Clin Lung Cancer*. 2019;20(1):e265–e273.

[64] Pickering EM, Holden VK, Heath JE, Verceles AC, Kalchiem-Dekel O, Sachdeva A. Tissue acquisition during EBUS-TBNA: Comparison of cell blocks obtained from a 19G versus 21G needle. *J Bronchology Interv Pulmonol*. 2019;26(4):237–244.

[65] Tremblay A, McFadden S, Bonifazi M, et al. Endobronchial ultrasound-guided transbronchial needle aspiration with a 19–G needle device. *J Bronchology Interv Pulmonol*. 2018;25(3):218–223.

[66] Jones RC, Bhatt N, Medford ARL. The effect of 19–gauge endobronchial ultrasound-guided transbronchial needle aspiration biopsies on characterisation of malignant and benign disease. The Bristol experience. *Monaldi Arch Chest Dis*. 2018;88(2):915.

[67] Balwan A. Endobronchial ultrasound-guided transbronchial needle aspiration using 19–G needle for sarcoidosis. *J Bronchology Interv Pulmonol*. 2018;25(4):260–263.

[68] Garrison G, Leclair T, Balla A, et al. Use of an additional 19–G EBUS-TBNA needle increases the diagnostic yield of EBUS-TBNA. *J Bronchology Interv Pulmonol*. 2018;25(4):269–273.

[69] Minami D, Ozeki T, Okawa S, et al. Comparing the clinical performance of the new 19–G ViziShot FLEX and 21– or 22–G ViziShot 2 endobronchial ultrasound-guided transbronchial needle aspiration needles. *Intern Med*. 2018;57(24):3515–3520.

[70] Chaddha U, Ronaghi R, Elatre W, Chang CF, Mahdavi R. Comparison

of sample adequacy and diagnostic yield of 19– and 22–G EBUS-TBNA needles. *J Bronchology Interv Pulmonol.* 2018;25(4):264–268.

[71] Gnass M, Sola J, Filarecka A, et al. Initial polish experience of flexible 19 gauge endobronchial ultrasound- guided transbronchial needle aspiration. *Adv Respir Med.* 2017;85(2):64–68.

[72] Di Felice C, Young B, Matta M. Comparison of specimen adequacy and diagnostic accuracy of a 25–gauge and 22–gauge needle in endobronchial ultrasound-guided transbronchial needle aspiration. *J Thorac Dis.* 2019;11(8):3643–3649.

[73] Matsumoto Y, Okubo Y, Tanaka M, et al. The utility of new 25 gauge endobronchial ultrasound-guided transbronchial needle in lymph node staging. Respirology. 2017;22(S3):27.

[74] Okubo Y, Matsumoto Y, Nakai T, et al. The new transbronchial diagnostic approach for the metastatic lung tumor from renal cell carcinoma-a case report. *J Thorac Dis.* 2017;9(9):E762–E766.

[75] Waheed SA, Goyal A. A case of adapting to antiplatelets: Successful diagnosis of nocardia via endobronchial ultrasound using a 25 gauge needle. D31. Interventional pulmonary: Case reports II. *Am J Respir Crit Care Med.* 2018;197:A6430–A6430.

[76] Seymour CW, Krimsky WS, Sager J, et al. Transbronchial needle injection: A systematic review of a new diagnostic and therapeutic paradigm. *Respiration.* 2006;73(1): 78–89.

[77] Khan F, Anker CJ, Garrison G, Kinsey CM. Endobronchial ultrasound-guided transbronchial needle injection for local control of recurrent non-small cell lung cancer. *Ann Am Thorac Soc.* 2015;12(1):101–104.

[78] Mehta HJ, Begnaud A, Penley AM, et al. Treatment of isolated mediastinal and hilar recurrence of lung cancer with bronchoscopic endobronchial ultrasound guided intratumoral injection of chemotherapy with cisplatin. *Lung Cancer.* 2015;90(3):542–547.

[79] Parikh MS, Seeley E, Nguyen-Tran E, Krishna G. Endobronchial ultrasound-guided transbronchial needle injection of liposomal amphotericin B for the treatment of symptomatic aspergilloma. *J Bronchology Interv Pulmonol.* 2017;24(4):330–333.

第3章 支气管内径向超声
Radial Endobronchial Ultrasound

Alexander Chen　Kevin Haas　著

钱　坤　译

　　支气管内径向超声探头（radial probe endobronchial ultrasound，rEBUS）是一种通过支气管镜工作通道放置的小型超声探头，探头可以提供其周围360°视角的结构图，用于定位肺结节等周围型肺部病变（图3-1）。

　　正常的肺部充满空气，空气对超声波有很强的反射性（图3-2）。当径向探头放置在肺部周围的实体病变内或附近时，能看到具有清晰边界的高回声图像。如果将径向探头放置在病变内，将获得同心超声视图（图3-3）。如果将径向探头放置在病变附近，将获得偏心超声视图（图3-4）。径向支气管镜超声可以实时定位靶病变，在采样之前，rEBUS探头必须从气管镜工作通道中移除。但是rEBUS并不能为支气管镜医师提供到达靶结节的路线图，相反，支气管镜医师将不得不基于

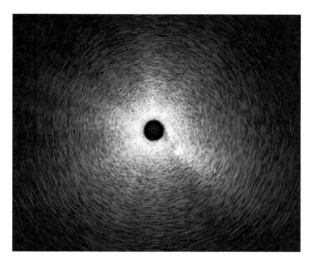

▲ 图3-2　支气管内径向超声探头被正常肺包围

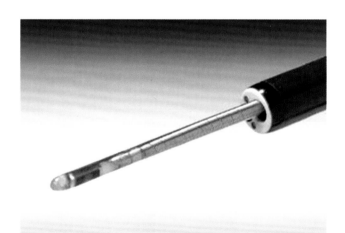

▲ 图3-1　通过支气管镜工作通道的支气管内径向超声探头

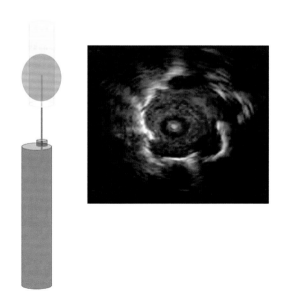

▲ 图3-3　径向探头放置在病变内时显示支气管内超声视图

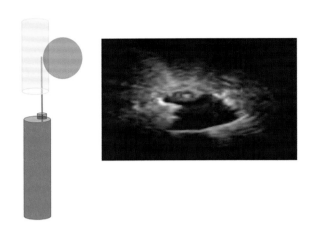

▲ 图 3-4　径向探头放置在病变附近，偏心径向探头显示的支气管内超声视图

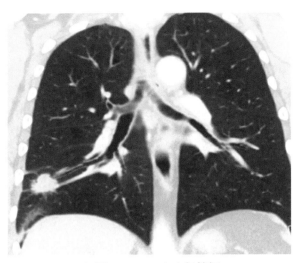

▲ 图 3-5　CT 上支气管征

他们自己对肺 CT 的认识来制订路径，或者使用诸如支气管镜导航引导系统。一旦支气管镜医师感觉到内镜或引导鞘管的尖端靠近病变，就可以使用 rEBUS，并根据超声图像实时确认是否已经到达结节。

美国胸科医师协会肺癌指南建议将 rEBUS 作为疑似肺癌患者的辅助影像诊断方式，主要针对诊断不确定的外周型肺结节或不能耐受手术而需要进行组织诊断的患者[1]。

一、术前准备

（一）患者的选择

患者的选择取决于病变的位置和大小、支气管镜医师的经验以及权衡并发症的风险和诊断的概率。在 CT 上出现支气管征（可见气道）的周围病变时更适合使用 rEBUS，因为它具有更高的诊断成功率（图 3-5）。位于胸壁附近的病变应考虑 CT 引导下经皮穿刺活检，是否要进行 rEBUS 取决于支气管镜医师的熟练程度，术者经验不足和患者无法耐受手术镇静是 rEBUS 的禁忌证。

（二）设备

- 支气管内径向超声探头。
- 探头驱动单元。
- 通用超声处理器。

- 支气管镜。
- 透视。
- 取样设备（活检钳、细胞刷、活检针）。
- 导引鞘套件（可选）。
- 导引双铰刮匙（可选）。

（三）工作人员

- 支气管镜医师。
- 内镜 / 呼吸技师。
- 镇静护士或麻醉团队。

（四）流程设置

该操作可以在内镜检查室或手术室中完成。麻醉可以采用以下任何一种，即中等 / 清醒镇静麻醉、监护式麻醉（不给药或仅给少量镇静药）或全身麻醉。支气管镜可以经鼻或经口插入气道。可以选择气管插管或喉罩。这些做法因各个医院有所不用。

二、手术技术

（一）无引导鞘的 rEBUS

在开始支气管镜检查之前，操作者需要确定病变的位置。病变定位可以在导航辅助下进行，也可以通过使用冠状位、矢状位和轴位的 CT 进行解剖定位。如果用导航定位，则 rEBUS 可用在采样之前实时确认病变位置。当使用 CT 成像作为病变定位的参考时，大多数结节可以用 rEBUS 识别。对 467 例外周结节支气管镜检查病例的回顾性分析发现，当使用 CT 成像进行病变定位时，96% 的结节被 rEBUS 识别，但是要达到这种专业水平需要大量的实践经验积累[2]。

将支气管镜插入目标肺叶和肺段中，手术医生需要在内镜、rEBUS 和放射透视下（非必选的，但推荐）进行操作。使用内镜和放射透视，将径向超声探头插入预先计划的目标气道中，直到用径向超声识别出病变。支气管镜医师应力求获得同心超声图像，相比偏心超声图像，同心超声诊断率更高。如果获得偏心图像，支气管镜医师应尝试将径向探头重新定位在附近气道中，以寻求获得同心超声视图。遗憾的是，同心超声视图并不总是可实现的，在近一半的患者中可能发生偏心超声图像[2]。当 rEBUS 图像满意时，尽可能将支气管镜定位在病变近端几厘米处。支气管镜越靠近病变，采样工具越有可能遵循与径向探头相同的路径。

在移除径向探头对病变进行采样之前，可以捕获一个静态或"静止帧"的透视图像，并将其投影到"实时"透视屏幕旁边，用于病变活检的模板。移除径向探针后将采样工具放置到工作通道中，使用"实时"荧光透视，保持与径向探针类似的方向将采样工具推进到病变处，力求复制之前的静止图像。采样时的目标是将采样工具（实时透视）放置在与径向探头（静止帧）相同的位置。

rEBUS 也可以在没有透视的情况下进行。一旦病变被定位，则移除径向探头并测量从工作通道插入部位的长度。然后将取样工具放置到工作通道中，并在与径向探头相同长度处取样。rEBUS 可以使用任何尺寸的支气管镜进行，更细的支气管镜可以更深入的进入肺外周支气管，外径为 3mm 的超细支气管镜已被证明可提高诊断率[3]。

（二）有引导鞘的 rEBUS

如果支气管镜不能直接到达外周病变，可使用引导鞘。引导鞘是可与 rEBUS 一起使用的可选工具。它是一根塑料导管，其远端带有不透射线标记，通过支气管镜的工作通道放置。径向探头和采样设备可以独立地穿过引导鞘。一次只能将一件器械放入引导鞘管中。一旦用 rEBUS 识别出靶病变，就撤回径向探头，并且将引导鞘管保持在病变近端的适当位置。可选用放射透视用于引导采样。可通过导引鞘进行经支气管针吸、活检和活检刷。有两种导引鞘尺寸可供选择，较小的尺寸与 2mm 的工作通道兼容。

（三）rEBUS Plus 引导鞘和引导刮匙

对于难以靠近的外周病变，可使用引导刮匙进入径向探头或支气管镜不能直接进入的气道。引导刮匙通过引导鞘管放置，并且可以弯曲、延伸或旋转以进入更锐角的气道。使用透视引导来操作会更加容易。一旦刮匙进入气道，引导鞘就在刮匙中前进到气道。然后拔出刮匙，将径向探头插入引导鞘，检查新进入的气道（图 3-6）。

三、并发症

由于径向探头的末端柔软易弯，因此 rEBUS 本身非常安全。经支气管活检、穿刺针抽吸和刷检可能导致并发症的发生。这些采样方法的操作与传统采样相同，因此具有相同的并发症发生率。并发症主要包括不需要干预的出血和气胸，气胸的发生率为 1%～2.8%[4-6]，大部分气胸病例不需要放置胸管。

四、证据

文献报道的 rEBUS 诊断率不尽相同。Meta 分析报道的诊断率为 71%～73%[5, 6]。最近的一项多中心、前瞻性、随机试验报道的诊断率为 49%[7]。较大的病变、CT 上可见的病变内有气道、使用针吸和同心超声图像已被证明可提高 rEBUS 的诊断

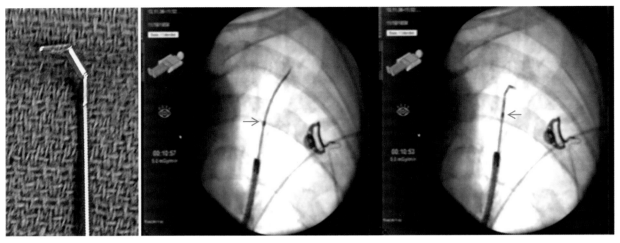

▲ 图 3-6　导向刮匙，箭示导引鞘头端

率[4, 8, 9]。使用更细的支气管镜也可提高诊断率[3]，这可能是由于其可扩展性能达到更远的肺外周。除了不同的活检工具外，rEBUS 与不断发展的技术（如超细支气管镜检查、电磁导航、虚拟支气管镜导航和机器人支气管镜检查）的组合正在积极研究中。

五、总结

rEBUS 是一种安全的成像方式，用于确认周围肺病变的位置。确认病变定位可以在采样之前提升信心并提高诊断率。未来将进一步探索 rEBUS 与其他技术的结合，以进一步提高外周肺病变的诊断率。

参考文献

[1] Rivera MP, Mehta AC, Wahidi MM. Establishing the diagnosis of lung cancer: diagnosis and management of lung cancer, 3rd ed: American College of Chest Physicians evidence-based clinical practice guidelines. *Chest*. 2013;143:142s–165s.

[2] Chen AC, Loiselle A, Zhou L, Baty J, Misselhon D. Localization of peripheral pulmonary lesions using a method of computed tomography anatomic correlation and radial probe endobronchial ultrasound confirmation. *Ann Am Thorac Soc*. 2016;13:1586–1592.

[3] Oki M, Saka H, Ando M, et al. Ultrathin bronchoscopy with multimodal devices for peripheral pulmonary lesions. *Am J Resp Crit Care Med*. 2015;192:468–476.

[4] Chen AC, Chenna P, Loiselle A, Massoni J, Mayse M, Misselhorn D. Radial probe endobronchial ultrasound for peripheral pulmonary lesions: A 5 year institutional experience. *Ann Am Thorac Soc*. 2014;11: 578–582.

[5] Wang M, Nietert PJ, Silvestri GA. Meta-analysis of guided bronchoscopy for the evaluation of the pulmonary nodule. *Chest*. 2012;142:385–393.

[6] Steinfort DP, Khor YH, Manser RL, Irving LB. Radial probe endobronchial ultrasound for the diagnosis of peripheral lung cancer: Systematic review and meta-analysis. *Eur Respir J*. 2011;37:902–910.

[7] Tanner NT, Yarmus L, Chen A, et al. Standard bronchoscopy with fluoroscopy vs thin bronchoscopy and radial endobronchial ultrasound for biopsy of pulmonary lesions: A multicenter, prospective, randomized trial. *Chest*. 2018;154:1035–1043.

[8] Ali MS, Sethi J, Taneja A, Musani A, Maldonado F. Computed tomography bronchus sign and the diagnostic yield of guided bronchoscopy for peripheral pulmonary lesions. A systematic review and meta-analysis. *Ann Am Thorac Soc*. 2018;8:978–987.

[9] Chao TY, Chien MT, Lie CH, Chung YH, Wang JL, Lin MC. Endobronchial ultrasonography-guided transbronchial needle aspiration increases the diagnostic yield of peripheral pulmonary lesions: A randomized trial. *Chest*. 2009;136:229–236.

第 4 章　电磁导航支气管镜技术
Electromagnetic Navigation Bronchoscopy

Allen Cole Burks　Jason Akulian　著

钱　坤　译

电磁导航支气管镜（electromagnetic navigation bronchoscopy，ENB）是通过在患者周围产生的电磁场来检测并显示 3D 虚拟支气管镜路径上的电磁跟踪设备，即虚拟导航支气管镜内的集成电磁跟踪系统，其最终目的是特定设备在患者肺的解剖"地图"中的时间和空间的虚拟动态跟踪显示。

在美国，有两种市售的 ENB 可供选择，即 SPiN Drive（VSPN, Veran Medical Technologies, St. Louis, MO, USA）和 superDimension/ILLUMISITE（iSD, Medtronic, Minneapolis, MN, USA）。这两个系统都需要使用薄层的计算机断层扫描（CT）成像协议来规划活检目标，并将磁场与 CT 图像的解剖结构进行叠加 / 匹配。两个系统之间存在三个主要区别。第一个区别是 Veran 公司的 VSPN 系统使用吸气和呼气 CT 图像进行呼吸门控，而 Medtronic 公司的 iSD 系统是使用静态吸气屏气来进行。第二个区别是 ENB 跟踪的设备不同，iSD 使用可定位导管（locatable guide，LG）穿过延长工作通道（extended working channel，EWC），而 VSPN 系统通过跟踪活检工具的尖端来进行跟踪。iSD 系统的穿过 EWC 的 LG 则类似于 VSPN 系统的跟踪探针。EWC 提供不同的尖端角度（45°、90° 和 180°），这样在导航过程中可以进行转向。一旦到达病变部位，工作通道会被锁定，然后将可定位导管移除，接着可以使用活检工具对疑似病变进行取样，或者使用支气管内径向超声实时确认目标病变。VSPN 系统最近推出了自己的 LG/

EWC 组合版本，该平台的性能是建立在"始终开启"尖端追踪活检工具（钳子、刷子和针）的基础上，从而实现活检工具的持续直接支气管镜导航。第三个区别是 VSPN 系统提供了经皮路径选项，而 iSD 系统不具备。经皮穿刺模式使用预先规划的胸壁穿刺点，使跟踪的针穿过胸壁进入外周肺目标病变。这两个系统使用类似的规划方式和计算机软件来生成患者胸部 CT 的 4D 重建图像，从而实现外周病变的定位和路径规划。

一、术前准备

指南建议在以下情况下对直径＞8mm 的性质不确定的结节患者进行非手术活检[1]。

- 当临床预测恶性概率和影像结果不一致时。
- 当恶性概率为中低可能性（10%～60%）时。
- 怀疑为良性诊断，其确定诊断将影响治疗决策时。
- 高恶性风险患者希望在进行手术前确认恶性病理证据。
- 高手术风险患者在开始放射治疗或消融治疗前要求进行病理确定诊断。
- 对于直径＞8mm、在 CT 随访中持续存在的部分实性结节；基于预测概率、手术风险因素和患者偏好进行选择。

在直径≥1cm 的纵隔或肺门淋巴结为中低恶性可能性的患者中，无论淋巴结的脱氧葡萄糖（fludeoxyglucose，FDG）摄取在正电子发射断层扫描（positron emission tomography，PET）中的程度如何，更倾向于选择内镜引导下的活检，而不是经胸途径穿刺，这是因为内镜引导下经支气管镜超声引导的经纵隔穿刺针抽吸（TBNA，见第 2 章）能够在单次麻醉和操作中对纵隔进行分期。

（一）电磁导航支气管镜检查所需设备

1. Veran SPiN Drive 系统

(1) 将 Veran 患者跟踪垫（vPad）以 T 形或 L 形放置在与感兴趣结节同侧的胸部（图 4-1）。

(2) 吸气和呼气图像的 CT 要求：CT 层厚（0.75mm）、间隔（0.5mm）。

(3) 装有 SPiN Drive 计划软件的计算机规划工作站和 USB 驱动器：可连接到内部网络以上传 CT 检查的 DICOM 数据，或者具备 CD-ROM/USB 读取功能。

(4) 用于将手术计划拷贝到 SPiN Drive 电磁导航（EMN）平台的 U 盘。

(5) 始终开启尖端追踪工具（图 4-2）。

(6) 至少具有 2mm 工作通道的支气管镜。

(7) 适用于 SPiN Perc 的材料：主要是 SPiN Perc 套件，包括：①始终开启尖端追踪的 19 号（G）×105mm 或 155mm 活检针；② 20G×15cm 或 20cm 细针穿刺（FNA）针；③ 20G×15cm 或 20cm 活检枪。

2. superDimension/ILLUMISITE 导航系统

(1) 完整吸气图像的 CT 要求：CT 层厚（1.0~1.25mm）、间隔（0.8~1.0mm）。

(2) 安装了 iSD 计划软件的计算机和 USB 驱动器：可连接到内部网络以上传 CT 检查的 DICOM 数据，或者具备 CD-ROM/USB 读取功能。

(3) 将计划数据拷贝到 ILLUMISITE 平台的 U 盘。

(4) iSD 电磁发生器和电路板。

(5) 至少具有 2.6mm 工作通道的支气管镜。

(6)ILLUMISITE 延长工作通道（IEWC 0°、45°、90° 和 180°）（图 4-3）。

(7) 活检工具。

(8) 用于透视的导航技术：①参考标志板；②与导航系统配合使用的 C 臂（由美敦力技术代表确认），即在导航系统上安装用于透视仪配置文件，纠正透视图像畸变，以便重新构建 3D 体积，每个文件都与使用的透视仪的几何特性相关。

3. ENB 引导的参考点放置

(1) 参考点（以图 4-4 为例）：① SuperLock 0.8×3.5mm 金种子，附带 4mm 镍钛合金丝（Medtronic, Dublin, Ireland）；② Visicoil 0.5×5mm 金线（IBA Dosimetry, Bartlett, TN, USA）。

(2) 骨蜡或手术润滑剂。

(3) 对 iSD 系统：iSD 标记递送套件或细胞学刷。

(4) 对 Veran SPiN 系统：始终开启尖端追踪的

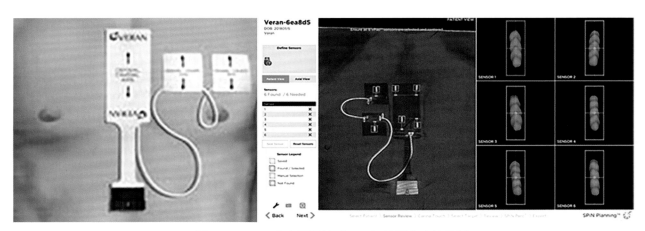

▲ 图 4-1　Veran 患者跟踪垫（vPad）放置和确认示例

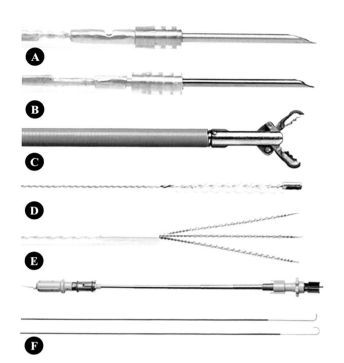

▲ 图 4-2　Veran 始终开启尖端追踪工具

A. 21G ANSO 细胞学穿刺针；B.22G SPiN Flex ANSO 氮化钛针；C. 钳子；D. 细胞刷；E. 三针型刷子；F.SPiN 进入导管

细胞学刷，或始终开启尖端追踪的 EWC/ 进入导管和始终开启尖端追踪的引导针。

（二）工作人员

- 支气管镜检查技术员 / 护士，负责辅助操作设备和样本处理。
- 麻醉人员。

二、手术技术

（一）Veran SPiN 系统

1. 计划

将 vPad 跟踪器以 T 形或 L 形放置在适当的位置，让患者在吸气末和呼气末接受胸部平扫 CT。患者必须保持仰卧，直到扫描完成，以减少配准误差。一旦上传到计划工作站，说明 6 个 vPad 传感器已被识别（图 4-1）。然后，在程序中生成气道地图通过单击右键标记隆突，将病变侧同侧的主要和次要气管分叉进行虚拟标记。然后，通过

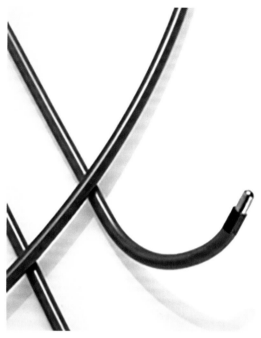

▲ 图 4-3　superDimension/ILLUMISITE 可定位延长管

右键单击、按住并拖动病变的最大直径并选择感兴趣的病变并保存。然后，该软件将目标病变和气道进行分割，创建一个高清的虚拟气道地图，并规划出到病变的建议路径。随后用户将通过评估规划的导航与呼气图像的叠加来确认配准。如果计划的路线和呼气图像之间有明显的差异，可以通过选择"细化气道"按钮来纠正，将吸气和呼气图像并排对齐，并通过右键在呼气图像上的隆突处放置一个点，然后通过右键在呼气图像上的感兴趣病变处放置第二个点。然后，软件会调整叠加效果，用户在合适时确认。接下来是 SPiN Perc 规划阶段，如果需要或目标位置不适合经皮取样，则可以跳过该阶段。

如果结节位于肺实质的外 1/3，并且位于前外侧位置，则可以考虑电磁引导经胸针吸或活检（EMTTNA）。当计划 EMTTNA 时，通过在皮肤水平上单击右键来选择穿刺部位，从而创建穿刺路径，该穿刺路径是从脏胸膜到靶点的最短距离，并避开骨结构、叶间裂，并且从穿刺部位到靶病变的距离小于 10.5～15.5cm（SPiN Perc 始终开启尖端追踪 TTNA 穿刺针的工作距离）。然后，将计

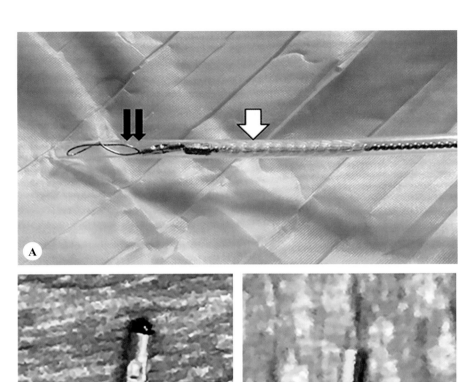

▲ 图 4-4 支气管内参考点放置的准备

A. 将基准标志物（双黑箭）加装入细胞刷（白箭）中；B. SuperLock 镍钛合金丝卷曲参考标志物（基准标志物）；C. Visicoil 基准标记

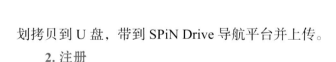

划拷贝到 U 盘，带到 SPiN Drive 导航平台并上传。

2. 注册

在患者镇静和麻醉后，将磁场发生器放置在 vPad 上，以便系统识别所有 6 个标记。使用其中一个始终开启尖端追踪的工具，将工具尖端放在隆突上，并通过点击"设置隆突"进行确认。通过将工具的尖端放置在所选的二级隆突上，并确认系统在虚拟地图中准确感知其位置，来确认配准是否正确。如果仪器相对于次级隆突或隆突的位置存在显著误差，则应通过点击"创建点云"并使设备依次穿过右肺、左肺和气管来创建点云。系统在呼气时收集这些点并将其叠加在虚拟地图

上；一旦达到系统确定的准确度阈值，复选标记将变为绿色。一旦所有三个复选标记变为绿色，点击"停止收集"，接受配准，然后通过将工具的尖端放置在相应的隆突上，并确认它们在虚拟图像中的位置来重新评估准确度。

3. 导航和活检

一旦确认了气道注册，则开始导航阶段（图 4-5）。使用始终开启尖端追踪的针，将其定位于支气管镜工作通道的末端，手术医师根据虚拟路径和对目标病变解剖位置的了解，操作支气管镜前进。目标最初为紫色，直到追踪针位于病变的 1cm 内并对齐后变为橙色。当针尖实际上位于目标

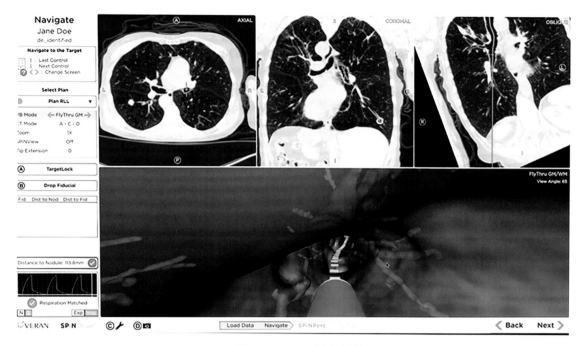

▲ 图 4-5　VSPN 导航屏幕

内时，病变将变为绿色。协助的医师、技术人员或护士在呼气期间推动针头。一旦前端针被展开，可以在呼气期间施加负压吸引，在病变内部进行搅动，实现"绿色在绿色"（当工具的尖端虚拟地位于病变内部，系统感知到呼吸周期处于呼气期）。约搅动 10 次后，停止负压吸引并收回针头。从工作通道中取出工具，并按照医疗机构的规定处理样本。使用始终开启尖端追踪的活检镊子时，我们建议在虚拟病变的近端边缘处（病变呈橙色时）打开镊子，将打开的镊子在呼气期间推入病变，并在"绿色在绿色"时闭合镊子。另外，也可以通过具有始终开启尖端追踪的导丝锁定 SPiN 进入导管进行导航。在通过导管插入活检工具之前，可以使用径向探针内支气管超声（rEBUS）进行目标病变位置的确认。

4. 电磁引导经胸针吸活检（EMTTNA）

首先，使用超声检查确认肺滑动和 B 线（与肺实质滑动同步移动的垂直高回声超声回响）的存在，以排除通过 ENB 引导的经支气管镜超声穿刺活检和活检引起的气胸并发症。在 EMTTNA 前重新检查隆突和二级隆突的配准，以确保手术的准确性。使用非无菌的始终开启尖端追踪的穿刺针，使用 SPiN Perc 软件在患者身上确定穿刺点。标记穿刺点常规消毒。将无菌的始终开启尖端追踪的穿刺针小心地刺入皮肤，通过确保显示器上的绿色圆圈在绿色方框内，以及针的轨迹线在斜视图和斜视 90° 视图中穿过目标病变（图 4-6），来保持针的轨迹。一旦达到虚拟胸膜边缘，暂停呼气并一次性迅速穿过胸膜，然后将其推进到病变的近端边缘。此时，非常重要的是在移除始终开启尖端追踪的穿刺针的针芯时保持鞘管的静止。然后，将细穿刺针或同轴活检枪通过鞘管插入。进行针吸活检时，可以设置针的插入深度。当进行针吸时，使用弹簧装置的标志物将穿刺针的插入深度设置为 2cm。在病灶内进行约 10 次（有或没有吸引力）的穿刺，然后根据医疗机构的常规处理标本。我们会重新放置始终开启尖端追踪的引导针，以重新确认穿刺器相对于目标病变的位置。最后一次细针吸穿刺时，再次确认穿刺器的位置，并根据病变大小和位置选择合适深度（1～2cm）的 19G 同轴活检针替换针芯。连续 4 次激发活检针，在每次处理样本后，将针头的边缘与前一次

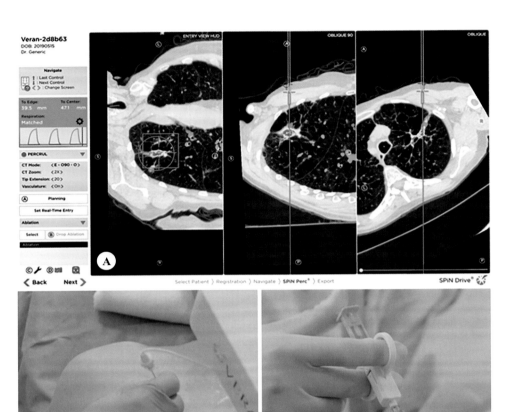

◀ 图 4-6 电磁引导下经胸穿刺活检
A. 显示器与计划针轨道；B. 未消毒针尖跟踪针插入部位的识别；C. 同轴活检针活检

穿刺相对应的位置旋转 90°，并在每次激发之间确认穿刺器尖端和病变的位置。完成所有穿刺后，注入 2～4ml 温的生理盐水或患者自身的血液，从病灶的近端边缘开始，在针头抽出时将生理盐水或血液注入整个穿刺道，以减少气胸的风险。

（二）superDimension 导航系统

1. 计划

iSD 系统最好选择在手术当天进行薄层 CT 吸气和呼气阶段的平扫。扫描后数据被上传到 iSD 或 ILLUMISITE 规划站，然后在患者列表中显示出来，操作者选择该患者创建一个新计划并生成患者的三维气道图。然后，操作者评估自动化的三维地图，以确定适当的亚段数量，特别是在目标区域。段支气管应延伸至目标 2.5～5cm。如果符合这个条件，用户点击"接受三维地图"。如果地图缺少所需数量的气道分段，用户点击"拒绝地图"。然后，系统会提示用户完成一系列步骤，选择隆突、气管和二级隆突；然后点击"生成地图"。根据用户的输入，系统重新生成分割的气道地图。用户满意并接受地图后，规划工作站将提示用户选择（右键单击）感兴趣的目标，根据目标在肺实质的外 2/3 或内 1/3 区域，优先选择外周目标或中心目标按钮。用户将继续"绘制"一条返回最远端可识别气道的路径，生成虚拟气道导航路径，然后将其与用户根据详细的 CT 检查和 CT 解剖相关性所期望的路径进行比较。完成后，导出计划到 U 盘并上传到 iSD 导航平台。

2. 注册程序

麻醉前，将患者放置在 iSD 电磁发生器和定位板上（如果使用透视导航，则在患者定位前将 iSD 标记板固定在定位板上）。在适当的镇静 / 麻醉和气道开放后，在手术平台上选择患者并激活计划。将 EWC 放入支气管镜，并且确保可定位导管从内镜先端伸出 0.5～1cm。操作者将支气管镜先端和 EWC 一起插入隆突和每个叶支气管时，内置了 iSD 软件的 EWC 会"自动"注册气道。如果存在显著的注册误差或 CT 患者偏离，可以通过将 EWC 触达每个预选注册点来进行手动注册。

3. 导航，透视下局部重新校准，活检注册后开始手术导航阶段

沿虚拟规划路径经气管到达"起始"叶支气管，将支气管镜插入最远端气道，手动推进 EWC 并（根据需要）沿虚拟路径转向目标病灶（图 4-7）。导航阶段可通过程序平台显示多达 6 种不同的视图，包括所有 3 种标准 CT 视图（轴位、矢状位和冠状位），3D 视图（虚拟 – 静态和动态、CT 地图），以及基于用户偏好的尖端提示视图。

在初始气道注册和导航到距离目标病变 2.5cm 的位置后，可以使用透视导航技术进行局部重新注册。通过在 C 臂在感兴趣区域旋转 50° 扫描获

得标记板内标志物的 2D 荧光影像，这些影像由医生在屏幕上进行标记。然后，iSD 系统内的算法根据影像中标记格的角度确定 C 臂的各个角度，并自动去除其他器官和金属伪影，以提高对比度，生成紧凑的横截面三维体积（图 4-8）。此过程需要 3～4min。使用更新的局部注册，根据新的虚拟地图重新定位 EWC，并通过透视和（或）rEBUS 成像进行重新确认。在此时，将 LG 从 EWC 上取下，并插入 rEBUS 探头。在 rEBUS 确认 EWC 与目标病变的关系后，将 EWC 固定在原位，然后将选择的 TBNA 和经支气管活检（TBBx）的活检钳子插入 EWC，以类似于前述的方式获取 FNA 和钳子活检。这个系统允许 EWC 在活检过程中保持锁定状态（无须在每次活检中重复导航工具），而且不需要专用的活检工具。

（三）电磁引导支气管镜引导下的标志物放置

某些形式的立体定向放射治疗（SBRT）需要放置 2～3 个参考标志物，以便在呼吸周期中跟踪病变。两种电磁导航系统都可以用于精确放置参考标记，用于 SBRT 模拟和结节追踪。在使用 VSPN 时，可以使用尖端追踪刷子来放置目标病变周围的参考标记。将刷子完全收回后，选择的参考标记被插入刷头导管的空心尖端（图 4-4）。在

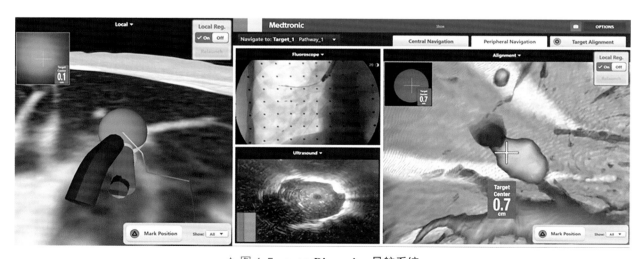

▲ 图 4-7　**superDimension 导航系统**
A. superDimension 导航窗格；B. 结合透视导航技术和支气管内径向超声的整合

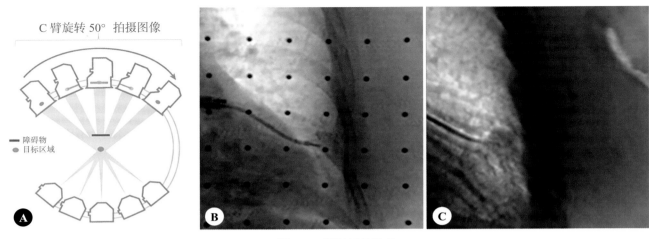

▲ 图 4-8 透视导航技术

A. 在目标区域周围获得 50° 弧形图像；B. 在 superDimension 增强可视化之前，带有标记板和扩展工作通道（EWC）的荧光图像；C. 经过 superDimension 增强可视化后的荧光图像

经过支气管镜工作通道和气道时，使用少量骨蜡或手术润滑剂可帮助固定标志物。iSD 系统有一个专门为基准标记放置而设计的导管。导管的软尖端可装载一个标记（SuperLock fiducial, Medtronic, Dublin, Ireland）。加载完毕后，通过 EWC 放置导管到预定的位置，并使用展开线将标记推入肺实质内。另外，细胞学刷子可以通过 EWC 将标记部署到实质内，类似于前面描述的 VSPN 的方法，主要区别是，这种方法是使用 EWC 而不是电磁导航追踪刷子。同样，VSPN 系统还配备了可用作 EWC 的 SPiN 访问导管，通过该导管可以将装载了标记的刷子引导到所需位置。

一旦选择的放置工具中加载了参考标记，就可以像前面提到的特定系统一样进行导航，但需要注意的是目标是在彼此之间并与病变本身相关的位置上至少留下两个参考标记，距离为 2~5cm。我们通常会使用最初的导航计划将第一个参考标记尽可能靠近病变或在病变内部放置。将工具导航到目标病变，然后仅延伸到导管的末端，将参考标记推入实质内。同时，支气管镜技术人员 / 护士使用导航软件标记参考标记的虚拟位置。然后，收回工具并重新加载第二个参考标记。第二个参考标记以类似的方式导航，选择一条位于距离病

变和（或）第一个参考标记 2~5cm 的替代远端气道。再次，工具只需部分展开，使参考标记从导管中退出并进入实质内。根据医疗机构放疗科的偏好，可以以类似的方式放置第三个或更多的参考标记。

三、注意事项

- 建议手术当日行 CT 检查以改善配准。需要注意的是应该始终与最初推荐做活检时的 CT 检查进行比较，因为推荐 CT 检查和手术当天扫描之间结节如发生明显变小或消退的，可以避免不必要的手术[2]。

- 我们建议将 CT 解剖与 ENB 结合使用，这样可以减少了选择正确气道和首次活检尝试的时间[3]。

- 在麻醉状态下，肺不张随着手术时间的延长而增加，并会影响配准。呼气末正压通气和肌松药已被用于尝试减少这种影响，但关于它们对诊断或手术成功率影响的数据有限。

- 通过引导鞘或 EWC 使用径向超声（见第 3 章）作为目标结节的确认，已被证明可以增加周围支气管镜的诊断准确率[4, 5]。

- VSPN 软件提供了虚拟提示扩展功能。请注

意，这不代表工具的尖端；然而，工具的预期抛掷距离是基于输入到软件中的深度（1~2cm 的抛掷距离）。当工具与目标对齐且目标在抛掷范围内时，它将呈现为橙色。

- 在进行 EMTTNA 之前，通过超声、透视或胸部 X 线检查确认有无气胸。
- 执行 EMTTNA 时，放置套管针后不要将套管针从软组织中取出。
- 避免多次脏胸膜穿刺，因为多次穿刺脏胸膜会增加气胸的风险[6-9]。
- 呼气保持时收回套管针时，在整个气管内注射 2~4ml 温盐水或患者自己的血液，可使经胸穿刺活检时气胸发生率降低 3~6 倍[10]。
- 推进 iSD EWC 时，利用"尖端视图"，保持目标病灶在环/尖端居中。按照箭头指示，适当地转动 EWC 以维持中心关系。
- 使用 3D CT 视图推进 iSD EWC 时，保持紫色条带（通道）"常亮"，并在虚拟导管右侧。

四、并发症

- 气胸。
  - 外周支气管镜活检（TBNA）和经支气管活检（TBBx）的气胸发生率为 2%~7%[5, 11-13]。
  - 经胸穿刺肺活检（EMTTNA）的气胸发生率为 10%~20%[14]。
  - 50% 的气胸患者需要干预（住院治疗或行胸腔闭式引流）[11, 12]。
- 出血。
  - 1%~2.5%[5, 13]。
- 低氧血症/呼吸衰竭。
  - <1%[5, 13]。

五、证据

大量研究旨在确定 ENB 在周围肺病变采样中的临床有效性，报告的诊断率从 39% 至 94% 不等[5, 11]。对周围性肺结节的 ENB 进行了两项 Meta 分析，这两项分析都包括了许多方法质量较差的

研究。Gex 等发现 ENB 的综合诊断率为 64.9%（95%CI 59.2%~70.3%），阴性预测值为 52.1%（95%CI 43.5%~60.6%），而 Zhang 等报道的汇总敏感性、特异性、阳性和阴性似然比分别为 82%、100%、19.36 和 0.23。表明当试图排除恶性疾病时，假阴性率高得令人望而生畏[11, 12]。一项规模最大的前瞻性随机对照试验，对 ENB、rEBUS 及 ENB 与 rEBUS 联合使用进行了三组比较，发现 ENB 和 rEBUS 的结果相似，诊断率分别为 59% 和 69%。然而，与单独使用 rEBUS 或 ENB 相比，两项技术联合的诊断率显著提高到 88%[4]。最近的一项前瞻性多中心试验利用 iSD 平台，以气胸发生率为主要结果，对 37 家机构的 1157 名患者进行了 12 个月的随访，患者的病灶中位数为 20.0mm。作者报道了 4.3% 的气胸率（2.9% 需要住院治疗或干预），2.5% 的出血率（1.5% 的 2 级或以上），0.7% 的 4 级或以上的呼吸衰竭率，这些数据与以前的数据相当。尽管这项研究包括了很大比例的高度可疑恶性结节，很多患者患有 Ⅱ~Ⅳ 期非小细胞肺癌（NSCLC），且其主要结果不是诊断收益率，然而其在 12 个月时报道了 73% 的诊断收益率及 69% 的敏感性、100% 的特异性、100% 的阳性预测值和 56% 的阴性预测值[13, 15]。总的来说，这些数据增加了越来越多关于 ENB 安全性的文献。迄今为止，尚无 Veran 平台的 ENB 多中心前瞻性试验发表；但有一项这样的研究已经完成了招募，并正在进行数据审查（ClinicalTrials.gov ID NCT03338049）。ENB 与使用标准气管镜进行的外周肺活检相比，具有相似的风险，并且相对于 CT 穿刺活检，气胸的发生率更低[11-13, 16, 17]。

有几个因素可能会对 ENB 的结果产生积极的影响：①目标位置在上肺叶或中叶；②CT 显像上存在支气管征；③联合使用 rEBUS；④导管负压抽吸采样技术；⑤较低的配准误差；⑥深度镇静；⑦较大的病灶大小（>2cm）[12, 18]。值得注意的是，结节大小一直是活检成功的决定性因素，在 <20mm 的病灶中，诊断可重复性显著降低[19-21]。

关于 ENB 放置的参考标志物用于 SBRT 的可行性和实用性，一项 ENB 引导的参考标志物放置的单中心研究报告的保留率为 98.1%，并伴有较低的气胸率（6%）。在 5 次 SBRT 治疗过程中，98% 的基准偏移＜7mm[22]。在最近的一项对 ENB 放置的参考标志物的回顾性研究中，65 名患者放置了 133 个标志物，其中 132（99%）在随访影像学 / 切除术中证实是持久的[23]。

一项研究表明，在肺癌筛查人群中，高达 7.7% 的结节会在随访中缩小或消退，这说明了当天计划 CT 检查在减少不必要手术方面的临床效用[24]。在随后的单中心前瞻性研究中，患者在手术当天进行计划 CT 检查，6.9% 的患者因结节大小或密度降低而导致手术取消。该研究进一步报道需要筛查的人数为 15 人，从转诊扫描到手术日的平均时间为 53 天[2]。

六、总结

ENB 为胸腔镜医生提供了额外的指导，并被证明相比传统的支气管镜检查具有潜在的优势。虽然 ENB 已与提高外周肺部诊断收益率有关，但仍存在对在目标病变内工具定位进行实时成像确认的实用性、经济性的需求。考虑到 ENB 引导的周围肺活检的学习曲线，本实用指南概述了最大化利用现有 ENB 系统的方法和技巧。可以说，最大化诊断收益的最重要的是正确选择患者。中等到高风险的患者，不适合手术或在手术前希望进行组织诊断的患者，是首选人群，因为更高的预测试概率将通过增加受试人群中的癌症发生率，影响整体诊断收益。具有清晰的支气管征且位于中心位置的＞2cm 的结节已被证明是成功活检的预测因子。另外，对于位于周围＜2cm 且没有放射学证据表明纵隔淋巴结肿大的结节，应考虑进行原发性切除或经皮穿刺活检[25]。对考虑接受 ENB 检查的患者进行这种深思熟虑的筛查，可以确保在指南指导下对 CT 检测到的肺部异常进行适当的检查，并最大限度地提高首次检测评估的诊断效率，可能避免不必要的程序和诊断延误。

参 考 文 献

[1] Gould MK, Donington J, Lynch WR, et al. Evaluation of individuals with pulmonary nodules: when is it lung cancer? Diagnosis and management of lung cancer, 3rd ed: American College of Chest Physicians evidence-based clinical practice guidelines. *Chest*. 2013;143(5 Suppl):e93 S–e120S.

[2] Semaan RW, Lee HJ, Feller-Kopman D, et al. Same-day computed tomographic chest imaging for pulmonary nodule targeting with electromagnetic navigation bronchoscopy may decrease unnecessary procedures. *Ann Am Thorac Soc*. 2016;13(12):2223–2228.

[3] Chen AC, Loiselle A, Zhou L, Baty J, Misselhorn D. Localization of peripheral pulmonary lesions using a method of computed tomography-anatomic correlation and radial probe endobronchial ultrasound confirmation. *Ann Am Thorac Soc*. 2016;13(9):1586–1592.

[4] Eberhardt R, Anantham D, Ernst A, Feller-Kopman D, Herth F. Multimodality bronchoscopic diagnosis of peripheral lung lesions: a randomized controlled trial. *Am J Respir Crit Care Med*. 2007;176(1):36–41.

[5] Ost DE, Ernst A, Lei X, et al. Diagnostic yield and complications of bronchoscopy for peripheral lung lesions. Results of the AQuIRE Registry. *Am J Respir Crit Care Med*. 2016;193(1):68–77.

[6] Covey AM, Gandhi R, Brody LA, Getrajdman G, Thaler HT, Brown KT. Factors associated with pneumothorax and pneumothorax requiring treatment after percutaneous lung biopsy in 443 consecutive patients. *J Vasc Interv Radiol*. 2004;15(5):479–483.

[7] Khan MF, Straub R, Moghaddam SR, et al. Variables affecting the risk of pneumothorax and intrapulmonal hemorrhage in CT-guided transthoracic biopsy. *Eur Radiol*. 2008;18(7):1356–1363.

[8] Saji H, Nakamura H, Tsuchida T, et al. The incidence and the risk of pneumothorax and chest tube placement after percutaneous CT-guided lung biopsy: the angle of the needle trajectory is a novel predictor. *Chest*. 2002;121(5):1521–1526.

[9] Hiraki T, Mimura H, Gobara H, et al. Incidence of and risk factors for pneumothorax and chest tube placement after CT fluoroscopy-guided percutaneous lung biopsy: retrospective analysis of the procedures conducted over a 9–year period. *AJR Am J Roentgenol*. 2010;194(3):809–814.

[10] Huo YR, Chan MV, Habib AR, Lui I, Ridley L. Post-biopsy manoeuvres to reduce pneumothorax incidence in CT-guided transthoracic lung biopsies: a systematic review and meta-analysis. *Cardiovasc Intervent Radiol*. 2019;42(8):1062–1072.

[11] Zhang W, Chen S, Dong X, Lei P. Meta-analysis of the diagnostic yield and safety of electromagnetic navigation bronchoscopy for lung nodules. *J Thorac Dis*. 2015;7(5):799–809.

[12] Gex G, Pralong JA, Combescure C, Seijo L, Rochat T, Soccal PM. Diagnostic yield and safety of electromagnetic navigation bronchoscopy for lung nodules: a systematic review and meta-analysis. *Respiration*. 2014;87(2): 165–176.

[13] Folch EE, Pritchett MA, Nead MA, et al. Electromagnetic navigation bronchoscopy for peripheral pulmonary lesions: one-year results of the prospective, multicenter NAVIGATE study. *J Thorac Oncol*.

2019;14(3):445–458.

[14] Mallow C, Lee H, Oberg C, et al. Safety and diagnostic performance of pulmonologists performing electromagnetic guided percutaneous lung biopsy (SPiNperc). *Respirology*. 2019;24(5):453–458.

[15] Thiboutot J, Yarmus LB, Lee HJ, Rivera MP, Ost DE, Feller- Kopman D. Real-world application of the NAVIGATE trial. *J Thorac Oncol*. 2019;14(7):e146–e147.

[16] Leong S, Ju H, Marshall H, et al. Electromagnetic navigation bronchoscopy: a descriptive analysis. *J Thorac Dis*. 2012;4(2): 173–185.

[17] Wilson DS, Bartlett RJ. Improved diagnostic yield of bronchoscopy in a community practice: combination of electromagnetic navigation system and rapid on-site evaluation. *J Bronchol*. 2007;14(4):227–232.

[18] Seijo LM, de Torres JP, Lozano MD, et al. Diagnostic yield of electromagnetic navigation bronchoscopy is highly dependent on the presence of a bronchus sign on CT imaging: results from a prospective study. *Chest*. 2010;138(6):1316–1321.

[19] Savage C, Morrison RJ, Zwischenberger JB. Bronchoscopic diagnosis and staging of lung cancer. *Chest Surg Clin N Am*. 2001;11(4):701–721. vii-viii.

[20] Schreiber G, McCrory DC. Performance characteristics of different modalities for diagnosis of suspected lung cancer: summary of published evidence. *Chest*. 2003;123(1 Suppl):115S–128S.

[21] Wang Memoli JS, Nietert PJ, Silvestri GA. Meta-analysis of guided bronchoscopy for the evaluation of the pulmonary nodule. *Chest*. 2012;142(2):385–393.

[22] Nabavizadeh N, Zhang J, Elliott DA, et al. Electromagnetic navigational bronchoscopy-guided fiducial markers for lung stereotactic body radiation therapy: analysis of safety, feasibility, and interfraction stability. *J Bronchology Interv Pulmonol*. 2014;21(2): 123–130.

[23] Belanger AR, Burks AC, Chambers DM, et al. Peripheral lung nodule diagnosis and fiducial marker placement using a novel tip-tracked electromagnetic navigation bronchoscopy system. *J Bronchology Interv Pulmonol*. 2019;26(1):41–48.

[24] Zhao YR, Heuvelmans MA, Dorrius MD, et al. Features of resolving and nonresolving indeterminate pulmonary nodules at follow-up CT: the NELSON study. *Radiology.*. 2014;270(3):872–879.

[25] Gao SJ, Kim AW, Puchalski JT, et al. Indications for invasive mediastinal staging in patients with early nonsmall cell lung cancer staged with PET-CT. *Lung Cancer*. 2017;109:36–41.

第5章　弥漫性肺部疾病的经支气管冷冻活检
Transbronchial Cryobiopsy for Diffuse Lung Diseases

Fabien Maldonado　Otis B. Rickman　Matthew Aboudara　著

李元博　译

经支气管冷冻活检（transbronchial cryobiopsy，TBCB）是诊断弥漫性肺实质疾病（diffuse parenchymal lung disease，DPLD）的一项相对较新的技术。发展 TBCB 的基本原理是基于标准的经支气管钳夹活检（transbronchial biopsies，TBBx）与外科肺活检（surgical lung biopsies，SLB）相比在诊断 DPLD 方面的劣势。这是由于 TBBx 的样本尺寸小和由此产生的抽样误差。因此，不建议在普通间质性肺炎（usual interstitial pneumonia，UIP）的诊断评估中进行 TBBx，这与特发性肺纤维化（idiopathic pulmonary fibrosis，IPF）的病理相关[1]。此外，人们越来越认识到 SLB 带来临床医生和患者可能无法接受的发病率和死亡率风险[2, 3]。TBCB 的发展考虑了 3 个目标：①获得足够多的组织样本，这些样本将代表潜在的疾病过程，并对多学科讨论（multidisciplinary discussion，MDD）的诊断决策产生积极影响；②提供接近 SLB 的诊断准确性；③比 SLB 所致的并发症更少。

这种方式越来越受欢迎，最近数据表明与 SLB 有良好的相关性[4, 5]。它已被推荐作为评估纤维化超敏性肺炎的建议诊断测试[6]。

TBCB 是在全身麻醉下通过可弯曲或硬性支气管镜检查进行的操作过程，其中基于高分辨率计算机断层扫描（high-resolution computed tomography，HRCT），可弯曲冷冻探针被推进到肺内预先规划的病灶位置。然后将冷冻探针冷冻

3～5s（有时时间会更长，具体取决于在探针尖端生成 5mm 冰球所需的时间）并用冷冻探针对贴壁组织整块获取。与传统的 TBBx 相比，这种方法可以稳定的获取更大和更完整的标本且没有挤压的影响[7]（图 5-1）。

最近制定了指南以促进 TBCB 的标准规范化，确保患者安全并优化诊断率[8, 9]。

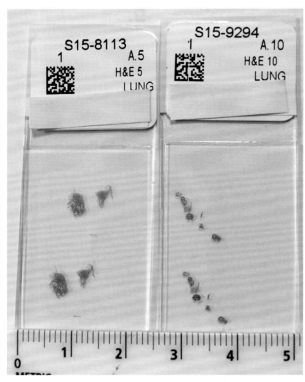

▲ 图 5-1　经支气管冷冻活检和经支气管活检标本的大小差异

在苏木精 - 伊红染色载玻片上制备的标本。左侧经支气管冷冻活检标本；右侧为标准经支气管活检

一、术前准备

进行 TBCB 的一般原则包括：①适当的技术培训；②适当的患者选择；③使用气管插管（ETT）或硬性支气管镜进行全身麻醉；④预防性球囊封堵器放置；⑤透视引导。

适当的技术培训的重要性，不管是在专门的介入肺病学协会，还是在经验丰富的支气管镜医师的指导下，都不会过分强调。为了安全地执行此步骤并保持与同行评审文献中报告的并发症发生率相当的发生率，支气管镜检查团队应具备处理危及生命的气道出血和张力性气胸的专业知识。必须熟悉球囊支气管封堵装置，以及硬性支气管镜检查的专业知识。

（一）患者选择

虽然在评估某人是否患有 TBCB 时并没有特定的患者选择标准。一般来说，患者选择应该参照 SLB 的患者选择标准。建立一个简单的术前评估列表将有助于确保正确的患者选择和患者安全（表 5-1）。

1. 临床稳定性

一般的经验法则是，如果患者不适合 SLB，那么他们可能也不适合 TBCB。如果患者有与 DPLD 病情恶化相一致的临床体征或症状，特别是如果怀疑 IPF 急性加重，则应取消手术。呼吸困难恶化、一氧化碳弥散能力（DLCO）进行性或快速下降，或者进行性肺磨玻璃样变等体征都提示疾病进程恶化[10, 11]。虽然 TBCB 已在机械通气患者中进行，但我们建议在没有数据证明患者预后得到改善的情况下，不应考虑这方法[12]。

2. 药物

应停止使用抗凝血药、氯吡格雷、替卡格雷、其他抗血小板药物、阿司匹林和增加出血的草药制剂。

3. 实验室检查数据

国际标准化比值（INR）应<1.5，血小板计数>50 000。尚未确定肌酐和血尿素氮的具体临界值，但在获得更多数据之前，谨慎的做法是避免

表 5-1 患者选择清单		
患者标准	**是**	**否**
临床稳定性：门诊状态且未住院或有符合肺部疾病恶化的体征/症状		
抗凝和抗血小板治疗		
实验室数据		
① INR<1.5		
② PLT>50 000Th/μl		
③ BUN<45mg/dl[17]		
肺功能数据		
① DLCO>35%		
② FVC>50%		
③ TLC>50%		
缺氧（鼻导管≤2L）		
① PaO_2>55～60mmHg		
② SpO_2>90%		
体重指数<35kg/m²		
肺动脉高压（PASP<50mmHg 超声心动图）		
并发症		
① 不受控制的高血压		
② 充血性心力衰竭		
③ 缺血性心脏病		
④ 终末期肾病透析		
⑤ 严重的主动脉瓣狭窄		
⑥ 活检区域有大疱性肺病或明显肺气肿		
⑦ 血栓栓塞性疾病和无法停止抗凝		

BUN. 血尿素氮；DLCO. 一氧化碳扩散能力；FVC.用力肺活量；INR. 国际标准化比率；PASP.肺动脉收缩压；TLC.肺总量

透析终末期肾病（end-stage renal disease，ESRD）患者使用 TBCB。

4. 肺功能测试

DLCO 应>35%，用力肺活量（FVC）>50%，预测肺总量（TLC）>50%[4]。DLCO<35% 会增加在 30 天和 90 天的不良后果和死亡率的可能性[13]。

5. 缺氧

一些学者认为通过鼻导管吸氧 2L 时 PaO_2>55～60mmHg 或 SpO_2>90%。是必需的，而另一

些学者则认为任何补充氧气的使用都是禁忌证。稍后将详细介绍用于评估患者安全耐受短暂性围活检缺氧能力的术中技术[4, 14]。

6. 肥胖

不应有明显的腹部肥胖。BMI<35～40kg/m²被一些学者认为是一个合理的临界值。由于肺不张的快速进展和围术期低氧血症的风险增加，明显的腹部肥胖可能使手术难以完成。

7. 肺动脉高压

经胸超声心动图通常就足够了，建议在手术前进行检查，因为许多DPLD患者可能同时存在肺动脉高压。建议肺动脉收缩压低于50mmHg且右心室功能正常[8, 9, 15]。一些中心使用BNP作为替代指标来排除明显的肺动脉高压[16]。

8. 并发症

未控制的高血压、充血性心力衰竭、缺血性心脏病、透析后终末期肾病、重度主动脉瓣狭窄、活检区域显著的小叶中心肺气肿或大疱性肺病，以及无法停止抗凝或伴有显著右心功能不全的血栓栓塞性疾病。被认为是TBCB的禁忌证[4]。

（二）设备

1. 1.9mm 或 2.4mm 的 ERBE 冷冻探针封堵（ERBE, Marietta, GA, USA）。

2. 使用 CO_2 或 N_2O 气体的 ERBE 冷冻机。

3. 最小2.8mm的软式支气管的操作通道配合2.4mm探头（如果不使用硬性支气管镜检查，建议使用更大的操作通道以获得更大的抽吸能力）。

4. 硬性支气管镜（取决于操作者）。

5. 硬性抽吸导管（取决于操作者）。

6. 支气管封堵装置（Arndt 或 Fogarty 气囊；Arndt 7 或 9 French；气囊应足够大，以便在充气时阻塞靠近活检部位的段或主干支气管）。

7. 气管插管（标准或钢丝增强）。

8. C 臂透视机。

9. 生理盐水器皿。

10. 福尔马林标本采集容器。

11. 冰盐水或其他血管收缩药。

（三）工作人员

1. 支气管镜医师。

2. 第二支气管镜医师或训练有素的支气管镜技术人员协助预防性球囊充气。

3. 支气管镜技术员协助标本采集。

4. 麻醉师。

5. 如果需要，支气管镜检查护士会给予镇静药物并监测患者。

（四）环境

适合全身麻醉的地点（支气管镜室或手术室）。

二、程序技术

（一）软式支气管镜的检查方法

1. 麻醉、通气和气道

全身麻醉，伴或不伴神经肌肉阻滞并放置ETT，可在气道大量出血时提供安全的气道。通过消除咳嗽反射，降低了冷冻探针在手术过程中位置不当以及将探针移至外周太远或移入胸部太近而带来意外后果的风险。呼气末正压应保持在最低水平（最高 $5cmH_2O$）。

使用ETT的好处之一是适当放置支气管内球囊封堵装置。与ETT相关的支气管内封堵器的放置有两种方法，在ETT内或在ETT外。如果支气管内封堵装置在ETT内通过，则首先以标准方式对患者进行插管。Arndt支气管内封堵装置通过ETT连接器并固定到软式支气管镜的尖端。然后将支气管镜上带有支气管内封堵器的连接器连接到ETT上，球囊封堵器被引导通过ETT并放置在靠近正在活检的气道段位置（图5-2和图5-3）。这种方法的一个潜在局限性是球囊可能会导致ETT部分阻塞并影响活检后支气管镜和冷冻探针的移除，从而增加球囊移位的风险。或者，支气管内封堵装置可以设在ETT外部。使用这种方法，患者进行光纤插管［清醒光纤插管，插管固定后进行全静脉麻醉（total intravenous anesthesia，TIVA），或者在麻醉诱导后进行光纤插管］，并在 ETT 旁边"背负"放置 Arndt 支气管内封堵器（图 5-4）。这样可以在麻醉诱导时轻松放置球囊封堵器，而不会阻碍 ETT（图 5-5）[18]。采用外部封堵技术的 ETT 的一个潜在优势是能够在严重出血的情况下选择性地插管对侧肺，同时将球囊留在出血侧。如果气囊放置在 ETT 的管腔中，则气囊必须放气并缩回，以便将 ETT 送入对侧主干支气管。可弯曲螺纹加强型 ETT（图 5-6）在这些情况下很有用，并且有助于

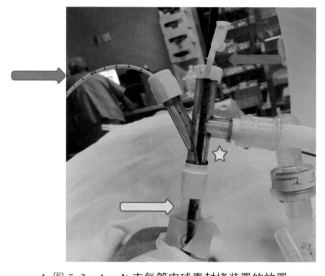

▲ 图 5-2　Arndt 支气管内球囊封堵装置的放置

Arndt 气囊封堵器套件随附一个连接到 ETT 的气管导管（ETT）连接器（黄色星形）。支气管内气囊封堵装置穿过连接器（蓝色箭）并与穿过连接器（红色箭）的支气管镜相遇。封堵器固定在支气管镜的尖端（黄色箭）。然后将整个设备连接到 ETT

轻松插入角度更大的左主支气管。例如，在右肺进行活组织检查并且遇到大量出血时。

2. 预防性球囊封堵器的使用和出血预防

出血是该手术的一个主要问题，预防和控制气道出血的专业知识是最重要的。一旦选择了合适的患者并用 ETT 或硬性支气管镜固定了气道，预防性支气管内封堵装置就会放置在待活检段的近端（图 5-3）。指南认为必须使用支气管封堵装置（Arndt 或 Fogarty 气囊）。由于活检标本体积较大，需要在活检后整体取出支气管镜和冷冻探针，气道仍未受到保护，并且在手术开始时气道中没有支气管封堵装置，宝贵的时间会随着血液迅速流失而流失，出血会充满解剖死腔，并有窒息和死亡的风险。重要的是在气道插入之前测试球囊，以检测在手术过程中会阻止球囊正确闭塞的缺陷漏洞。一旦气囊就位，应进行充气测试以确定患者对球囊闭塞的生理反应。如果患者在测试充气过程中出现缺氧，则应中止该程序。进行活组织检查后，第二位支气管镜医师或训练有素的助手会立即给气囊充气。活检标本转移到盐水器皿后，支气管镜迅速重新插入气道并将示波器放在充气气囊的前面后，气囊随之放气（图 5-7）。然后将标本从盐水器皿转移到选择的固定剂中，通常是福尔马林。轻至中度出血可由支气管镜医师酌情通过抽吸、内镜填塞或冰盐水来控制。如果出血严重并且继续采取这些措施，则将气囊重新充气

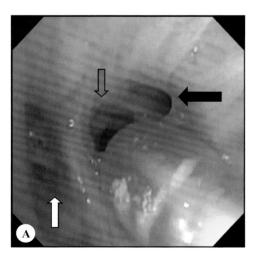

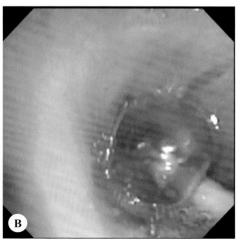

◀ 图 5-3　支气管封堵器在中间支气管中的位置

A. 支气管封堵装置在支气管中间的正确定位，右中叶（白色箭）、上段（黑色箭）、剩余的右下叶段（红色箭）；B. 完全充气的气囊遮挡所有部分，这是用于：①球囊完整性；②评估患者对球囊闭塞的生理反应的测试充气。如果患者因这种操作而变得缺氧，则该过程将终止

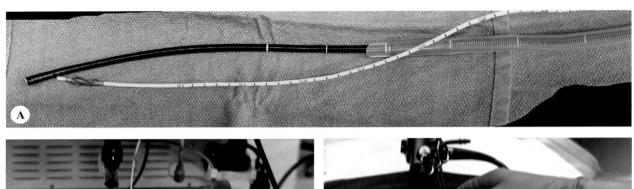

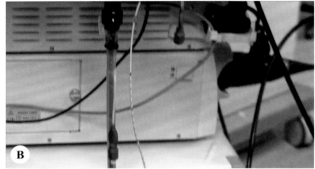
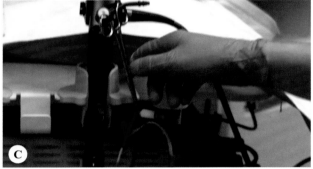

▲ 图 5-4　管外支气管封堵装置的配置

A. 固定在支气管镜远端的支气管封堵器；B. 装在支气管镜上并用胶带固定的气管内管；C. 支气管封堵器附在带止血器的支气管镜上的抽吸装置上，止血钳保持封堵器与支气管镜的束带连接

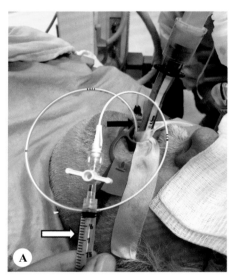
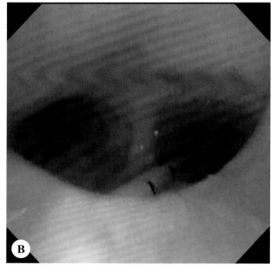

◀ 图 5-5　位于气管插管外部的支气管封堵器

A. 患者插管气管插管，支气管封堵器通过气管导管外部（黑箭），连接到封堵器的注射器使气囊膨胀（白箭）；B. 气管插管远端的支气管镜视图，黄色支气管封堵器从气管导管外部穿过，并直接进入右主干

以填塞出血并防止污染其他的气道。这种技术最初是用硬性支气管镜描述的，但后来被采用以允许将球囊放置在 ETT 外部，如前所述[18, 19]。

透视的应用是必不可少的，以确保尽可能靠近胸膜进行活检，并确保病变肺实质的代表性取样（建议在胸膜 1cm 以内），同时确保探头不要太近，以避免大血管损伤导致严重的出血。如果支气管镜医师仅依靠触觉反馈，则在不使用透视的情况下，由于气道扭曲或气道分叉，坚硬的冷冻探针可能会比意识到的更靠近近端。TBCB 应该会出现一定程度的出血，但使用透视可能有助于降低这种风险。有在未使用荧光检查的情况下发生严重出血的报道[20]。

建议使用支气管内径向超声（radial endobronchial ultrasound，rEBUS）通过识别血管来减少出血，从而将冷冻探针引导至没有脉管系统的肺组织。

目前关于其用于减少出血的数据相互矛盾，这仍然是一个需要积极研究的领域[21, 22]。

3. 冷冻探针尺寸和冷冻时间

一旦气道得到保护并且预防性球囊封堵器被正确定位，冷冻探针就会在荧光镜引导下前进到选择的部位。所用冷冻探针的大小（1.9mm vs. 2.4mm）取决于操作者，但使用 2.4mm 探针可能存在更高的气胸风险[23]。诊断率没有显著差异。出于这个原因，当前指南建议使用 1.9mm 探头[9]。当探头与胸膜接触时，较小的尺寸可能会提供更容易些的触觉反馈。

样品的大小将取决于探针的表面积和探针激活的持续时间。一般来说，激活时间越长，样本量越大。大多数冷冻时间在 4～7s，组织样本大小

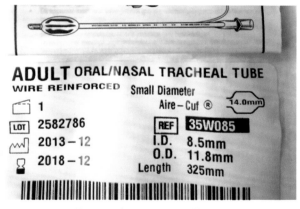

▲ 图 5-6　螺纹加强型气管插管
一根内径为 8.5mm 的气管插管

范围很广（9～64.2mm）[7]。

在进行第一次活组织检查之前，一个经常被遗忘但很重要的步骤是测试探头产生 5mm 冰球所需的时间（图 5-8）。因为气缸中气体（CO_2 或 N_2O）的压力直接影响尖端探头冻结的速度，满 CO_2 罐在 3～4s 形成大冰球的情况并不少见。如果在这种情况下探头冻结时间长达 7s，则可能会获得比预期大得多的标本，从而增加并发症的风险。

4. 冷冻探针到胸膜的距离

一旦患者安全气道建立，预防性球囊封堵器就位，透视 C 臂就位，冷冻探针通过支气管镜的操作通道前进，进入目标肺段，并在透视引导下接近胸膜边缘。探头和胸膜之间的最佳距离对于安全性和诊断率都至关重要，因为距离胸膜 <1cm 的样本会显著增加气胸率，接近 30%[19, 23, 24]。将冷冻探头调整到距离胸膜 2cm 以内具有额外对小气道进行取样的优势，并可能在诊断缩窄性细支气管炎方面取得良好的成功率[25]。目前推荐的冷冻探针的最佳距离是距胸膜 1cm。尽可能采用侧向气道，以协助将探头准确定位到胸膜。在直接透视引导下，冷冻探针应前进直到感觉到阻力（考虑与胸膜接触）。一旦到达胸膜的边缘，探头缩回 1cm，这可以根据冷冻探头金属尖端的长度进行估算，该长度为 1cm（图 5-9）。

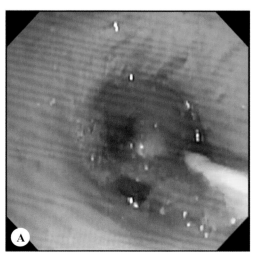

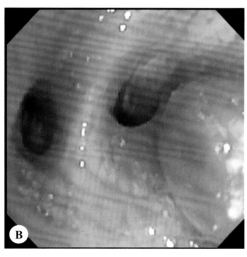

◀ 图 5-7　活检后立即充气的预防性支气管封堵装置
A. 在右下叶进行活检后立即完全充气的支气管封堵装置。B. 一旦支气管镜在气道中重新定位，球囊就会放气，可以进行仔细检查；如果需要，可以进行抽吸、内镜填塞、给予血管收缩药或立即重新充气球囊以控制出血

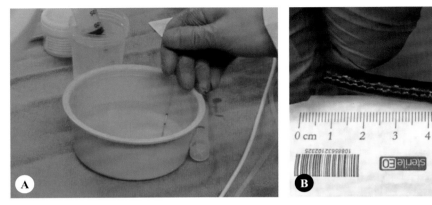
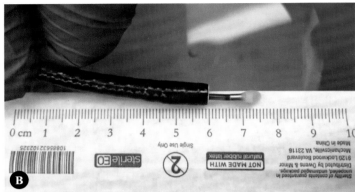

▲ 图 5-8 测试冻结冷冻探针

A. 测试冻结冷冻探针；B. 冻结球的大小应约为 5mm，冷冻时间因达到此尺寸而异

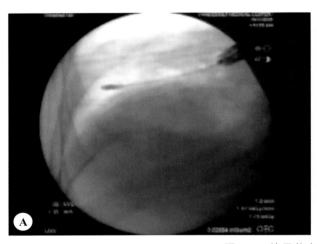
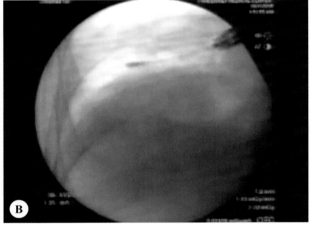

▲ 图 5-9 使用荧光透视法定位冷冻探针

A. 冷冻探针被推进，直到到达胸膜边缘；B. 探头从胸膜边缘拉回 1cm，这是根据冷冻探针的金属尖端长度为 1cm 来估计的，这是进行活组织检查的位置

5. 活检的位置和数量

活组织检查的位置因患者而异，取决于疾病的位置和程度，以及冷冻探针推进和球囊封堵器位置等技术因素。建议从两个不同的部位进行活检：同一肺叶内的不同部分或同侧别的不同肺叶。这与电视辅助胸腔镜手术（VATS）-SLB 技术相似[26]。它还减少了误诊的机会，因为在不同的肺叶中可能会看到两种不同的组织学诊断[27, 28]。应该记住，如果选择了两个不同的活检部位，则气胸的风险可能会增加。每个肺段或肺叶的活检数量没有标准化，通常取决于操作者。但是，建议进行 3~5 次活检[8]。

6. 标本的处理和采集

TBCB 样本应小心处理，以防止挤压伪影并影像识别。一旦进行了活组织检查并将示波器从气道中整体移除，将附有样品的冷冻探针放入盐水中。然后将活检组织从盐水中轻轻移出并放入福尔马林中（图 5-10）。然后，应将活检包埋并固定到石蜡中，以最大化载玻片上的表面积。

（二）硬性气管镜的检查方法

一般来说，前面详述的可弯曲支气管镜检查方法的每个组成部分的原则与硬性支气管镜检查相同，除了一些与通气和气囊封堵器相关的细节。硬性支气管镜检查方法的潜在优势包括在严

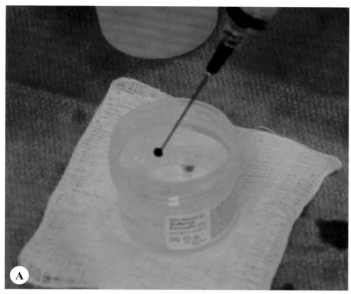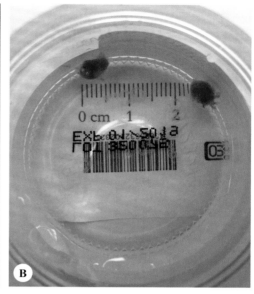

▲ 图 5-10　冷冻活检标本的采集

A. 用钝尖针头和注射器将冷冻活检标本从盐水容器转移到福尔马林；B. 新获得的冷冻活检标本

重出血时可以通过一个较大的通气腔，使得治疗性的支气管镜和管内支气管封堵装置能够抽吸和通过。

1. 麻醉、通气和气道

采用硬性支气管镜检查方法，患者应按照标准操作流程进行插管。Sanders 的喷射通气在文献中最常被报道，因为它允许开放式的系统并允许快速进出气道，这对该步骤至关重要。镇静是通过 TIVA 和给予麻醉药实现的。重要的是留出足够的呼气时间，以防止正压力过高，从而增加气胸的风险。如果可能，也应在两次呼吸之间进行活检，以降低这种风险。如果常规通气与硬性支气管镜配合使用，则适用与可弯曲支气管镜相同的通气原理。

2. 使用预防性球囊封堵装置和止血预防

硬性支气管镜检查仍然需要预防性球囊封堵装置。支气管内球囊封堵可以通过硬性支气管镜的内腔并放置在靠近待靶段的位置活检。活检后测试充气和球囊充气的操作步骤与前面详述的相同。

3. 进行活检

冷冻探针经过精确的冷冻时间测试，以获得

5mm 的冰球。然后将冷冻探针推进通过治疗性可弯曲支气管镜的内腔。然后将可弯曲镜通过硬性支气管镜推进到要进行活检的部位。冷冻活检在荧光镜引导下进行，带有冷冻探针和标本的可弯曲部分通过硬性支气管镜整体取出。标本在盐水中从冷冻探针中分离出来，然后转移到福尔马林中。然后将可弯曲支气管镜穿过硬性支气管镜，立即放在充气的气囊前面，然后将气囊放气并观察出血迹象。之后可以通过抽吸、灵活的内镜填塞来控制出血，如果再次出血则重新充气球囊来控制出血。

三、并发症

冷冻活检的安全性一直是一个有争议的问题，在某些情况下特别是操作流程不规范会使并发症发生率很高。随着指南的引入强调标准化技术是提高安全性的关键要素，这应该不会成为操作流程的障碍。

总体而言，约 25% 的病例发生并发症，最常见的是出血和气胸（表 5-2）[29]。TBCB 预计会出现一定程度的出血，并且缺乏统一的出血严重程度评分，执行该过程的差异以及所用冷冻探针大小的差异使其在确定其精确发生率和相关危险因

表 5-2　经支气管冷冻活检的并发症	
并发症	概　率
中度出血	9%[a]
严重出血	1%[a]
气胸	9.4%
IPF 恶化	0.3%
长期漏气	0.3%
一过性呼吸衰竭	0.7%
癫痫发作	0.7%
纵隔气肿	报告 1 例
空洞性脓肿	报告 3 例
支气管裂伤	报告 1 例
死亡	0.5%

a. 高度可变且取决于所使用的出血分类；一项 Meta 分析发现中度和重度出血的发生率为 14%[29]

IPF. 特发性肺纤维化

素方面存在问题。9%～14% 的受试者发生中等量出血，定义为使用支气管内封堵装置或给予冰盐水可控制的出血；严重出血（血流动力学受损、入住 ICU、手术干预或主动填塞干预）的发生率为 1%[9, 29]。由于相邻支气管的尺寸不同，在其交界区域进行活检时感觉更可能发生严重动脉出血。然而，从实际的角度来看，根据活检的肺叶和肺段，以及 C 臂与胸腔的方向，可能很难确定冷冻探针在二维（2D）透视 C 臂上反映出胸腔中的确切位置。

9% 的患者会发生气胸。该比率似乎与采集的样本数量、探针与胸膜的接近程度、使用 1.9mm 或 2.4mm 冷冻探针、组织病理学上的 UIP 模式、HRCT 上的纤维化网状结构，以及活检是位于上叶还是下叶等相关联。2.4mm 探头、多个活检部位和下肺叶活检与较高的气胸率相关[23]。在这些情况下（70%）放置胸管很常见。

潜在间质性肺病（interstitial lung disease，ILD）的恶化发生在 0.3% 的 TBCB 中，且在因 ILD 恶化而住院的个体中可能更为普遍[13, 24]。这一比率仍然低于 SLB（3%）。

据报道，总体手术死亡率一直低于 1%，主要是集中在 0.3%～0.5%[5, 29-32]。30 天和 90 天死亡率可能接近 2.0%，高危人群是那些住院和（或）在活检前病情恶化、严重的术中出血和 DLCO 低于 35% 的患者[13]。如果选择得当，死亡率应该会降低。

罕见的并发症包括空洞性脓肿、纵隔气肿、支气管撕裂伤和癫痫发作[24, 33-35]。

四、证据

（一）经支气管冷冻活检的总体诊断率

各研究之间的诊断阳性率为 44%～90%，且取决于诊断是否通过组织病理学或 MDD 确认[23, 36]。一般来说，汇总的阳性诊断率为 72%[29]。MDD 的贡献不能当考虑来自 MDD 的介入时（如 44%～68%），明确诊断可能会提高多达 24%[36]。这很关键，因为 MDD（具有所有临床、影像学和病理学数据）仍存在诊断的金标准和组织病理学诊断（并不少见）可能与最终 MDD 诊断不同的情况。

（二）经支气管冷冻活检与经支气管活检

传统的 TBBx 与 SLB 的组织病理学一致性差，诊断率相对较低（36%）DPLD[1, 37-39]。在唯一一项比较 TBCB 和 TBBx 的随机试验中，TBCB 组的组织病理学诊断多于 TBBx 组（74.4% vs. 34.1%，$P < 0.001$）[14]。因此，不推荐在 IPF 的诊断中使用 TBBx[1]。使用 TBCB 的组织标本明显更大（平均面积大小为 $14.7 \pm 11mm^2$ vs. $3.3 \pm 4.1mm^2$，$P < 0.001$）。文献中一致报道了这种带有 TBCB 的较大样本尺寸（图 5-1）。

（三）经支气管冷冻活检与 SLB

迄今为止比较 TBCB 和 SLB 的最佳数据来自一项对 65 名患者的研究，这些患者被 MDD 认为需要组织样本，并且在相同麻醉期间接受了两个不同肺叶的 TBCB，然后对同一肺叶进行 VATS-SLB 活检[4]。三位病理学家对标本的采集均不知情，并以非连续的方式随机分析（共 130 张载玻片）。然后，他们由一位医学博士专家讨论，所有成员都不知道活检的类型。他们报道了 TBCB 和 SLB 之间 70.8% 的指南细化模式的原始组织病理学一致性（$k=0.7$，95%CI 0.55～0.86）。对于最终的 MDD 诊断，两种方法之间的原始一致性为 76.9%（$k=0.62$，95%CI 0.47～0.78）。对于那些被 MDD 分类为高度可信或明确诊断的患者，60%（39/65）是 TBCB，74%（48/65）是 SLB（$P=0.09$）。使用 MDD 作为黄金标准，TBCB 和 SLB 分别有 74%（48/65）和 77%（50/65）的诊断从低可信度变为高可信度 / 明确（$P=0.55$），并且主要是通过从无法分类的诊断变为更具体的诊断。有趣的是，TBCB 和 SLB 都无法在 12% 的病例中提供额外的诊断说明。这些结果提供了令人信服的证据，表明将 TBCB 数据添加到 ILD 专家妥协的 MDD 中提供了与 SLB 一样有用的信息，并且假设操作的安全性和性能可以标准化，使 TBCB 成为有吸引力且合理的一线活检评估 ILD 的技术。

五、未来展望

虽然 TBCB 有望作为诊断 DPLD 的非手术替代方法，但问题仍然存在。该操作的安全性仍然是一个问题，并且每个中心内部和跨中心之间缺乏程序标准化仍然是指南声明希望解决的问题。最佳患者的选择、探头大小、活检的肺段和肺叶数量、REBUS 的使用和培训能力也仍然是活跃的研究领域。还不清楚基因组测试将在 UIP/IPF 的诊断算法中扮演什么角色，以及它与活检标本的衔接。需要开展冷冻活检登记系统来跟踪这些操作的结果，并向医疗中心、支气管镜医师、机构和公众提供质量和安全反馈。与此同时，肺部介入科医生制订机构操作流程协议以确保最大的诊断率和安全性是明智的。

六、总结

TBCB 是诊断 DPLD 的一种相对较新的活检技术。它提供了有用的组织病理学信息，可以将这些信息纳入 MDD 讨论中，从而对确定的诊断结果产生积极影响。TBCB 的诊断贡献优于 TBBx，并且与 SLB 相比更好。因此，它仍是 DPLD 患者的良好初步诊断操作方法。TBCB 的安全性一直存在争议，其中严重出血是最受关注的问题。随着强调常规使用全身麻醉、ETT 或硬性支气管镜检查、荧光检查和预防性球囊封堵装置指南声明的制订，安全性有望提高。

参考文献

[1] Raghu G, Remy-Jardin M, Myers JL, et al. Diagnosis of idiopathic pulmonary fibrosis. An Official ATS/ERS/ JRS/ALAT Clinical Practice Guideline. *Am J Respir Crit Care Med.* 2018;198(5):e44–e68. https://doi.org/10.1164/ rccm.201807–1255ST.

[2] Hutchinson JP, Fogarty AW, McKeever TM, Hubbard RB. In-hospital mortality after surgical lung biopsy for interstitial lung disease in the United States. 2000 to 2011. *Am J Respir Crit Care Med.* 2016;193(10):1161–1167. https:// doi.org/10.1164/rccm.201508–1632OC.

[3] Han Q, Luo Q, Xie JX, et al. Diagnostic yield and postoperative mortality associated with surgical lung biopsy for evaluation of interstitial lung diseases: A systematic review and meta-analysis. *J Thorac Cardiovasc Surg.* 2015;149(5):1394–1401. https://doi. org/10.1016/j. jtcvs.2014.12.057. e1.

[4] Troy LK, Grainge C, Corte T, et al. Cryobiopsy versus open lung biopsy in the diagnosis of interstitial lung disease (COLDICE): Protocol of a multicentre study. *BMJ Open Respir Res.* 2019;6(1):e000443. https://

doi. org/10.1136/bmjresp-2019–000443.

[5] Iftikhar IH, Alghothani L, Sardi A, Berkowitz D, Musani AI. Transbronchial lung cryobiopsy and video-assisted thoracoscopic lung biopsy in the diagnosis of diffuse parenchymal lung disease. A meta-analysis of diagnostic test accuracy. *Ann Am Thorac Soc.* 2017;14(7):1197–1211. https://doi.org/10.1513/AnnalsATS.201701–086SR.

[6] Raghu G, Remy-Jardin M, Ryerson CJ, et al. Diagnosis of hypersensitivity pneumonitis in adults. An official ATS/ JRS/ ALAT Clinical Practice Guideline. *Am J Respir Crit Care Med.* 2020;202(3):e36–e69. https://doi.org/10.1164/ rccm.202005–2032ST.

[7] Lentz RJ, Argento AC, Colby TV, Rickman OB, Maldonado F. Transbronchial cryobiopsy for diffuse parenchymal lung disease: A state-of-the-art review of procedural techniques, current evidence, and future challenges. *J Thorac Dis.* 2017;9(7):2186–2203. https:// doi.org/10.21037/jtd.2017.06.96.

[8] Hetzel J, Maldonado F, Ravaglia C, et al. Transbronchial cryobiopsies

for the diagnosis of diffuse parenchymal lung diseases: Expert statement from the Cryobiopsy Working Group on Safety and Utility and a Call for Standardization of the Procedure. *Respiration*. 2018;95(3):188–200. https://doi.org/10.1159/000484055.

[9] Maldonado F, Danoff SK, Wells AU, et al. Transbronchial cryobiopsy for the diagnosis of interstitial lung diseases: CHEST guideline and Expert Panel Report. *Chest*. 2020;157(4):1030–1042. https://doi.org/10.1016/j. chest.2019.10.048.

[10] Fujimoto K, Taniguchi H, Johkoh T, et al. Acute exacerbation of idiopathic pulmonary fibrosis: High-resolution CT scores predict mortality. *Eur Radiol*. 2012;22(1):83–92. https://doi.org/10.1007/s00330–011–2211–6.

[11] Latsi PI, du Bois RM, Nicholson AG, et al. Fibrotic idiopathic interstitial pneumonia: The prognostic value of longitudinal functional trends. *Am J Respir Crit Care Med*. 2003;168(5):531–537. https://doi.org/10.1164/rccm. 200210–1245OC.

[12] Cooley J, Balestra R, Aragaki-Nakahodo AA, et al. Safety of performing transbronchial lung cryobiopsy on hospitalized patients with interstitial lung disease. *Respir Med*. 2018;140:71–76. https://doi.org/10.1016/j. rmed.2018.05.019.

[13] Pannu J, Roller LJ, Maldonado F, Lentz RJ, Chen H, Rickman OB. Transbronchial cryobiopsy for diffuse parenchymal lung disease: 30– and 90–day mortality. *Eur Respir J*. 2019;54(4):1900337. https://doi.org/ 10.1183/13993003.00337–2019.

[14] Pajares V, Puzo C, Castillo D, et al. Diagnostic yield of transbronchial cryobiopsy in interstitial lung disease: A randomized trial. *Respirology*. 2014;19(6):900–906. https://doi.org/10.1111/resp.12322.

[15] Galiè N, Humbert M, Vachiery JL, et al. 2015 ESC/ ERS Guidelines for the Diagnosis and Treatment of Pulmonary Hypertension. *Rev Esp Cardiol (Engl Ed)*. 2016;69(2):177. https://doi.org/10.1016/j.rec.2016.01.002.

[16] Andersen C, Søren M, Ole H, et al. NT-proBNP< 95 ng/l can exclude pulmonary hypertension on echocardiography at diagnostic workup in patients with interstitial lung disease. *Eur. Clin. Respir. J*. 2016;3(1):32027.

[17] Khan I, Bellinger C, Lamb C, Chin R, Conforti J. Bronchoscopy in uremic patients. *Clin Pulm Med*. 2010;17(3):146–148.

[18] Hohberger LA, DePew ZS, Utz JP, Edell ES, Maldonado F. Utilizing an endobronchial blocker and a flexible bronchoscope for transbronchial cryobiopsies in diffuse parenchymal lung disease. *Respiration*. 2014;88(6):521–522.

[19] Casoni GL, Tomassetti S, Cavazza A, et al. Transbronchial lung cryobiopsy in the diagnosis of fibrotic interstitial lung diseases. *PLoS One*. 2014;9(2):e86716. https://doi.org/10.1371/journal.pone.0086716.

[20] DiBardino DM, Haas AR, Lanfranco AR, Litzky LA, Sterman D, Bessich JL. High complication rate after introduction of transbronchial cryobiopsy into clinical practice at an Academic Medical Center. *Ann Am Thorac Soc*. 2017;14(6):851–857. https://doi.org/10.1513/AnnalsATS. 201610–829OC.

[21] Berim IG, Saeed AI, Awab A, Highley A, Colanta A, Chaudry F. Radial probe ultrasound-guided cryobiopsy. *J Bronchology Interv Pulmonol*. 2017;24(2):170–173. https://doi.org/10.1097/lbr.0000000000000368.

[22] Pannu J.K., Roller L.J., Lentz R.J., et al. Cryobiopsy with radial ultrasound guidance (CYRUS): a pilot randomized controlled study. J Bronchology Interv Pulmonol. 2021;28(1):21–28.

[23] Ravaglia C, Wells AU, Tomassetti S, et al. Diagnostic yield and risk/benefit analysis of trans-bronchial lung cryobiopsy in diffuse parenchymal lung diseases: A large cohort of 699 patients. *BMC Pulm Med*. 2019;19(1):16. https://doi.org/10.1186/s12890–019–0780–3.

[24] Ravaglia C, Bonifazi M, Wells AU, et al. Safety and diagnostic yield of transbronchial lung cryobiopsy in diffuse parenchymal lung diseases:

A comparative study versus video-assisted thoracoscopic lung biopsy and a systematic review of the literature. *Respiration*. 2016;91(3): 215–227. https://doi.org/10.1159/000444089.

[25] Lentz RJ, Fessel JP, Johnson JE, Maldonado F, Miller RF, Rickman OB. Transbronchial cryobiopsy can diagnose constrictive bronchiolitis in veterans of recent conflicts in the Middle East. *Am J Respir Crit Care Med*. 2016;193(7): 806–808. https://doi.org/10.1164/rccm.201509–1724LE.

[26] Raj R, Raparia K, Lynch DA, Brown KK. Surgical lung biopsy for interstitial lung diseases. *Chest*. 2017;151(5):1131–1140. https://doi.org/10.1016/j. chest.2016.06.019.

[27] Flaherty KR, Travis WD, Colby TV, et al. Histopathologic variability in usual and nonspecific interstitial pneumonias. *Am J Respir Crit Care Med*. 2001;164(9):1722–1727. https://doi.org/10.1164/ajrccm.164.9.2103074.

[28] Monaghan H, Wells AU, Colby TV, du Bois RM, Hansell DM, Nicholson AG. Prognostic implications of histologic patterns in multiple surgical lung biopsies from patients with idiopathic interstitial pneumonias. *Chest*. 2004;125(2):522–526. https://doi.org/10.1378/chest.125.2.522.

[29] Sethi J, Ali MS, Mohananey D, Nanchal R, Maldonado F, Musani A. Are transbronchial cryobiopsies ready for prime time? A systematic review and meta-analysis. *J Bronchology Interv Pulmonol*. 2019;26(1):22–32. https:// doi.org/10.1097/lbr.0000000000000519.

[30] Sharp C, McCabe M, Adamali H, Medford AR. Use of transbronchial cryobiopsy in the diagnosis of interstitial lung disease-a systematic review and cost analysis. *QJM*. 2017;110(4):207–214. https://doi.org/10.1093/qjmed/ hcw142.

[31] Dhooria S, Sehgal IS, Aggarwal AN, Behera D, Agarwal R. Diagnostic yield and safety of cryoprobe transbronchial lung biopsy in diffuse parenchymal lung diseases: Systematic review and meta-analysis. *Respir Care*. 2016;61(5):700–712. https://doi.org/10.4187/respcare. 04488.

[32] Johannson KA, Marcoux VS, Ronksley PE, Ryerson CJ. Diagnostic yield and complications of transbronchial lung cryobiopsy for interstitial lung disease. A systematic review and metaanalysis. *Ann Am Thorac Soc*. 2016;13(10):1828–1838. https://doi.org/10.1513/AnnalsATS. 201606–461SR.

[33] Skalski JH, Kern RM, Midthun DE, Edell ES, Maldonado F. Pulmonary abscess as a complication of transbronchial lung cryobiopsy. *J Bronchology Interv Pulmonol*. 2016;23(1):63–66. https://doi.org/10.1097/ lbr.0000000000000182.

[34] Barisione E, Bianchi R, Fiocca R, Salio M. Pneumomediastinum after transbronchial cryobiopsy. *Monaldi Arch Chest Dis*. 2018;88(2):909. https://doi.org/10.4081/monaldi. 2018.909.

[35] Machado D, Vaz D, Neves S, Campainha S. Bronchial laceration as a complication of transbronchial lung cryobiopsy. *Arch Bronconeumol*. 2018;54(6):348–350. https://doi.org/10.1016/j.arbres.2018.01.027.

[36] Lentz RJ, Taylor TM, Kropski JA, et al. Utility of flexible bronchoscopic cryobiopsy for diagnosis of diffuse parenchymal lung diseases. *J Bronchology Interv Pulmonol*. 2018;25(2):88–96. https:// doi.org/10.1097/ lbr.0000000000000401.

[37] Tomassetti S, Cavazza A, Colby TV, et al. Transbronchial biopsy is useful in predicting UIP pattern. *Respir Res*. 2012;13(1):96. https://doi.org/10.1186/1465–9921–13–96.

[38] Berbescu EA, Katzenstein AL, Snow JL, Zisman DA. Transbronchial biopsy in usual interstitial pneumonia. *Chest*. 2006;129(5):1126–1131. https://doi.org/10.1378/ chest.129.5.1126.

[39] Sheth JS, Belperio JA, Fishbein MC, et al. Utility of transbronchial vs surgical lung biopsy in the diagnosis of suspected fibrotic interstitial lung disease. *Chest*. 2017;151(2):389–399. https://doi.org/10.1016/j.che st.2016.09.028.

第6章 硬性支气管镜术
Rigid Bronchoscopy

Coral X. Giovacchini　Kamran Mahmood　著
张培龙　译

一、背景

在处理复杂气道疾病患者时，尤其是治疗相关适应证，硬性支气管镜这一技术再度兴起[1]。硬性支气管镜的诞生与成熟归功于德国耳鼻咽喉科医师 Gustav Killian，他改装了食管镜用于评估气管和主支气管[2, 3]，并在 1897 年首次完成了记录在案的气道异物（一个猪肉骨碎片）的清除[4]。自那时起，支气管镜技术的发展和可屈性支气管镜技术的进步使支气管镜成为普通肺科医师的主流。然而，本章将介绍几个硬性支气管镜术的独有适应证及技术。

二、适应证

通过支气管镜评估气道有两个主要目的：诊断评估和治疗干预。尽管在可屈性气管镜方面已经有了许多技术进步和许多适合使用的仪器，但硬性气管镜仍然是治疗干预的首选工具，因为它同时为呼吸和其他仪器提供了一个管道[3, 5, 6]。具体来说，硬性支气管镜检查的主要适应证是对良性和恶性中心气道阻塞（CAO）的治疗干预，包括实施冷冻治疗、热消融治疗、支架置入、异物取出、大咯血处理、大组织活检诊断等技术（框6-1）。硬性支气管镜一般与可屈性支气管镜联合使用，令其不论在较大的中心气道或是较小的远端气道均可进行治疗干预。

框 6-1　硬性支气管镜的适应证

恶性中心气道阻塞的治疗
- 清创术
- 硬性气管镜核心减容术
- 钳除减容术
- 微型清创器
- 热消融疗法
- 氩等离子体凝固术
- 电灼法
- 激光疗法
- 冷冻治疗 / 冷冻清创
- 置入支架，特别是硅酮支架

良性中心气道阻塞的治疗
- 直接和球囊扩张气道
- 热消融治疗或冷冻治疗
- 支架置入，特别是硅酮支架

复杂异物的取出

大量咯血的处理
- 直接进行组织填塞
- 气道隔离法

大块组织活检

三、术前规划

（一）患者评估

在评估患者症状进行硬性支气管镜检查时，彻底且详细的病史检查与体检都是最为重要的，以筛查适应证，计划手术，评估并减轻风险。接受硬性支气管镜检查的患者可能存在严重的心肺并发症，如果不仔细考虑，这些并发症会对手术结果产生不利影响[3]。考虑到硬性支气管镜推荐在全身麻醉的情况下施行，患者在被决定施行此手术前需要进行标准的术前心肺评估并根据临床情况优化[3, 6]。在手术前可能进行的基本实验检查有完整的血液计数、化学和凝血研究。体检时，应特别注意以下上气道检查参数（框6-2）。

- 口腔和 Mallampati 评分。
- 张口度。
- 甲颏间距。
- 颈部活动度。
- 牙齿及义齿。

张口受限、颈部活动受限或高 Mallampati 评分提醒手术者使用硬性支气管镜插管时可能将更具挑战性。需要检查患者有没有松的牙齿，并且

框6-2　术前上呼吸道评估

改良的 Mallampati 评分法（通过询问患者评分，最好是坐姿，在不发声的情况下张开嘴巴并尽可能伸出舌头）

- 第1类：软腭、悬雍垂、咽门、腭咽弓可见
- 第2类：软腭、悬雍垂、咽口可见
- 第3类：软腭，悬雍垂基部可见
- 第4类：仅硬腭可见

张口度（切牙之间的距离）

- 正常：3指或3指以上
- 窄：少于3指

甲颏间距（在伸头闭口的情况下测量甲状腺切迹到下颌尖的距离）

- 正常：相等或大于3指宽
- 受限：窄于3指宽

颈部活动范围

- 正常（＞90°）
- 受限（＜90°）

牙齿状况

- 完整
- 先天性缺失
- 后天缺失／松动
- 龅牙（上门牙突出／上下牙结合时，上门牙从下门牙突出＞0.5cm）

移除每个假牙或其他可移除的牙部装置。另外，所有考虑进行硬性支气管术的患者都需要检查颈部活动度；包括灵活度，延展度及水平旋转程度。原因在于进行初级硬性支气管镜插入，次级硬性支气管镜向左右主支气管延伸时，分别需要颈部的过度延伸以及头部的水平旋转来移动到合适的位置。完成这些检查只需要让患者将下巴触及胸部，然后抬起下巴尽量伸展颈背部，最后将下巴回到中立位，将头旋转90°，朝向每个肩膀。若患者表现出严重的颈部活动受限，或者怀疑颈椎不稳，如类风湿关节炎或颈椎外伤，应避免硬性支气管镜检查，转而采用替代技术。如果患者的检查涉及更高风险的插管，这些问题以及可能的气道管理和插管的替代计划应该在手术前与麻醉师讨论。

（二）设备

硬性气管镜是一个再简单不过却用途广泛的工具，从20世纪初被最初设计出来时起，其基本设计上没有发生太大变化[2, 3]。尽管硬性支气管镜的生产厂家较多，但硬性支气管镜的3个基本组成部分是一致的，包括镜管、多功能头连接器、硬性镜、光源和（或）摄像头（框6-3）。大量额外的工具和附件已被开发出来，在手术时可以在硬性支气管镜的工作通道内工作。

- 镜管：镜管一般分为长和短两个长度（图6-1和图6-2）。虽然气管镜是简单地插入至远端气管，长硬性支气管镜可以再对右或左主管插管，并在镜管的远端开窗，以便在手术过程中对侧肺呼吸。对于一般成人使用时，硬性支气管镜的外径通常为7～14mm，壁厚为1～2mm。由于生产厂家的不同，长度通常为33～43cm[3, 5]。一些公司对镜管的尺寸进行颜色标记，使得手术者基本检查更轻松地区分尺寸。镜管本质上是一个具有斜尖末端的中空金属管，有助于插管时移开舌头和会厌，以及在声带之间创造一个无创通

框6-3 硬性支气管镜检查设备

硬性镜管
- 根据指征选择不同的尺寸和长度

多功能头连接器

固定镜头

光源和摄像头

牙齿保护

辅助工具
- 硬性或可弯曲抽吸导管
- 硬性钳
- 支架放置器
- 气道支架
- 冷冻探针
- 电凝器
- 氩等离子体凝固术
- 微型清创器

呼吸设备
- 传统或喷射呼吸机
- 气道填充纱布
- 硬性支气管镜硅胶帽
- 自充气囊阀门面罩人工呼吸

道。此外，斜尖末端本身可用于支气管内中心气道肿瘤的取芯。硬性镜管的近端可以连接到多功能头，其使呼吸管道、仪器的通过并且支持光源和视频光学的使用。旋转合适尺寸的镜管是至关重要的，不同尺寸的镜管适用于不同的需求和仪器，对于单个案例可能需要多个尺寸的镜管。例如，在严重气管狭窄的处理过程中，考虑到最初需要确保气道的安全，较小的镜管可能是必要的；然而，如果计划置入硅酮支架，后期将需要更大的镜管。

- 多功能头连接器：多功能头是一个小的、单独的部件，附着在镜管的近端，通常容纳多个端口（图6-1和图6-2）。侧端口可以在连接一个标准的呼吸机或自充气的呼吸袋的同时，支持多种工具通过主工作通道。大多数

连接头都包括一个用于连接喷射呼吸机的额外端口[6]。有机硅帽可以附着在连接头的近端，以尽量减少系统中的泄漏，并有工具和光源通过的端口。

- 光源和摄像头：现代大多数的硬性支气管镜使用硬性的长望远镜，并将相机头贴在近端，图像会显示在视频监视器上（图6-1和图6-2）。近期开发了几种集成的硬性支气管镜，已经将光学元件提前嵌入在硬性支气管镜管远端。此外在操作过程中，图像可由许多图像工具来替代完成，包括可屈性支气管镜、直视光学镊等。

- 其他工具和附件：许多额外的工具和附件已经被开发出来在硬性支气管镜内工作，以协助手术；包括硬性镊子、扩张器、抓握器、剪刀、吸引导管、支架和支架展开器等，还有许多难以被手术者想象的工具（图6-3）。所有用于预先辅助的设备，包括冷冻治疗、热疗和支架等都在手术时可用。我们建议这些设备中包含一个可弯曲支气管镜，作为手术过程中对硬性支气管镜的补充。应当在麻醉诱导前准备并组装所有必要的设备，再开始手术，这将使这场手术得到优化，不论是手术者还是患者（框6-3）。

四、手术人员与设备

因为硬性支气管镜检查需要在配备适当的手术人员、麻醉支持和最大限度监测能力的内镜配套充分的条件下进行，绝大多数硬性支气管镜检查都是在手术室进行的，因为这可以最大限度地控制手术、人员配置和适当地处理任何并发症[7]。硬性支气管镜手术过程的人员应包括支气管镜操作者，一名麻醉医生或认证的麻醉护士，在硬性支气管镜检查过程中对气道进行舒适管理的注册护士麻醉师，以及1名受过训练，充分了解硬性支气管镜设备、工具、配件和手术操作的支气管镜助理。

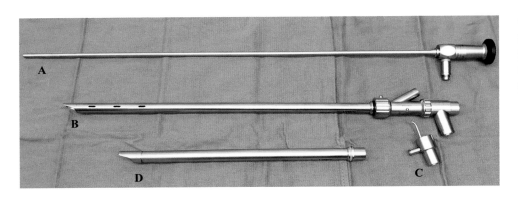

◀ 图 6-1 固定镜头（A）、头侧连接器有侧开窗孔的硬性支气管镜（B）、呼吸机连接器（C）、硬性气管镜（D）

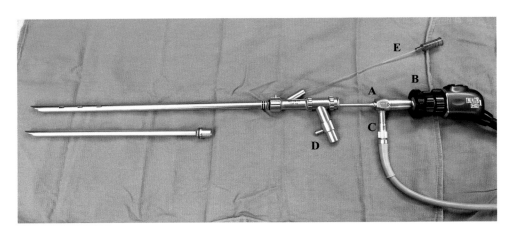

◀ 图 6-2 与固定镜头（A）连接的摄像头（B）、插入硬性支气管镜的光源（C）、呼吸机连接器（D）、添加在硬性支气管镜上的抽吸导管（E）

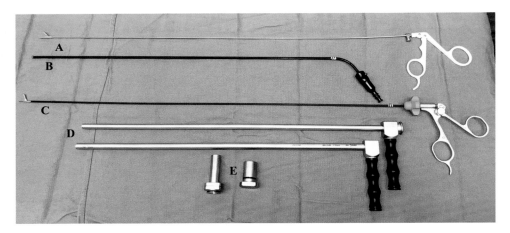

◀ 图 6-3 硬性支气管镜检查过程中使用的仪器
硬性钳（A）、硬性电灼器（B）、具有可旋转的硬性钳（C）、有机硅支架放置器（D）、硅酮支架式装载机（E）

除人员配置外，手术应设置包括能为手术中使用的支气管镜摄像头的合适的图像显示器，以及用于监测患者相关生命体征的实时数据，包括血压、心率和外周脉搏血氧饱和度。

五、麻醉与呼吸

（一）麻醉

由于硬性支气管镜的本质是极度开放系统，即使使用硅酮树脂封闭的系统也会发生显著的漏气，因此在手术过程中首选全静脉麻醉（TIVA）镇静，应当避免使用挥发性气体麻醉[6]。我们建议支气管镜手术者在麻醉诱导时就在手术室内，且在术前和术中与麻醉医生保持良好沟通，这是至关重要的。患者对硬性支气管镜插管的耐受要求最大限度地镇静；然而，加入短效的神经肌肉阻断剂可能会优化硬性插管的条件，并允许考虑更周全的麻醉方法和更低剂量的短效催眠药物[6]。此外，在接受硬性支气管镜检查的 CAO 患者的大型数据库中，与深度或适度镇静相比，全身麻醉有较低的并发症发生率[8]。由于大多数硬性支气管镜操作可在 60～90min 完成，因此在接受硬性支气管镜检查的患者中，应考虑使用快速起效和可逆的药物。

（二）常规呼吸

硬性支气管镜检查时的呼吸可以通过常规呼吸或喷射呼吸等多种方法完成，各有优缺点。

常规呼吸方式包括辅助自主呼吸或麻醉师控制呼吸。在辅助自主呼吸期间，需要由麻醉师小心地进行剂量滴定维持镇静水平，以保证患者持续的自主呼吸。同时在手术过程中，麻醉医师也需要通过硬性支气管镜侧口根据需要，提供氧气并辅助呼吸[6]。尽管这种方法是有效的，但它需要麻醉医生的高度参与，并且应该避免神经肌肉阻滞，这可能会导致硬性支气管镜插管和手术本身因气道运动而更加困难。可控制的常规呼吸可以通过像气管导管一样使用硬性支气管，将呼吸机侧口连接到常规呼吸机或自充气式呼吸袋上进行手动呼吸。虽然这种方法可以使用已经安置在手术室的设备，但因为系统泄漏，它仍可能具有挑战性的。可以通过封住患者的口鼻，以及用硅胶帽封住硬性支气管镜的近端等方法克服系统泄漏。但哪怕进行最彻底的封装，由于无套囊的硬性支气管镜，该系统中经常发生泄漏；因此，补充氧、持续潮气量和气道压力的测量和输送可能是不准确的[6]。一些操作者尝试将硬性支气管镜与一个小气管导管一起通过，以便在上气管中添加一个小的套囊，并减少系统泄漏。重要的是，在任何常规呼吸策略中，呼吸过程中胸部提升可视化和脉搏血氧饱和度监测都是必不可少的。

（三）喷射呼吸

喷射呼吸通过手动或自动系统，提供了传统呼吸策略的替代选择，并允许气道回路在整个硬性支气管镜手术过程中保持开放，同时提供足够的呼吸。在这种模式下，高压氧气被输送到气道。由于系统是开放的，室内空气由于 Venturi 效应也被卷吸入气管内。在高频喷射呼吸（high-frequency jet ventilation，HFJV）时，潮气量会下降到死腔体积以下。此时腔内气体将不是整体流动，而是以层流、直接肺泡呼吸、纵向弥散、摆动呼吸再通过肺泡毛细血管膜附近的分子扩散的方式完成呼吸[6, 9]。在手动和自动喷射呼吸技术中，操作者将呼吸机连接到硬性支气管镜侧端口之一，通常通过 luer-lock 机制，确定呼吸频率、呼吸机驱动压力、吸气时间和补充 FiO_2[6]。支气管镜手术者和麻醉医生都应该熟悉，每个喷射呼吸机不同的制造商推荐频率设置范围（图 6-4）。手动喷射呼吸需要以每分钟 8～10 次的频率间断地手动触发高压氧气输送，以便在适当的时间间隔内进行充分的被动呼气。使用手动喷射呼吸时必须注意患者胸廓抬高和反冲。另外，自动喷射呼吸机提供每分钟 60～150 次的呼吸频率。HFJV 的初始设置为驱动压力 15～25psi、吸气分数 30%～40% 和 FiO_2 为 1。吸气分数为吸气时间除吸气和呼气次数之和。可以通过提高驱动压力和吸气分数来增加氧合分数。提高驱动压力和吸气分数也可以促进去除 CO_2。在自动喷射呼吸期间，由于呼吸的快速

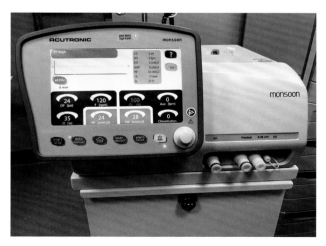

▲ 图 6-4　自动喷射呼吸机（Acutronic Monsoon Jet Ventilator, Acutronic Medical Systems AG, Hirzel, Switzerland）

性，患者胸廓抬高可能不可见；因此，通过将手放在患者的胸部的运动来检测。自动喷射呼吸机的具有在整个病例中持续的高频呼吸和被动呼气，使麻醉师能够在病例期间专注于患者管理的其他方面。与传统呼吸方式相比，两种喷射呼吸方式均可减少膈肌位移，降低平均气道压和气道峰压，从而提高硬性支气管镜操作时的气道稳定性，并可能缩短操作时间[10]。然而，潜在的缺点包括在喷射呼吸期间获得的低潮气量将会导致血液中碳酸含量过高。由于开放系统，呼气末 CO_2 分压并没有被可靠测定，团队可以选择连续监测动脉血气来评估气体交换的充分性。可以通过保证足够的呼气时间和增加驱动压力，或者不降低呼吸频率，来处理血液中碳酸含量过高[6]。其他缺点包括由于低潮气量和喷射呼吸时的低平均气道压力而导致的肺不张。特定的患者群体，包括那些具有、肺生理功能受限、不顺应性胸壁和肥胖的患者，通过高频喷射策略进行呼吸可能充满挑战。可能必须通过增加气道压力和呼吸频率的方法来为这些患者提供足够的氧合分数[6]。肥胖患者也可调整为反向 Trendelenburg 体位，通过推动膈肌和腹部向下协助减轻胸部运动需要克服的重量。然而，在一些具有困难的情况下，可能仍需要间断地人工进行大潮气量的呼吸。在硬性支气管镜检查之前，程序员和麻醉医生应该讨论所有关于呼吸策略和可能的备用设施的问题，以确保患者的安全和手术的成功。

六、手术技术

（一）手术步骤

通常在插管前，所有患者应在麻醉诱导前用 100% 的氧气预充氧。一旦达到所需的镇静水平，吸出所有口咽部分泌物，并在上牙上方放置一个牙齿保护罩。可以使用的护齿装置有多种，包括塑料护口器、泡沫橡胶护口器或纱布垫。

合适的患者体位对硬性支气管镜插管成功至关重要。将患者仰卧位平躺，通过让手术床头下

降的方式小心过度伸展颈部。患者头部应始终保持支撑，对准后不要离开床面（图 6-5A）。每个个体患者会有稍微不同的身体结构，需要稍微不同的操作来实现最佳定位。

硬性支气管镜插管可以通过多种技术实现：直接插管、喉镜辅助插管、已放置的气管导管辅助插管或通过气管切开插管：

- 直接插管：最常见的方法是直接插管，通常是在放置于硬性支气管镜管内的固定镜头辅助下完成。硬性支气管镜的放置绝不应盲目超前。利用该技术，操作者直接站在卧位患者床头后方。组装好的硬性支气管镜应在支气管镜手术者的惯用手上以斜面向上夹持，同时支撑镜管内的固定镜头，以避免任何不必要的运动，保持光学的适当取向，并使硬性支气管镜管的远端边缘整体可见。非惯用手用于撑开患者口腔，保护上下唇及牙齿（图 6-5B）。特别是非惯用手的拇指应放置在上齿上方，作为插管时来自硬性支气管镜的额外屏障。然后将硬性支气管镜以 90° 垂直床面导入患者口腔内，保持硬性管斜面在前位（图 6-5B 和 C）。将硬性支气管镜沿上气道推进，跟随舌正中沟和悬雍垂，注意保持气道内的中线位置。随着硬性支气管镜的推进，操作者将硬性支气管镜的角度缓慢下降，使其与床面几乎平行，用非惯用手的拇指作为硬性支气管镜管的支点压力点，注意保持对上牙的保护。通过舌的悬雍垂和舌根后，会厌就会进入视野。应使用硬性支气管镜的斜面轻轻提起会厌，使支气管镜镜管沿气道推进时滑行，注意避免对咽部后壁造成创伤。一旦会厌抬高，可以看到声带。结合观察声带的情况，在硬性气管镜推进的同时将硬性气管镜筒的斜面旋转 90°，使硬性气管镜的斜面能够通过与声带平行的气道，最大限度地减少创伤。由于镜管穿过声带，操作者在通过气道推进硬性支气管镜的同时应注意咽鼓管的

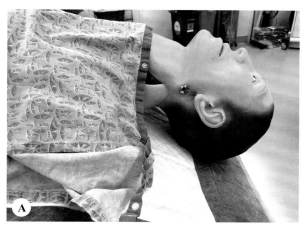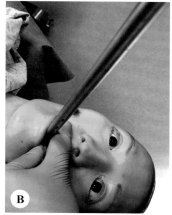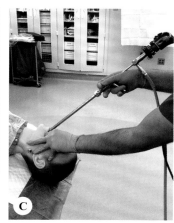

▲ 图 6-5　硬性支气管镜插管

A. 颈部最大伸展；B. 口唇和上牙由非优势手拇指保护，同时手指将舌头移动远离支气管镜；C. 支气管镜由主导手握持并推进进入气道

位置，避免对咽鼓管造成任何损伤，因为硬性支气管镜枪管的斜面边缘在这个位置很容易造成切割边缘的损伤。一旦安全绕过声带和杓状软骨，手术者应将气管镜镜管再旋转90°，使气管镜的斜面向后旋转到气管后膜的另一侧。应注意将支气管镜推进至中间，避免与气道壁接触。支气管镜手术者在连接近端头端连接器侧端口至选择的呼吸方式之前，应确保硬性支气管镜管的远端侧呼吸端口在气道内联通良好。最终，通过将硬性镜管定位在气管中远段，在插管完成时应可以轻松完成合适的定位。在上部气管肿块限制远端硬性支气管镜呼吸口进行合适定位的情况下，支气管镜手术者应使用较短镜管的硬性气管镜，以便在气道内进行较高的静止定位。

- 喉镜辅助插管：有些操作者可能用喉镜获取声带视图，以辅助硬性支气管镜插管。当硬性支气管镜直接插管难以获得适当的声带视图时，可以使用这种方法。对于喉镜辅助硬性气管镜插管，患者以同样的定位和方式准备直接插管；然而，喉镜（无论是直的还是弯曲的）应提前放置在口腔中线以获取声带的视野。然后将硬性支气管镜引入气道，使患者稍侧卧位以直接插管至喉镜。应注意保持硬性支气

管镜尽可能居中，避免任何气道壁损伤，插管过程中应时刻保持直视硬性镜管远端边缘。硬性支气管镜通过声带后就可取出喉镜，操作者在硬性支气管镜推进至声门下间隙时的图像依靠硬性望远镜（rigid telescope）显示。

- 已放置的气管导管辅助插管：如果患者已经有放置好的气管导管，就可用于引导硬性支气管镜。操作时，应将硬性支气管镜推进至会厌上方，并获得声带的清晰视野。一旦看见声带，就可以在图像下放套囊气并移除气管导管，而硬性支气管镜则用直接插管描述的方法通过声带进入气管。在这种情况下，硬性支气管镜代替气管导管成为维持气道的主要管道（图 6-6）。

- 气管切开插管：通过已经存在的气管切开术辅助硬性气管镜插管是一种相当简单的改良插管技术。在这种方案里，支气管镜手术者站在患者头部的一侧，以方便从侧向接近气道。气管造口可局部应用利多卡因，以尽量减少经硬性支气管镜操作后的任何术后疼痛。然后与直接插管相同，将硬性支气管镜以90°通过造口，斜面保持在前位。由于造口到气管后壁的距离较短，操作者应准备迅速降低硬性气管镜管的角度，使其向平

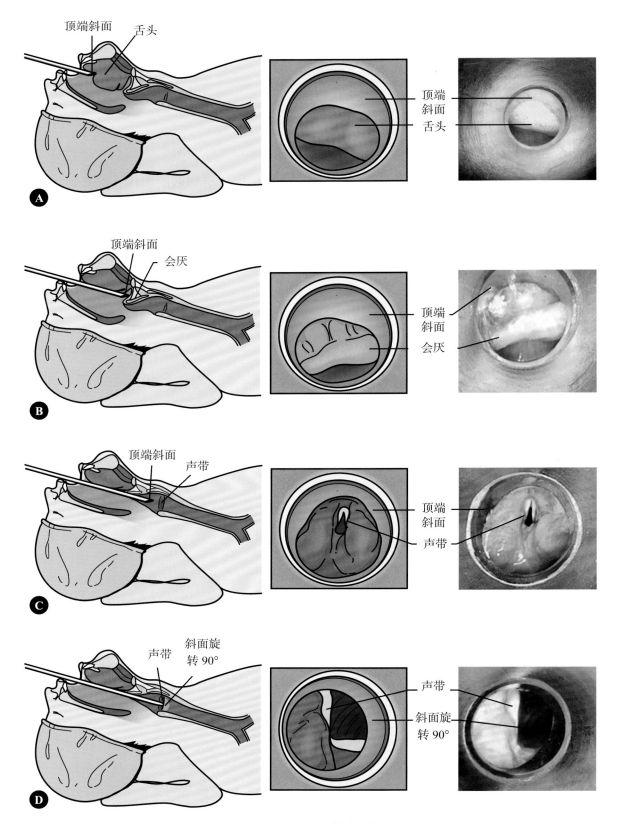

▲ 图 6-6 硬性支气管镜插管步骤

A. 硬性支气管镜顶端斜面抬高舌头；B. 会厌进入视野；C. 声带进入视野；D. 斜面旋转 90° 以便通过声带引入支气管镜

行位置过渡，注意保持硬性气管镜管整个远端部分可见，避免插管时与气管后腔接触。气管插管后，斜面就可旋转到气管后膜的另一侧。

一旦插管成功，气管套管远端位于气管中下段，近端头端连接选择的呼吸方式，就可根据需要将硬性支气管镜推进至气管支气管树中央下方。由于硬性支气管镜并不灵活，并且受到沿气道运动限制，无法进入更远端的肺叶支气管；然而通过一些运动引导，硬性支气管镜可以进入右主支气管、左主支气管和中间支气管。对于右侧主干道插管，应将患者头部向左转，使气管与右侧主干道的对线变直。同样，将患者的头部向右旋转，允许硬性支气管镜穿越左主支气管。无论硬性支气管镜推进方向如何，支气管镜手术者均应始终清晰直视硬性支气管镜远端，避免其与气道壁接触。当硬性支气管镜检查时，失去直视与适当的方向将导致镜与气道壁的接触，这会导致严重的气道损伤并可能发生穿孔。

（二）辅助步骤

正如所讨论的，硬性支气管镜可以作为许多其他在手术过程中可能需要的常见工具仪器的管道，包括但不限于可弯曲支气管镜、冷冻治疗、电灼、氩等离子体凝固（argon plasma coagulation，APC）、激光、微碎屑器和气道支架防止等。这些治疗模式在其他章节中有深入的讨论。

七、注意事项

（一）禁忌证

硬性支气管镜检查的绝对禁忌证极少；与任何手术一样，在考虑硬性支气管镜检查之前，手术应该熟悉这些禁忌证。绝对禁忌证包括面部不稳定骨折、面部发育畸形、喉部疾病或上气道阻塞导致无法通过硬性器械、颈椎不稳伴外伤或类风湿关节炎、颈椎融合前、严重颈椎病或其他颈部活动受限导致颈部过伸不能进行适当定位并成功插管[1, 6]。

（二）其他禁忌证

由于硬性支气管镜检查通常用于治疗，患者往往比较脆弱，因此应谨慎权衡该手术的目标和可能的好处与风险。在对患者进行手术之前，在预测成功治疗结果时也应考虑到硬性支气管镜和麻醉可能造成的呼吸衰竭。与其他支气管镜检查一样，其他心血管风险、凝血功能障碍等都应考虑。

八、并发症

硬性支气管镜检查过程中的并发症相对较少，根据系列报道，通常为 3.9%～13.4%[5, 8]；然而，在包括插管在内的手术过程中，作为病例期间辅助程序的功能和（或）在围术期设置中，这些可能随时发生。接受硬性支气管镜检查的患者总死亡率＜1%[5, 8]，使用适度镇静而非全身麻醉会增加并发症风险，美国麻醉医师协会（American Society of Anesthesiologists，ASA）分类评分为＞3 分，且需要再次进行支气管镜检查[8]。合适的患者筛选、团队培训和硬性支气管镜专业知识的增长对于减轻这些并发症至关重要。

硬性支气管镜术后最常见的并发症是咽喉疼痛，但可出现更严重的并发症。具体来说，插管过程中的技术不足或在操作前对牙齿、口腔和上呼吸道的评估不足、在通过上呼吸道时不采取适当的防护会导致唇、牙齿（包括脱臼）和口咽黏膜的损伤。此外，横穿喉部时可发生喉水肿及杓状软骨和声带的损伤。颈椎重度狭窄、颈椎不稳甚至严重骨质疏松活动受限的患者，可因颈部过伸而出现颈椎损伤和瘫痪。在硬性支气管镜导航过程中，气道壁的撕裂和穿孔随时可能发生，操作者在操作或推进硬性支气管镜时，应始终直视枪管的远端和斜面端以降低这种风险。气道撕裂可导致气胸、纵隔气肿和支气管血管瘘。在治疗手术中，支气管镜手术者应小心支气管痉挛、气道出血、气道创伤，以及使用辅助操作和工具时可能遇到的任何额外的特定并发症的可能性。最后，支气管镜手术者应意识到与麻醉医生共享气道管理的必要性。硬性支气管镜检查时极易发生血液中氧气含量低或 CO_2 含量过高，应及时处理。在手术过程中，支气管镜手术者需要与麻醉医生之间随时进行充分的沟通，以确保适当的策略性气道管理，最大限度地减少全身麻醉下手术的任何风险，包括呼吸衰竭、心肌梗死、脑血管意外，甚至死亡。

九、证据

（一）良性和恶性中央气道梗阻

我们预先评估了 53 名接受硬性支气管镜治疗的恶性和良性 CAO 患者[7]。所有手术均采用可屈性支气管镜辅助。根据基础疾病过程的需要，可以进行气道扩容、热消融治疗、球囊扩张和气道支架置入。治疗性支气管镜手术改善了肺功能、呼吸困难和生活质量。83% 的患者气道通畅，气道去阻成功的恶性气道阻塞患者存活时间较长。支气管镜引发的并发症很少，包括气道撕裂、气胸和一过性低氧血症。Ong 及其同事也报道了类似的经验，他们发现，在恶性患者中接受治疗性支气管镜手术的 CAO 患者，主要使用硬性和可弯曲支气管镜，呼吸困难和生活质量都有长期改善[11]。虽然可弯曲支气管镜可用于放置各种支架，但没有硬性支气管镜，硅酮支架就无法放置[12]。

（二）处理大量咯血

在处理大咯血时，硬性支气管镜有许多优势[13]。它可以直接插到对出血来源的肺主支气管，同时对侧肺用硬镜管的侧孔呼吸。亦可借助其使用各种方式在气道内控制出血，包括可弯曲支气管镜、大吸痰导管、热消融、支气管内封堵器等。

（三）异物移除

异物取出是硬性支气管镜手术的第一适应证[2]，可显著降低异物吸入的死亡率。然而，随着 20 世纪 70 年代可弯曲支气管镜的问世，目前大多数异物通过可弯曲支气管镜取出[14]。但硬性支气管镜可为异物取出提供更大的导管，同时维持气道和呼吸。它已被用作可弯曲支气管镜手术失败时的抢救手术[15]。

十、硬性支气管镜检查培训

正规的硬性支气管镜培训一般仅限于介入肺科和胸外科培训项目。硬性支气管镜的经验仅在约 4.4% 的普通肺科培训项目中提供，因为可弯曲支气管镜已在很大程度上取代硬性支气管镜成为普通呼吸病学家的首选工具[5]。包括美国胸科学会（American Thoracic Society，ATS）、欧洲呼吸学会（European Respiratory Society，ERS）、美国胸科医师学会（American College of Chest Physicians，ACCP）发布了关于推荐培训的指南，并建议了手术者获得和保持进行硬性支气管镜检查能力的最低手术数量。2002 年 ATS/ERS 联合声明指出，所有进行硬性支气管镜手术的手术者都需具有在可弯曲支气管镜和气管插管方面的丰富经验，并在独立实践前的培训环境中进行至少 20 次硬性支气管镜手术，此后每年至少有 10～15 次硬性支气管镜手术，以保持操作能力。同样，ACCP 也认同这些指南对于硬性支气管镜技能学习的最低要求，但进一步强调了在硬性支气管镜实践过程中持续培训、终身学习、持续定期重新评估技能和改进的重要性[16]。因此，对手术能力的培训和评估的建议已经从简单的基于数字的门槛转向对技能熟练度评估。RIGID-TASC，是单独考察实习生进行硬性支气管镜插管和气道导航的工具，用满分为 100 分的 23 项清单将操作者分为新手、中级和专家三个水平，在评估手术者的手术技能和能力时极具有效性和可靠性[17]。RIGID-TASC 可用于硬性支气管镜操作技能的初始评估和持续定期评估。此外，纳入基于模拟的培训和技能评估也可以提供更好的学习效果和额外的硬性支气管镜技能，并被推荐作为多模态培训计划的一部分[1, 5, 16, 18]。

十一、总结

在训练有素的介入肺科医生或胸外科医生的手中，硬性支气管镜仍然是必不可少的工具，它能保持安全的气道和有效的呼吸，同时允许将多个硬性和可弯曲的仪器引入气道，以适应治疗的需要。众多辅助技术在与硬性支气管镜联合使用时得到优化，包括冷冻治疗、热疗和支架置入。在进行硬性支气管镜手术前，手术者应确保合适的患者评估，优化并发症，与麻醉支持团队保持良好的沟通，并获得和保持安全有效地进行硬性支气管镜手术所需的技能和能力。

致谢：感谢 Hope Johnson 和 Wendy Curry 对数据的帮助。

参 考 文 献

[1] Bolliger CT, Mathur PN, Beamis JF, et al. ERS/ATS statement on interventional pulmonology. European Respiratory Society/American Thoracic Society. *Eur Respir J*. 2002;19(2):356–373.

[2] Panchabhai TS, Mehta AC. Historical perspectives of bronchoscopy. Connecting the dots. *Ann Am Thorac Soc*. 2015;12(5):631–641.

[3] Dutau H, Vandemoortele T, Breen DP. Rigid bronchoscopy. *Clin Chest Med*. 2013;34(3):427–435.

[4] Prowse SJ, Makura Z. Gustav Killian: beyond his dehiscence. *J Laryngol Otol*. 2012;126(11):1164–1168.

[5] Alraiyes AH, Machuzak MS. Rigid bronchoscopy. *Semin Respir Crit Care Med*. 2014;35(6):671–680.

[6] Pathak V, Welsby I, Mahmood K, Wahidi M, MacIntyre N, Shofer S. Ventilation and anesthetic approaches for rigid bronchoscopy. *Ann Am Thorac Soc*. 2014;11(4): 628–634.

[7] Mahmood K, Wahidi MM, Thomas S, et al. Therapeutic bronchoscopy improves spirometry, quality of life, and survival in central airway obstruction. *Respiration*. 2015;89(5):404–413.

[8] Ost DE, Ernst A, Grosu HB, et al. Complications following therapeutic bronchoscopy for malignant central airway obstruction: results of the AQuIRE Registry. *Chest*. 2015;148(2):450–471.

[9] Sklar MC, Fan E, Goligher EC. High-frequency oscillatory ventilation in adults with ARDS: past, present, and future. *Chest*. 2017;152(6):1306–1317.

[10] Pawlowski J. Anesthetic considerations for interventional pulmonary procedures. *Curr Opin Anaesthesiol*. 2013;26(1):6–12.

[11] Ong P, Grosu HB, Debiane L, et al. Long-term quality- adjusted survival following therapeutic bronchoscopy for malignant central airway obstruction. *Thorax*. 2019;74(2):141–156.

[12] Dumon JF. A dedicated tracheobronchial stent. *Chest*. 1990;97(2):328–332.

[13] Davidson K, Shojaee S. Managing massive hemoptysis. *Chest*. 2020;157(1):77–88.

[14] Hewlett JC, Rickman OB, Lentz RJ, Prakash UB, Maldonado F. Foreign body aspiration in adult airways: therapeutic approach. *J Thorac Dis*. 2017;9(9):3398–3409.

[15] Limper AH, Prakash UB. Tracheobronchial foreign bodies in adults. *Ann Intern Med*. 1990;112(8):604–609.

[16] Ernst A, Wahidi MM, Read CA, et al. Adult bronchoscopy training: current state and suggestions for the future: CHEST Expert Panel Report. *Chest*. 2015;148(2):321–332.

[17] Mahmood K, Wahidi MM, Osann KE, et al. Development of a tool to assess basic competency in the performance of rigid bronchoscopy. *Ann Am Thorac Soc*. 2016;13(4):502–511.

[18] Kennedy CC, Maldonado F, Cook DA. Simulation-based bronchoscopy training: systematic review and meta-analysis. *Chest*. 2013;144(1):183–192.

第 7 章　机械清创术[①]
Mechanical Debridement

Russell Jason Miller　　Lakshmi Mudambi　著

刘　磊　译

气道机械清创术是使用工具手动清除良性或恶性阻塞性病变的方法。原则上，气管内或支气管内病变的机械性清创是非常复杂和复杂的中央气道阻塞处理方法中的一步（图 7-1）。在选择一种减压方法或方式时，必须考虑患者、病变和工具的特点。此外，如果没有充分的准备或获得所需的设备和技能来控制并发症，普通的支气管镜手术可能会有很大的风险。

机械性减瘤有两个主要优点。第一，其中一些工具（硬性管芯、硬性扩张器、微型削刨器）提供了快速清除肿瘤的能力。这在导致严重狭窄的病变中很重要，特别是在气管中。第二，所有这些工具都可以用于保持高流量氧气通气状况下的患者，而热能切割工具在高纯度氧环境下由于有火灾风险而禁用。尽管如此，重要的是要记住，在机械性减瘤之前对肿瘤进行凝血仍然是支气管内治疗干预的基本原则。

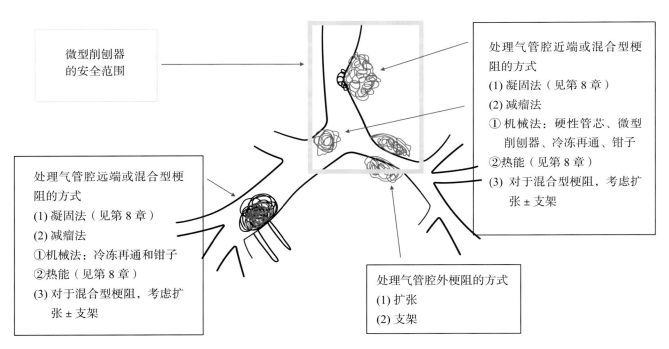

微型削刨器
的安全范围

处理气管腔近端或混合型梗阻的方式
(1) 凝固法（见第 8 章）
(2) 减瘤法
① 机械法：硬性管芯、微型削刨器、冷冻再通、钳子
② 热能（见第 8 章）
(3) 对于混合型梗阻，考虑扩张 ± 支架

处理气管腔远端或混合型梗阻的方式
(1) 凝固法（见第 8 章）
(2) 减瘤法
① 机械法：冷冻再通和钳子
② 热能（见第 8 章）
(3) 对于混合型梗阻，考虑扩张 ± 支架

处理气管腔外梗阻的方式
(1) 扩张
(2) 支架

▲ 图 7-1　处理中心型气管梗阻的方式
此图描述了处理中心型气管梗阻的方式，但它没有解释干预的指征（见第 8 章）

[①] 免责声明：本文仅代表原著者观点，并不一定反映美国海军、国防部、退伍军人事务部或美国政府的官方政策或立场。

一、硬性管芯

（一）仪器的作用

硬性管芯可用于支气管内腔阻塞的良性或恶性疾病的治疗。机械管芯与传统热能性的切除术相比较，用于切除支气管内梗阻性肿瘤有典型的优势。它的独特益处是在危及生命的阻塞情况下，当需要快速切除肿瘤以避免窒息，当没有足够的时间使用其他方式时。严重的危及生命的梗阻需要这种技术通常是明显的，但偶尔意外程度的梗阻和缺氧会在麻醉诱导和肌肉松弛后出现。因此，术者应该准备好快速运用这一项重要技能。

（二）设备详细信息

正如在本书其他部分所讨论的，硬性套管镜是一个远端为尖头斜面中空的金属管。硬性管芯是一种使用在硬性支气管镜或气管镜的在镜头远端对外生性气管内或支气管内肿瘤进行切除的技术。切除带有细窄蒂的外生性肿物是最有用的。它也可用于将宽基底的肿瘤分割切除。这种方法允许从气道切除肿瘤，但切除肿瘤需要使用其他设备。

（三）使用方法

在 0° 硬性支气管镜的直接观察下，将硬性套管镜的斜角尖端轻轻移动到病变的近端基部。剥离平面沿着病变与气道黏膜壁之间。将硬性套管镜轻轻穿过肿瘤的整个基底，同时沿解剖平面向肿瘤的远端施加压力。或者，硬性钳可用于稳定外生病变，在使用硬性套管镜在直接可视化下解剖它。使用管芯前需要预先设定气道轴，支气管镜应保持与气道纵轴平行，以避免意外气道穿孔。当剥离发生时，触觉反馈的使用对告知医生是有价值的，确保气道壁和气道软骨没有被破坏。当可视化受损时，确认气道的纵轴是有帮助的[1]。在使用管芯钻取过程中，使用直列大容量一次性吸引导管（硬性或可弯曲）非常有助于抽吸可能阻碍观察和收集分离肿瘤的血液。此外，在使用管芯钻取和切除肿瘤的过程中可能会有暂时性的阻塞加重情况发生，在钻取组织前尽可能多用抽吸以处理肿瘤周围的分泌物、碎片和黏液，这将改善观察效果和干预期间的呼吸储备。强烈建议在钻取组织之前使用热疗法来切断病变的血流，以减少出血的可能性。如果不可能断流或有大量出血，硬性支气管镜应稍微向前，覆盖基底部并使用棉球压迫至少 3min，然后评估切除基底部止血被控制的证据。

（四）缺陷

虽然该技术可用于中央气道肿瘤的减容，但在经验不足的操作人员中也是最危险的技术之一，尤其是在临床病情恶化，需要快速切除肿瘤或影响视野的活动性出血的情况下。虽然斜角尖端感觉较钝，但我们必须始终记住，当使用过度的力量或没有足够重视气道平面时，可能发生附带损伤，如黏膜撕裂、全层穿孔和对血管结构的灾难性损伤。

二、气道扩张（球囊／硬质扩张法）

（一）气道扩张设备的使用场景

气道扩张术既可用于良性狭窄，也可用于恶性的梗阻。医生可以通过气道球囊或系列的硬性支气管镜，以及插入式系列的锥形导管来完成。在恶性梗阻中，气道扩张的效果通常是暂时的，通常用于扩张气道，以便置入支架或其他减容器械通过。扩张术偶尔可单独用于恶性疾病，因为相当一部分患者可产生超过一过性的效果，一项研究显示了其短期获益，43% 的患者在扩张术后 7 天有持续缓解[2]。因此，当没有其他选择时，偶尔可以单独使用球囊扩张术来短暂缓解症状或帮助促进拔除气管插管。

对于继发于纤维化网状狭窄性病变的良性狭窄，扩张术可产生长期影响[3, 4]。然而，单纯球囊扩张通常对伴有软骨受累或炎症或钙化病变（如纤维性纵隔炎）的复杂狭窄无效[5]。提倡在扩张之前使用激光刀或电灼刀在狭窄蹼部形成放射状切口，通过减少不受控制的黏膜撕裂量，从而减少可能导致狭窄复发的局部损伤[6-8]。

在选择球囊扩张术和硬性支气管镜下扩张术时，通常首选球囊，因为球囊不会引起纵向剪切，而纵向剪切会增加黏膜损伤程度及纤维化和再狭窄的风险，因为球囊是在通过狭窄段插入后扩张的。相比之下，向前插入硬性支气管镜或探形扩张器时，纵向黏膜损伤是不可避免的[9]。硬质扩张法相对于球囊扩张法的一个优势是：硬性套管镜提供的触觉反馈有助于评估气道刚度和扩张阻力，当有经验的操作者使用时，可能降低穿孔的风险。硬质系统的另一个优点是用于呼吸储备非常低的气管阻塞患者，这类患者无法耐受在球囊扩张时出现的完全气道阻塞。在这种情况下，硬质扩张法允许在操作过程中持续通风[10]。相比之下，球囊扩张法需要30~60s的气道阻塞周期，同时球囊膨胀。Jackson扩张器是一种可通过气道阻塞部位连续插入以扩张气道腔的锥形探条。它们在很大程度上已被球囊扩张系统所取代，因为它们的工作原理相似，但在插入时需要硬性支气管镜检查，在插入时会遮挡远端视野，并且很难在远端气管中使用，因为硬性气管镜尖端在通过隆突时会向左或向右成角[10]。

（二）设备详细信息

扩张性支气管成形术球囊被设计成通过治疗性支气管镜的工作通道，由高压、低顺应性的可充气热塑性聚合物组成，当这些聚合物通过充满生理盐水或对比剂的压力调节水系统进行膨胀时，球囊均匀地膨胀到指定的直径。有各种一次性和可重复使用的充气装置[11]球囊可以是膨胀到一个特定直径的单相膨胀球囊，也可以是膨胀到多个不同直径的多相膨胀球囊，这取决于注入液体时所产生的特定压力。最初的气道扩张采用长5.5cm用于食管扩张的球囊，然而现在有专门为气道设计的较短的气球通常情况下，球囊可以通过导丝引导[12]，但通常只在少数情况下使用，即在没有

支气管镜引导的情况下使用透视进行球囊扩张。

血管切割球囊的工作原理与标准的扩张球囊相似。然而，它们有3~4个纵向的显微外科刀片，在扩张时产生切口，减少无法控制的黏膜撕裂。由于支气管镜损伤的高风险，切割球囊传统上只能在透视引导下放置在导丝上。这使得它们通常不适合用于支气管镜下扩张术。然而，这些球囊用于治疗气道阻塞的案例确实存在，并且切割球囊与其他扩张方法相比可能具有独特优势的情况很少[13, 14]。第一种情况适用于长段狭窄，或者存在无法安全使用电刀或激光进行黏膜切口的缺氧时，第二种情况适用于仅需使用小口径支气管镜的儿童，因为小口径支气管镜不允许插入切割器械。虽然在气道中很少使用，但切割球囊的作用可能会获得新的关注，因为支气管镜可通过现在广泛使用的一次性支气管镜进行。具有延展性、高容量、低压的血管乳胶Fogarty球囊在传统上被认为是快速闭塞出血性气道的紧急工具，但偶尔也有扩张的作用。我们将在本节进一步讨论这一作用。

连续置入逐渐增大尺寸的标准硬性支气管镜也是气道扩张的有效工具。然而，硬性膨胀的能力确实取决于所使用的硬质系统。已经不再生产的Jackson硬性支气管镜被认为是用于气道扩张的较理想方法，因为与现代硬性支气管镜相比，其尖端钝且更圆，可以更安全地通过梗阻[15]，系列硬质系统与可拆卸通用底座的模块化硬性支气管镜系统相比，底座与支气管镜筒融合的系统更实用：先插入一个大口径的气管镜，分离底部，然后插入直径较小但通气时间较长的硬性支气管镜，可以实现连续扩张，而不需要每次重新插管。

（三）使用方法

硬性支气管镜扩张术需要全身麻醉，而清醒镇静下球囊扩张术是主隆突远端病变的一种选择。部分患者在适度镇静下可耐受气管扩张；然而，由于窒息感可能会给患者带来相当大的痛苦，因

此通常需要全身麻醉并延长扩张时间。

如前所述，使用电灼刀或激光进行放射状切口均可减少不受控制的撕裂和纤维蛋白生成，从而降低术后再发生狭窄的可能性。电刀是一种可重复使用的器械，通过可弯曲支气管镜的工作通道使用。选择具有切割特性的激光（CO_2、钬：钇铝石榴石或二极管）是产生精确的放射状切口而不引发炎症反应或更深层次组织损伤的最佳选择[16]。3 个 1～2mm 的切口模仿奔驰的标志（12 点钟、4 点钟、8 点钟方向）沿狭窄桡动脉切开后[7]，通常行球囊支气管成形术。

对于球囊支气管成形术，选择球囊的大小取决于对狭窄气道大小的考虑，以及对与病变相邻的正常邻近气道的考虑。当球囊相对于狭窄较大时，其直径改善更大，但发生气道穿孔的风险也更高。应该从一个只轻微扩张气道的球囊开始进行小幅度的递增扩张。逐渐增大的球囊进行连续扩张，直至达到目标扩张。关于最佳膨胀时间和重复次数，文献有所不同，但通常 2～3 次膨胀，每个膨胀阶段的膨胀期为 30～90s 即可[7, 9, 10]。

气球和充气装置的准备规格因厂家而异，需要参考说明书及用户手册。每个气球上都有一个标签，将特定的测压压力与气球膨胀直径对应。润滑充气球囊的头端可以帮助器械通过可弯曲支气管镜的通道。充气前球囊必须完全脱离通道以防止球囊损坏。未充气的球囊应在狭窄段近端至少 0.5cm 处进入狭窄段，因为如果过近或过远，球囊很容易滑出位置。收缩的球囊与可弯曲支气管镜尖端相接，同时充气，可将球囊固定在狭窄处。通过对充满液体的球囊施加吸引，可以获得通过球囊的 360° 视图，这使操作者能够观察到气道撕裂的状态，及穿孔的可能性（图 7-2）。一旦完成扩张循环，可以放气使球囊并从工作通道中取出。反复置入会导致导管尖端强度降低，这可能导致无法再次置入球囊。对于部分允许多次通过的新型充气球囊来说，这就不再成为问题。

不经支气管镜观察的导丝引导球囊扩张术是

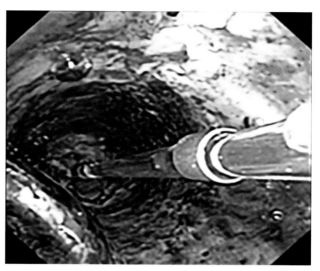

▲ 图 7-2　恶性梗阻的球囊扩张，通过球囊观察气道

直接经支气管镜观察球囊扩张术的替代方法，支气管镜观察球囊扩张术的方式与透视引导下插入自膨式金属支架的方式相似。这种方法可以考虑用于儿童或插管的较小气管导管无法容纳治疗性支气管镜的患者[17]。该技术的主要缺点是无法目视监测并发症，如即将发生气道破裂或出血的证据。由于高渗溶液可导致严重的支气管痉挛，因此球囊内应充满稀释至少 50% 的非离子型水溶性对比剂，如碘苯六醇[9, 18]。

Fogarty 球囊可作为标准球囊扩张术的有用辅助手段，特别是对于较小的气道。当较大、较硬的扩张球囊不能安全通过阻塞时，可以在充气前将柔软可延展的 Fogarty 导管伸过阻塞部位，然后以逆行方式撤出导管[19]。该技术可用于将梗阻性肿瘤压迫在气道壁上，或者用于取出碎片、血块或异物。将球囊导管充气至可见视野之外的主要风险是气道损伤或破裂；然而，柔软可延展的 Fogarty 球囊就不太可能发生这种情况。这种技术在锐角的节段气道中很有用，在锐角时，冷冻探针或钳等较硬的可弯曲器械会妨碍足够的范围屈曲以接触目标组织[9, 20]。

对于硬性支气管镜扩张，理想的做法是插入一个大的气管镜，并拆除总的底座，这样就可以连续插入较小的硬性支气管镜，而不需要反复重新插管。对于重度狭窄，在扩张的初始阶段有时需要使用新生儿/儿童支气管镜。硬性支气管镜通过扭转运动插入狭窄病变，类似于机械去除肿瘤时使用的苹果核运动。由于该技术可以维持通气，因此与球囊扩张术相比，球囊扩张术可以进行更长时间的扩张。

（四）缺陷

重要的是要考虑患者对扩张期间缺氧和通气不足的耐受能力，尤其是气管受累的情况下，或者对侧病变患者在主隆突外进行扩张时。除了不能耐受长时间的气管扩张外，自主呼吸患者在长时间的气管扩张后也有与负压性肺水肿相一致的症状[21]。理论上，当在狭窄处使用喷射通气时，尤其是在呼吸频率较高或近端端口意外阻塞时，可能会发生气压伤，导致气胸或纵隔气肿。如果患者能够耐受，在球囊扩张期间保持通气是合理的。为最大限度地减少意外呼气阻塞的风险，如果在扩张过程中通过硬性支气管镜进行器械置入，应避免同时插入多个器械。

扩张球囊过度充气可导致气道撕裂、出血和穿孔[9, 22]。重要的是通过充气的球囊密切监测气道黏膜，以确定是否有气道撕裂的迹象，并且使用温和的增量扩张，而不是立即扩张至最大或接近最大直径。意外过度充气的一个潜在来源与支气管镜医师和技术人员之间的沟通错误有关，因为将球囊膨胀到特定直径（毫米）所需的标准大气压（atm）在类似范围内下降。例如，一个气球可能可以在 8atm 充气到 12mm。如果技术人员将"充气至 12mm"的说明解释为标准大气压，则可能发生球囊破裂。闭环沟通可以帮助降低这一风险。

高度血管病变的侵袭性扩张、累及气道附近血管系统的混合型梗阻性肿瘤，或者黏膜脆弱或溃疡的肿瘤可导致显著出血。当狭窄部位以外的显影受损时，通常应避免球囊扩张，但即使在狭窄程度非常严重的情况下，使用球囊尖端进行非常温和的扩张也是安全的，以使远端显影。

三、硬性支气管钳

（一）仪器的作用

对于硬性支气管镜操作来说，硬性钳子是不可缺少的，也是最有用的器械。任何进行硬性支气管镜操作的人都必须具备使用钳子的能力。它们是从气道移除脱落组织、异物和支架的主要方式，但也在支气管内阻塞性病变的减体积中发挥重要作用。

（二）仪器的细节

硬性钳有几种不同的配置类似于可弯曲钳，包括杯状、短吻鳄状、尖锯齿状和卵圆钳。根据钳口是否打开，钳口大体可分为单动钳和双动钳（图 7-3）。典型的硬性钳以上下方向打开；然而我们可以使用允许旋转尖端的钳，而操作者将手保持在中立位置，以及向近端打开的向后抓取钳。虽然大多数钳柄是无棘轮的，允许自由打开和关闭，但也有棘轮钳，允许操作者自由松开手柄握把。坚硬的杯状钳尖端光滑，适合进行活检。它们对黏膜和周围正常组织造成的创伤很小。硬性鳄鱼钳有锋利的尖端和锯齿状牙齿，因此适合抓取大型肿瘤、异物和支架，以便通过硬性支气管镜取出[23]。硬性光学钳是与固定望远镜的通道相连的钳。它们也可以在几种配置中使用。

（三）使用方法

为了减瘤，需要将硬性支气管镜的斜角尖端移动到气道内肿瘤的近端。硬性钳在硬性支气管镜远端穿过，但与硬性镜平行，以便始终可见尖端。打开手术钳，通过将镜头和手术钳作为一个整体移动，抓住肿瘤碎片并在直视下切除。如果使用可视硬性钳，则在将钳插入硬性支气管镜之前，先将支气管镜插入通道并锁定在适当的位置。可视钳允许在抓取过程中直接观察；然而，它们的可操作性较差，不能通过更小的硬性支气管镜插入，并且不能接触到硬镜无法触及的超过一小段距离的组织。必须熟悉可视和非可视仪器。

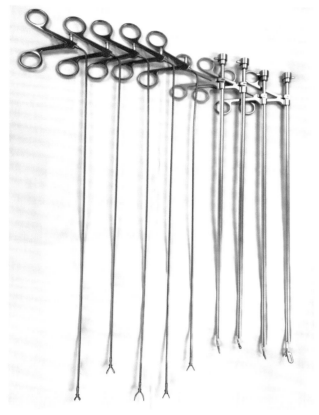

▲ 图 7-3　各式硬性钳

（四）缺陷

如果使用不当，这种硬性钳会导致黏膜撕裂和穿孔。当在密闭空间使用时，硬性钳通常可以通过比残余气道直径更大的径。当使用锋利的钳（如短吻鳄钳）进行这一操作时，可能会发生穿孔或黏膜撕裂。在这种情况下，使用单动作钳，钳口朝向管腔可以减少受伤的可能性。与已经讨论过的其他非热疗法一样，它没有凝血作用，通常应在热疗法的同时使用硬性钳。

四、可弯曲钳

（一）仪器的作用

可弯曲钳不是为减瘤而设计的，而是作为活检的工具。在减瘤手术中，可弯曲钳可在氩等离子体凝固术（argon plasma coagulation，APC）或激光等热治疗后清除碎片，但标准活检钳也可在小间隙（如中间支气管、肺叶或节段支气管）的

肿瘤减瘤中发挥作用。对出血倾向低的坏死性肿瘤也有效。在需要精确测量的领域，可弯曲钳也有帮助，如去除复发性肿瘤或金属支架附近的肉芽组织，较大且精度较低的硬性钳可能会损坏这些组织。

然而，由于新型大口径钳（设计用于通过治疗性支气管镜较大的 2.8mm 通道插入）或大钳（最大开口直径几乎是标准活检钳的 2 倍，可以通过最近重新引入的大通道治疗性支气管镜的 3.2mm 通道使用）的出现，可弯曲钳在减容中的作用可能在不久的将来会发挥更大的作用。没有关于大型和巨型可弯曲钳在肿瘤减容中的作用的数据，然而它们提供了一种相对快速的清除组织碎片的方法，并且可以作为中央较大肿瘤的有效工具，通过提供更大的可操作性来增强硬性钳的使用场景。这种方法可能有用的一个例子包括锐角处的肿瘤减容，如隆突叶远端，这很难用硬性工具进入。

使用绝缘单极电灼"热"钳（可以同时进行电凝和组织收集）在治疗性支气管镜检查中发挥的作用有限。使用电凝钳所需的物理和设备的详细信息可以在本书专门介绍热治疗装置的章节（见第 8 章）中找到。热活检钳可用于与标准冷活检钳类似的情况，用于清除更多的周围气道阻塞，对于出血倾向高的血管肿瘤可能更理想。此外，它们还可用于切除起源于柄（由于基底宽而不适合电凝圈套）的肿瘤，或者完全阻塞使圈套无法绕过病变[24]。显然，对于气管和主干的病变有其他更合适的治疗方法，但当位于成角的继发性隆突上方的广泛肿瘤出现时，如在右肺上叶或左肺上叶的开口处，热钳可能是一个有用的工具。

（二）仪器的细节

标准的可弯曲钳有各种尺寸和配置，包括鼠齿，杯状（光滑或有孔），针状和鳄鱼状配置。鳄鱼钳通常是机械减容首选的配置，因为挤压伪影对组织学的缺点不是一个问题。

用于支气管内活检和经支气管肺活检的最常用可弯曲钳可通过标准的 2.0mm 支气管镜工作通道插入，最大开口直径约为 5.0mm。目前美国可用的专用一次性大活检钳开口直径为 7.1mm，而可适应通过 3.2mm 大通道治疗性支气管镜使用的巨型胃肠钳开口最大直径为 8.8mm。虽然开口直径的差异似乎不大，但据报道，大钳和巨型钳的样本量分别是标准钳的 2 倍和 4 倍（图 7-4）[25, 26]。

（三）使用方法

如前所述，可弯曲钳很少是减容的主要方式，而是作为激光或 APC 等方法的辅助手段，以清除凝固的碎片。在实际应用中，当肿瘤位于内镜正前方时，该技术最适用，而当肿瘤位于气道壁时，使用硬性支气管镜的管腔刮除凝固性碎片的"烧刮法"比使用可弯曲钳更有效。

使用活检钳时，应尽量使活检钳紧贴病灶，以活检钳为单位推进范围，增加组织采集深度。闭合镊后应将镊和支气管镜作为一个整体回缩，直到组织与原发肿瘤脱离。这将使切除的组织块更大。这些碎片作为脱落的组织碎片在气道内释放，直到有多个脱落的组织碎片聚集，然后可以从气道内整块吸出，或者在支气管镜篮的辅助下取出。这种技术节省了时间，并允许操作者在取

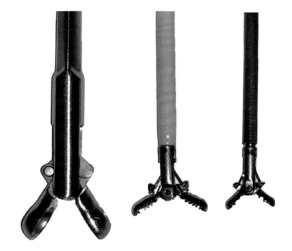

▲ 图 7-4　比较硬性活检钳（A）、大型活检钳（B）（**Boston Scientific Corp., Marlborough, MA, USA**），和标准活检钳（C）（**Olympus Corp., Shinjuku City, Tokyo, Japan**）

样后立即保持病变的原貌。

使用热钳，电灼的持续时间和使用的功率增加了组织效应的深度。极短的电凝时间（<1s），可能只会导致非常表面的电凝，因此不会显著影响出血倾向。长脉冲电灼可导致穿透深度过大和对气道壁的损伤。为避免损伤，脉宽通常不应超过 2s，并应小心避免与气道壁接触。由于凝血的目的是防止出血，而不是切割组织，所以软凝模式较为理想，最大功率不应超过 30W[27]。

（四）缺陷

可弯曲钳的主要缺点是去除的组织体积非常小。其他方法可以在更短的时间内提供更好的组织切除和出血控制。使用冷钳出血的风险并非微不足道。热钳可降低出血的风险，但在大多数情况下不如本书其他地方讨论的标准热疗法有效。

五、微型削刨器

（一）仪器的使用

微型削刨器是一种动力设备，最初由耳鼻咽喉科医师在鼻窦手术中用于清除组织和骨骼，但随着可通过硬性支气管镜使用的加长刀片的出现，它也成为良性和恶性中央气道病变的一种非常有用的减瘤设备。该装置结合了旋转刀片和相关的吸力，以粉碎和抽吸支气管内组织。与本章讨论的其他设备一样，它是冷切的，因此在高氧需求禁止使用热技术的情况下很有用。与其他非热技术相比，该设备的独特优势是其快速作用结合瞬时抽吸组织，从而消除了烦琐耗时的分离组织的分离步骤。这一特点使该装置非常适合于长气道内浸润性支气管内肿瘤的快速减瘤。

（二）仪器细节

该装置由一体化动力控制台吸引冲洗系统、硬质金属吸引导管末端的旋转切割刀片、手机和控制装置的脚踏组成。仪器配置的刀片尖端成 15°，头部配备了控制轮，可使切割尖端精确旋转 360°。

电源控制台用于提供抽吸，调节灌溉的流量，并设置叶片的转速。在美国唯一的市售支气管刀片直径为 4mm，长度为 45mm，具有锯齿状的切割尖端。更短的气道叶片可用于其他配置，并可与支撑喉镜一起用于声门下和近端气管病变。

（三）使用方法

电源控制台连接在手机上，手机连接在支气管刀片上。将硬性支气管镜倾斜的尖端移动到气道内肿瘤的近端。支气管刀片进入硬性支气管镜，仅在硬性镜的远端，以便始终能看到刀片。被切除组织的大小与刀片对肿瘤施加的压力成正比，与刀片的旋转速度成反比。因此，将刀片轻轻地贴在肿瘤表面，吸力将肿瘤吸进中空的金属吸力导管（图 7-5）。刀片对肿瘤施加的压力很小。脚踏板激活刀片旋转并去除肿瘤。该装置通过减容与抽吸相结合，在减容肿瘤的同时清除血液和碎片。这些叶片的推荐运行速度为每分钟 500～1200 转[28]。

（四）缺陷

微型削刨器也有其局限性。它非常坚硬，相对笨重，当通过光学望远镜旁的标准 12mm 直径的支气管镜插入时，就限制了移动。因此它实际上只适用于气管和近端主支气管的减容。与其他非热仪器一样，由于不能凝固肿瘤或烧灼出血，限制了其在血管肿瘤中的应用。微型削刨器最大的优点也是它最大的风险。在有限的时间内迅速将广泛的肿瘤颗粒化的能力使微型削刨器极为有用，然而，该装置不能区分正常组织和异常组织，也不能避免破坏气道平面。因此，在新手或分心的操作医师手中，很容易发生灾难性的并发症，如气道穿孔和大血管穿孔引起的大出血。

六、气道内冷冻切除及冷冻活检

（一）仪器的作用

冷冻探针可用于冷冻疗法，而冷冻疗法的反应延迟，不适用于重度气道阻塞，也不适用于支气管内或实质组织的冷冻活检。然而，我们将特

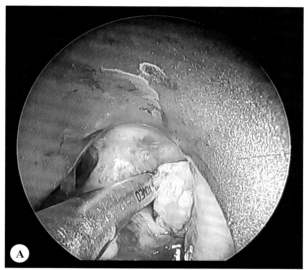

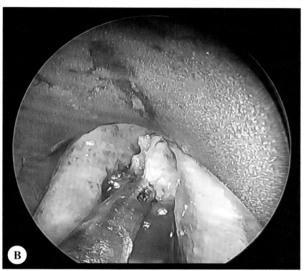

▲ 图 7-5　A. 微型削刨器刀片插入肿瘤附近；B. 使用吸引器将磨碎的肿瘤抽吸到导管尖端

别关注使用冷冻探针进行冷冻再通，也被称为冷冻减容。冷冻再通是通过冷冻探针冷冻靶组织，并用探针和支气管镜将冷冻组织整块收缩以开放气道。在难治性缺氧不允许降低辅助氧到使用热技术所需水平的情况下最有用。然而，即使在不禁止热疗法的情况下，冷冻切除也具有重要价值，因为冷冻切除使气管再通可以快速地减少大块组织的体积。

冷冻疗法的效果取决于组织内的水含量。肿瘤、黏膜和肉芽组织的含水量高，因此对冷冻敏感，而软骨和纤维化材料的含水量低，被认为是

抗冷冻的[29]。冷冻切除使气管再通的最佳靶点是粘连松散的外生型气道肿瘤。然而，冷冻再通并不是去除牢固黏附的肿瘤或肉芽组织的合适方法，因为该装置不会将病变与下方的正常气道分离，可能导致出血或气道破裂。

冷冻切除使气管再通术作为一种治疗梗阻性肿瘤的方法，只能由接受过大量技术培训并能处理相关并发症的医师实施。这与冷冻黏附不同，冷冻黏附是使用冷冻探针去除阻塞的血凝块、黏液栓和异物。冷冻黏附技术在重症监护 / 呼吸内科是一项有价值的技术，易于培训。

（二）仪器的细节

冷冻疗法的原理是基于焦耳 - 汤姆逊效应，当液体从高压区域流向低压区域时，温度的变化会导致热量的快速膨胀和消散，从而导致温度的快速下降和冻结。冷冻治疗过程使用一个专用的控制台和一个气瓶。使用传输线将控制台连接到冷冻探针，并使用脚踏启动通过探针的液体流动。压缩气体冷却剂通常是 NO_2 或 CO_2。当通过高压探头输送到尖端时，气体迅速膨胀，导致金属尖端处冷却至约 $-89℃$。当探针尖端与组织中的液体成分直接接触时，探针与组织之间就会发生冷冻黏附。可弯曲冷冻治疗探针长度为 90cm，有多种直径可供通过可弯曲支气管镜的工作通道插入[30]。硬性冷冻探针确实存在，但与操作性更强的可弯曲探针相比并无任何优势，并且可能在支气管镜操作中不再有一席之地。

（三）使用方法

当使用冷冻治疗探头进行减容时，探头的金属尖端应与病灶直接接触，并启动脚踏板，此时可见冰晶开始形成。通过用探针对肿瘤施加压力和延长冷却时间，组织粘连面积增加。此外，虽然软骨是抗冷冻的，但相关的正常气道黏膜是相当敏感的[31]。虽然获取大的组织碎片是可取的，但过度冷冻半径或与气道黏膜的意外直接接触增加了正常气道损伤和出血的风险。建议冷冻时间

缩短至 3～6s。为了防止气道损伤，用于分离组织的逆行力应该是恒定和温和的。如果遇到明显的阻力，应停止踏板的激活和回缩，并允许肿瘤分离，然后在不同的附着点重新尝试。在第一次出现组织粘连的迹象时轻微撤出探头，在完成踏板激活期之前将肿瘤轻轻从气道壁拉开，将减少与邻近正常气道黏膜粘连的可能性。一旦肿瘤脱落，应将其整块从气道中取出，使黏附的组织解冻并从探针中分离（图 7-6）。在这段时间内，无法观察到气道。将探针尖端浸入微波盐水中显著减少了取出标本和返回气道所需的时间。

（四）缺陷

对于单纯的外源性压迫和粘连性强的组织，应避免行冷冻再通术。当沿着无软骨的气管后壁切除肿瘤时应特别小心，以防止气道损伤或穿孔。对于血管密集的肿瘤，或者当肿瘤累及或侵犯目标气道附近的血管系统时，应谨慎使用或避免使用该技术，因为可能发生大出血[32]。在大多数非热机械减容工具中，理想的减容前使用激光或其他热疗法断流组织，但在使用冷冻探针时效果较差，因为使用热疗法会降低冷冻黏附所需的细胞内含水量。在适当的靶点选择下，残留瘤床的显著出血并不常见，然而常遇到缓慢渗血[33]。在这个过程中，应该有一个适当的计划来处理出血。APC 和激光对渗血有帮助，但如果由于不能耐受低氧血症而正在进行冷冻再通，则不能使用。肾上腺素、局部使用氨甲环酸（TXA）和冷盐水可作为控制出血的辅助手段，并且应与 Fogarty 球囊或支气管内阻滞器一起备用，以便在主隆突远端发生出血时保护对侧肺。一个常见的误解是，由于冷冻再通术使用的是极冷，因此它以某种方式提供了止血作用。事实并非如此。它本质上是一种机械性清创技术，可能确实会导致出血。

七、总结

机械清创工具是介入肺科医生工具包的重要

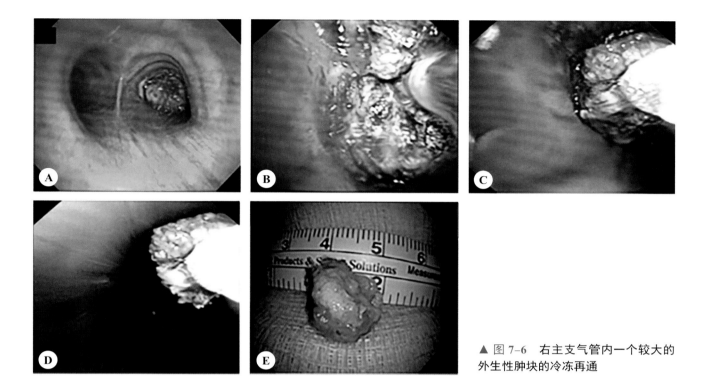

▲ 图 7-6　右主支气管内一个较大的外生性肿块的冷冻再通

组成部分。虽然联合使用热切割治疗是理想的，但在严重缺氧的情况下，这些器械往往是有效地快速实现阻塞气道再通的唯一选择。由于操作大多数机械仪器都需要机械力，所以它们天生就比热切割仪器差。我们不仅必须了解这些工具的作用，还必须了解这些不那么精确的非剥脱性工具的潜在风险，如气道穿孔和出血，并为处理并发症做好准备。

参考文献

[1] Mathisen DJ, Grillo HC. Endoscopic relief of malignant airway obstruction. *Ann Thorac Surg*. 1989;48(4): 469–473; discussion 473–475.

[2] Hautmann H, Gammara F, Pfeifer KJ, Huber RM. Fiberoptic bronchoscopic balloon dilatation in malignant tracheobronchial disease: indications and results. *Chest*. 2001;120(1):43–49.

[3] Lee KW, Im JG, Han JK, Kim TK, Park JH, Yeon KM. Tuberculous stenosis of the left main bronchus: results of treatment with balloons and metallic stents. *J Vasc Interv Radiol*. 1999;10(3):352–358.

[4] Ferretti G, Jouvan FB, Thony F, Pison C, Coulomb M. Benign noninflammatory bronchial stenosis: treatment with balloon dilation. *Radiology*. 1995;196(3):831–834.

[5] Dalar L, Karasulu L, Abul Y, et al. Bronchoscopic treatment in the management of benign tracheal stenosis: choices for simple and complex tracheal stenosis. *Ann Thorac Surg*. 2016;101(4):1310–1317.

[6] Shapshay SM, Beamis Jr JF, Hybels RL, Bohigian RK. Endoscopic treatment of subglottic and tracheal stenosis by radial laser incision and dilation. *Ann Otol Rhinol Laryngol*. 1987;96(6):661–664.

[7] Tremblay A, Coulter TD, Mehta AC. Modification of a mucosal-sparing technique using electrocautery and balloon dilatation in the endoscopic management of web-like benign airway stenosis. *J Bronchol*.

2003;10(4):268–271.

[8] Ossoff RH, Tucker Jr GF, Duncavage JA, Toohill RJ. Efficacy of bronchoscopic carbon dioxide laser surgery for benign strictures of the trachea. *Laryngoscope*. 1985;95(10):1220–1223.

[9] McArdle JR, Gildea TR, Mehta AC. Balloon bronchoplasty: its indications, benefits, and complications. *J Bronchol Interv Pulmonol*. 2005;12(2):123–127.

[10] Liberman M. Bronchoscopic evaluation of the trachea and dilation of the trachea. *Semin Thorac Cardiovasc Surg*. 2009;21(3):255–262.

[11] Sachdeva A, Pickering EM, Lee HJ. From electrocautery, balloon dilatation, neodymium-doped:yttrium-aluminum- garnet (Nd:YAG) laser to argon plasma coagulation and cryotherapy. *J Thorac Dis*. 2015;7(Suppl 4):S363–S379.

[12] Mayse ML, Greenheck J, Friedman M, Kovitz KL. Successful bronchoscopic balloon dilation of nonmalignant tracheobronchial obstruction without fluoroscopy. *Chest*. 2004;126(2):634–637.

[13] Kim JH, Shin JH, Song H-Y. Cutting balloon treatment for resistant benign bronchial strictures: report of eleven patients. *J Vasc Interv Radiol*. 2010;21(5):748–752.

[14] Sakata KK, Midthun DE. Cutting balloon dilation for central airway stricture. *J Bronchol Interv Pulmonol*. 2018;25(3):e29–e30.

[15] Stephens Jr KE, Wood DE. Bronchoscopic management of central airway obstruction. *J Thorac Cardiovasc Surg.* 2000;119(2):289–296.

[16] Miller RJ, Murgu SD. Bronchoscopic resection of an exophytic endoluminal tracheal mass. *Ann Am Thorac Soc.* 2013;10(6):697–700.

[17] Lee WH, Kim JH, Park J-H. Fluoroscopically guided balloon dilation for postintubation tracheal stenosis. *Cardiovasc Intervent Radiol.* 2013;36(5):1350–1354.

[18] Alraiyes AH, Kumar A, Gildea TR. Peering beyond an occluded airway. *Ann Am Thorac Soc.* 2015;12(1):124–127.

[19] Fouty BW, Pomeranz M, Thigpen TP, Martin RJ. Dilatation of bronchial stenoses due to sarcoidosis using a flexible fiberoptic bronchoscope. *Chest.* 1994;106(3):677–680.

[20] Mehta AC, Rafanan AL. Extraction of airway foreign body in adults. *J Bronchol Interv Pulmonol.* 2001;8(2):123–131.

[21] Morales-Estrella JL, Machuzak M, Pichurko B, Inaty H, Mehta AC. Suffocation from balloon bronchoplasty. *J Bronchol Interv Pulmonol.* 2018;25(2):156–160.

[22] Kim YH, Sung DJ, Cho SB, et al. Deep tracheal laceration after balloon dilation for benign tracheobronchial stenosis: case reports of two patients. *Br J Radiol.* 2006;79(942):529–535.

[23] Lund ME. Foreign body removal. In: Ernst A, Herth FJF, eds. *Principles and Practice of Interventional Pulmonology.* Springer; 2013:477–488.

[24] Ugajin M, Kani H. Successful treatment of carcinomatous central airway obstruction with bronchoscopic electrocautery using hot biopsy forceps during mechanical ventilation. *Case Rep Oncol Med.* 2017;2017:5378583.

[25] Matsuo Y, Yasuda H, Nakano H, et al. Successful endoscopic fragmentation of large hardened fecaloma using jumbo forceps. *World J Gastrointest Endosc.* 2017;9(2):91.

[26] Rubio ER, Le SR, Whatley RE, Boyd MB. Cryobiopsy: should this be used in place of endobronchial forceps biopsies? *Biomed Res Int.* 2013;2013:730574.

[27] Horinouchi H, Miyazawa T, Takada K, et al. Safety study of endobronchial electrosurgery for tracheobronchial lesions: multicenter prospective study. *J Bronchol Interv Pulmonol.* 2008;15(4):228–232.

[28] Casal RF, Iribarren J, Eapen G, et al. Safety and effectiveness of microdebrider bronchoscopy for the management of central airway obstruction. *Respirology.* 2013;18(6):1011–1015.

[29] Mazur P. The role of intracellular freezing in the death of cells cooled at supraoptimal rates. *Cryobiology.* 1977;14(3):251–272.

[30] Sunna R. Cryotherapy and cryodebridement. In: Ernst A, Herth FJF, eds. *Principles and Practice of Interventional Pulmonology.* Springer; 2013:343–350.

[31] Hetzel M, Hetzel J, Schumann C, Marx N, Babiak A. Cryorecanalization: a new approach for the immediate management of acute airway obstruction. *J Thorac Cardiovasc Surg.* 2004;127(5):1427–1431.

[32] Schumann C, Hetzel M, Babiak AJ, et al. Endobronchial tumor debulking with a flexible cryoprobe for immediate treatment of malignant stenosis. *J Thorac Cardiovasc Surg.* 2010;139(4):997–1000.

[33] Yılmaz A, Aktaş Z, Alici IO, Çağlar A, Sazak H, Ulus F. Cryorecanalization: keys to success. *Surg Endosc.* 2012;26(10):2969–2974.

第 8 章 快速消融技术
Rapid Ablative Techniques

Donald R. Lazarus 著

刘宝东 译

快速消融技术是指各种热疗用于治疗支气管内病变，其效果几乎立竿见影。它们包括激光、电凝术和氩等离子体凝固（argon plasma coagulation，APC）。它们最适用于引起阻塞或咯血的气管腔内病变。快速消融技术可以单独使用，也可以与延迟消融技术与机械清除技术联合。本章将简要讨论快速消融的一般指征和技术考虑，然后提供三种常用快速消融手段的每一种更详细的信息。机械清除和延迟消融技术将在本书的其他章节进行复习。

一、快速消融技术的一般注意事项

（一）一般指征

快速消融技术主要指征是用于姑息治疗中央气道管腔内病变。只要阻塞是由腔内疾病引起的，它们对恶性和良性病变引起的阻塞都有效。快速消融技术不适用于治疗外压引起的中央气道阻塞（central airway obstruction，CAO）。同时伴有外压和管腔内阻塞的复杂病变最佳的治疗是通过多种模式治疗，包括管腔内部分的快速消融技术，然后在清除病变的管腔部分对残余阻塞进行机械扩张或支架置入。快速消融技术对源于中央气道内的出血也非常有效。当更成熟和明确的治疗方法，如手术或放疗是禁忌的，快速消融技术也被用于局部控制气管内微浸润肿瘤[1]。

（二）一般技术注意事项

支气管内病变的几个解剖特征预测了它们是否适合使用快速消融技术进行治疗。其中最重要的是主要的管腔内成分。阻塞性病变远端存在正常肺具有完整的远端血液供应也是重要的。与广基病变相比，有蒂或息肉样病变比无蒂病变更适合快速消融技术。还应该认识到，中央气道的病变最容易进行快速消融，相反，上叶的病变更难用该方治疗[1, 2]。

快速消融技术可用在硬性和可弯曲支气管镜两种。通过硬性支气管镜消融的优点包括更好地控制气道、其他治疗选择的可用性、更好的吸引力和隔离出血区域同时使对侧肺通气的能力。通过可弯曲支气管镜消融的优点包括对大多数肺科医生的熟悉程度、易用性、更好地进入远端气道和上叶，以及在需要时通过气管插管进行干预的能力。在临床实践中通过插入可弯曲支气管镜，让支气管镜介入医生享受到这两项技术的优势，使用硬性支气管镜插管作为最初的治疗方式。

因为所有讨论的快速消融疗法都是使用热能来破坏支气管内病变并实现止血，吸入氧气的分数（FiO_2）必须降低到 40% 或更低才能降低气道烧伤的风险。除了减少 FiO_2，还建议经常排放或吸引组织热破坏产生的气体，因为如果允许气体以高浓度持续存在，这些气体可能会挥发并点燃。此外，用于电凝术和 APC 消融的电流需要接地，并且可能影响置入医疗设备的功能。如果可行的话，激光可能更适合使用这种设备的患者。需要消融技术的治疗性支气管镜的人员配置应至少包括 1 名护士、1 名技术人员和支气管镜医生。如果事先认识到针对复杂的病例需要消融，通常谨慎的做法是在麻醉支持下进行。恶性中央气道阻塞使用适度镇静的治疗性支气管镜的并发症发生率高于使用全身麻醉的治疗性气管镜。

二、激光

（一）激光支气管镜的一般原理

激光是通过辐射的受激发射进行光放大的缩写。激光有 3 个特性使其应用于医学。首先，它是单一波长和颜色的单色光。激光也是相干的，意味着紧密聚焦的光束。最后激光是准直的，这意味着光束在一定距离内保持较窄[3]。激光可以以多种方式与组织相互作用。其中包括转化为热能，刺激组织内的生物化学反应，以及在组织表面反射或散射。激光的波长决定了这些影响中的哪一个是主要的，支气管镜检查中使用的大多数激光都是对组织产生热影响的激光，导致切割、凝固和汽化[1, 3]。

为了使激光在支气管镜检查中有用，需要一种允许其在气道内使用的输送系统。支气管镜检查中使用的大多数激光都可以通过光纤传输，并且可以使用硬性和可弯曲探针。软组织中吸收系数和散射系数的比值也决定了给定激光的效果。相对于散射，吸收的增加会产生切割效果，而散射的增加会导致更多的凝结。组织效应也由激光纤维的功率、暴露持续时间和与组织的距离决定[1, 3]。CO_2 激光器最早用于医学，由于其切割精度高，在耳鼻咽喉科仍然很受欢迎。然而，它在支气管镜检查中的应用是有限的，因为它不适合通过光纤传输，并且需要硬性的输送系统，而且由于其穿透深度非常浅，它在止血方面也很差。钕:钇铝石榴石（Nd:YAG）激光是支气管镜检查中最常用和研究的激光。它能够实现组织的良好

凝固甚至汽化，其较短的波长适合通过可弯曲光纤传输[1, 3]。支气管镜检查中使用的其他激光器包括钕:钇铝钙钛矿（Nd:YAP）、钬:钇铝石榴石（Ho:YAG）、氩、铊和二极管激光器。每种都有不同的组织效应，这取决于所用光的波长及其与组织相互作用的方式。表 8-1 中总结了一些常用医用激光器的特性[3-5]。

（二）术前准备

如前所述，选择支气管镜激光消融术的患者应首先对病变进行评估。中央气道的管腔内隆起病变是理想的。还应评估患者的呼吸状态，以确定患者是否能耐受低氧血症，因为激光的安全使用需要将 FiO_2 降低到 40% 或更低。因为激光是通过光而不是电传递热能的，所以激光在使用起搏器或其他置入心脏设备的患者中是安全的。

设备
- 带脚踏板的激光控制台，用于启动激光。
- 可重复使用或一次性光纤来携带光束（既有硬性光纤也有可弯曲光纤，接触式和非接触式探针也是如此）。
- 激光用特定波长的安全眼镜。

（三）激光支气管镜技术

在计划激光手术时，支气管镜医生了解患者的解剖结构并始终保持气道的良好方向至关重要。在启动激光器之前，应将 FiO_2 降低到 40% 或更低。在启动激光器之前，操作间中的所有人员必须佩戴安全眼镜。激光支气管镜检查的典型设置包括 Nd:YAG 激光的功率为 20～40W 和脉冲时间为 0.4～1s，但具体设置因激光类型而异。推进支气管镜，直到观察到目标病变，然后将纤维伸出镜尖至少 4mm。只有那时，助手才能启动激光器。

支气管镜医生应将激光纤维的轴线与气道长轴平行，以降低穿孔的风险。治疗应从距离目标至少 0.4～1cm 的纤维开始，并从短持续时间的脉冲开始。然后评估激光对组织的影响，如果需要更多的影响，可以将光纤移近目标病变，或者

表 8-1　介入支气管镜使用的激光					
激光类型	波长（nm）	凝固性	切割和汽化	穿透深度（mm）	典型功率设定（W）
CO_2	10 600	+	+++	<1	4～8
Nd:YAG	1064	++	+++	5～15	20～40
Nd:YAP	1340	+++	+	3～10	20
Ho:YAG	2100	+	+++	<1	10
氩	516	++	+	1	5
铊	2000	++	+++	<1	10
二极管	可变	++	++	3～10	2～4

可以使用更长的脉冲。大的阻塞性病变可以在机械去堵塞之前使用较低的功率设置进行凝固（图 8-1）。这种使用热消融然后机械减瘤的凝固方法以迭代的方式重复，以逐步切除较大的肿瘤。支气管镜医生基本上是通过凝固来刮除肿瘤，然后切除肿瘤，然后重复这个过程，直到气道开放。较小或易碎的肿瘤可以使用更高的功率设置进行汽化。长时间发射或沿非平行于气道的轴线发射会增加穿孔的风险，并伴有出血和呼吸衰竭，应加以避免。

（四）激光并发症

- 出血（立即出血和延迟出血）。
- 呼吸衰竭 / 低氧血症。
- 穿孔。
- 瘘。
- 气胸 / 纵隔气肿。
- 气道烧伤。
- 眼部受伤。
- 空气栓塞。

（五）注意事项和精华

- 激光在富氧环境中使用时会引起气道烧伤。当使用激光时，FiO_2 必须降低到 40% 或更低。与助手或麻醉师沟通清晰的口头交流，启动激光器之前确认 FiO_2 处于可接受的水平至关重要。建议进行闭环交流，这意味着支气管镜检查医生应下达指定 FiO_2 的命令，麻醉师应重复并确认在任何热消融前，先调整 FiO_2 信息。

- 激光最适合有蒂或突出的病变。因为它以光的形式传递能量，光束在轴位平面上直线前进，所以径向发射是不可能的。这使得治疗广基黏膜病变变得困难。

- 与 APC 相比，激光有利于更深的组织穿透，但相对于 APC，这增加了穿孔的风险。气管后部和主支气管壁的治疗增加了穿孔的风险，应谨慎考虑。

- 在置入心脏设备的患者中，激光比电凝术和 APC 更受欢迎，因为传输热能的光束不会像电流那样影响它们。

- 不同的激光器根据其波长具有不同的效果。熟悉您正在使用的设备及其特有的组织相互作用。

（六）证据

大量病例陆续证明了激光治疗中央气道阻塞和出血的有效性，尽管这些研究很少是随机或对照的。同样重要的是要记住，最近的研究报告了多模式手术的数据，使用热技术（如激光加电凝术）与机械清除技术（如铲切和钳取）的组合，

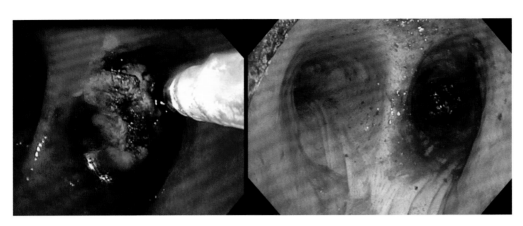

◀ 图 8-1 钕:钇铝钙钛矿激光切除术治疗阻塞右主支气管的非小细胞肺癌癌症
照片由原著者提供，经许可使用

伴或不伴使用支架。所报告的有效性指标和并发症实际上反映了多模式方法，很难剖析多模式方法的不同部分如何影响结果。鉴于这些局限性，Cavaliere 及其同事报道了在 1000 例患者中进行近1400 次激光手术的结果，其中 64% 患有恶性中央气道阻塞。90% 以上的恶性支气管肿瘤患者的气道管腔大小或通气情况有显著改善，但在这些早期研究中，未使用经验证的仪器测量症状[6]。类似的恶性中央气道阻塞患者的表现状况也得到了显著改善[7]。在 11 个历史对照组中，对 15 例不能手术的癌症和中央气道阻塞患者进行 Nd:YAG 激光治疗后再进行放射治疗，与单纯放射治疗相比，患者的生存率增加[8]。然而，在评估疗效和并发症发生率时，重要的是要认识到治疗性支气管镜的并发症发生率因适应证而异。恶性中央气道阻塞患者的并发症发生率高于接受治疗性支气管镜的良性气道疾病患者[9]。AQuIRE 多中心注册研究评估了 947 例接受多模式支气管镜的恶性中央气道阻塞患者的 1115 次手术[10, 11]。24% 的病例使用激光支气管镜检查。他们发现 93% 的手术取得了技术上的成功，定义为气道阻塞的解剖结构显著改善（<50% 残余阻塞）。48% 的患者症状得到临床显著改善。总体并发症发生率为 3.9%，但各中心之间存在显著差异（0.9%～11.7%）。并发症的危险因素包括使用适度镇静、紧急或紧急手术、美国麻醉学学会评分＞3 分及重新进行治疗性支气管镜检查病例。关于治疗性支气管镜检查对质量调

整生存率的影响的数据有限[12]。在一项针对 102 例恶性气道阻塞患者的前瞻性观察性研究中，90%的病例在解剖学技术上取得了成功，导致 7 天时呼吸困难减少（Borg 评分的平均变化 -1.7），并改善了健康相关的生活质量（HRQOL）（7 天时效用变化 +0.047，P=0.0002）。长期维持呼吸困难和 HRQOL 的改善。目前缺乏关于使用激光进行治疗性支气管镜检查对良性疾病质量调整生存率的影响的数据。总的来说，数据表明，支气管镜激光治疗作为多种气道治疗方法的一部分，其疗效和安全性在经验丰富的操作者中是可以接受的，在最大的系列研究中，总并发症发生率为2.3%～8.4%[10-14]。

（七）小结

激光是一种安全有效的缓解中央气道阻塞和治疗气道出血的方法。它价格昂贵，需要特殊的眼镜，但不会影响置入的医疗设备，并且有很长的安全记录。

三、电凝术

（一）支气管镜下电凝术的一般原理

电凝术利用高频电流产生热量，然后凝固并破坏组织。消融器械和组织之间的接触是产生热效应所必需的。由于热量是由电流产生的，患者必须接地以避免电击，并使电流以安全的方式离开身体。组织效应由电压、持续时间、接触面积、

组织密度和组织的含水量决定[1, 15, 16]。

不同的电凝器设备用于不同的目的。用于电凝术的常见仪器包括钝探针、热钳、电凝刀和电凝圈套器。可弯曲钝探针用于通过直接接触凝固和破坏组织。硬性电凝器钝探针的功能类似。此外，还有吸引功能的硬性电凝器探针，其提供了电凝器凝固和破坏的同时吸引气道的血液的额外益处。热钳能够在进行经支气管或支气管内活检时传递热量（图 8-2）。电凝刀用于精确切割组织，尤其擅长破坏良性网状组织形成的气道狭窄（图 8-3）。电凝圈套器用于抓住基底部有蒂的病变，以便于快速清除[1, 2, 16]。

（二）术前准备

支气管镜电凝术的患者选择类似于激光和其他快速消融技术。患者必须能够耐受 FiO_2 含量降低至 40% 或更低，以确保电凝术的安全使用。对待治疗病变的评估也至关重要，以便选择如前所述合适的电凝器。

用于产生热能的电流在电凝术中会干扰心脏起搏器和其他置入的医疗设备。携带有此类设备的患者必须接受可能使用电凝术的手术，应通过重新编程或使用磁铁将设备置于异步模式。手术后应重新评估器械，以确保恢复正常功能[17]。如果患者不能忍受异步模式的起搏，则不应使用电凝术。

设备
• 带脚踏板的电动控制台用于启动。
• 患者接地负极板。
• 电凝设备：①可重复使用或一次性使用的电凝器钝探针；②可重复使用的电凝器吸引探针；③电凝器热钳；④电凝刀；⑤电凝圈套器。

（三）电凝器技术

与其他快速消融技术一样，支气管镜医生必须熟悉患者的解剖结构，并始终保持气道的正确方向。在启动电凝器之前，应将 FiO_2 降低到 40%

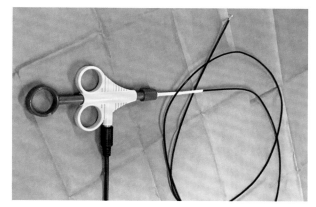

▲ 图 8-2 电凝钳
照片由原著者提供，经许可使用

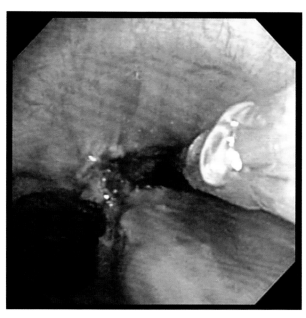

▲ 图 8-3 电凝刀在主隆突附近切割良性网状狭窄
照片由原著者提供，经许可使用

或更低。必须在患者身上放置接地负极板，并将其连接到电凝器上，以避免电击。大多数电凝器都有两个脚踏板，一个用于切割，另一个用于凝固。踩下切割（黄色）脚踏板会产生更多的能量来快速破坏组织，但附带意外损伤的风险更高，出血控制效果较差。凝固（蓝色）脚踏板以较少的能量消融组织，从而更浅地穿过组织，在不引起它们蒸发效应的前提下，出血性病变的止血效果更好[18]。凝固模式发生穿孔等意外后果的风险略低。一些操作者在治疗目标病变时交替启动切割和凝固脚踏板，目的是优化组织破坏、止血和安全性。支气管镜电凝器的典型设置包括 20～60W 的功率，凝固模式设置在下方，切割模式设置在靠近上方。短启动用于降低穿孔的风险。给定电凝器设置的组织效果因肿瘤和患者而异，因此如果存在不确定性，最好从下方开始，治疗、观察组织效果，并根据每个个体患者的经验观察相应地调整设置和技术。

（四）钝性电凝探针技术

操作人员应推进支气管镜，直到获得病变的良好的视野。然后将探针推进到工作通道之外足够的距离，以避免损坏气管镜的前端。许多探针在导管上都有一个标记，用于指定最小安全距离，以避免损坏气管镜。然后，将探针尖端从管腔侧接触到目标组织，并使用脚踏板在很短的时间内启动，通常不超过 1～2s[19]。支气管镜医生应在每次启动后对病变进行目视重新评估，并根据需要提供额外的能量。当使用硬性电凝探针时，除了探针尖端必须比硬性支气管镜尖端长出至少 1～2cm 以避免对操作者造成潜在电击伤外，技术是相同的。

重要的是要避免长时间的启动电凝，以避免影响深层组织并增加穿孔和其他并发症的风险。在治疗支气管壁上的广基病变或气管后壁或支气管主干壁上的任何病变时，需要特别小心。

（五）热钳

热钳是一种增加电流的活检钳，其目的是通过消融被钳夹活检的组织来减少活检后的出血。将活检钳从支气管镜的工作通道推进到待移除的目标组织。许多活检钳的柄上都有一个标记，指示避免损坏支气管镜所需的最小安全距离。一旦活检钳与目标病变接触，助手就夹闭组织上的活检钳，然后操作者用脚踏板启动电凝器几秒。然后通过轻轻地拉动活检钳来移除组织。

虽然热钳的目的是减少出血，但评估其有效性的研究尚未证明其在临床上显著减少了出血[20, 21]。由于这个原因，这种仪器在实践中不再频繁使用。

（六）电凝刀

电刀实际上并不锋利，而是有一个近乎针状的小尖端，当被能量启动时，它能够像真正的刀一样切开组织。它通常用于切割中央气道内的良性网状狭窄病变。导鞘首先通过内镜工作通道前进到足够远，以避免损坏尖端。许多型号的导鞘上都有一个彩色标记，表示最小安全距离。然后，金属尖端从导鞘中伸出。随后可弯曲支气管镜，使得刀的尖端与网状狭窄病变接触，同时给电凝刀施加非常轻微的压力。此后，在不到一秒钟的非常短的时间内，用脚踏板启动能量，从而在组织中产生所需的切口。电凝刀能够非常迅速地切开组织，因此避免长时间的启动很重要，因为这可能会导致气道穿孔。

大多数操作员建议在 9 点钟、12 点钟和 3 点钟位置进行径向切割。气道后壁（6 点钟位置）没有得到治疗，因为缺乏软骨支撑会增加穿孔的风险。如果需要，可在进行径向切割后使用机械扩张（图 8-4）。电凝刀不建议用于气道恶性病变，因为它不能有效凝固，且速度很快。

（七）电凝圈套器

电凝圈套器用于去除气道内的息肉状或带蒂病变。首先，支气管镜医生应尽可能准确地确定病变茎的位置。然后，将圈套器导鞘从支气管镜的工作通道中推进到安全距离，再将圈套器本身从开放的病变管腔侧（即与茎相反的一侧）的导鞘中推进。圈套器在推进时会自行打开，并定位套住病变。然后将支气管镜移向茎起源的壁侧，并用于操纵病变圈套器移向病变的基底并套住。然后，助手慢慢收紧套住病变基底的圈套器，直到它被完全套住并感觉到一些阻力。当操作者使用脚踏板启动能量的同时，助手慢慢收紧圈套。这些动作应同时进行，直到圈套器完全闭合套住病变或切开基底，病变在气道中出现松动。如果病变仍在圈套器中，圈套器可用于移除病变。如果茎被切开，病变在气道中松动，则可以使用活检钳、吸引或冷冻探针来去除病变组织（图 8-5）。

（八）电凝并发症

- 出血。
- 穿孔。
- 气道烧伤。
- 圈套器失灵。
- 对患者或操作者造成电击。
- 置入心脏装置故障。

（九）注意事项和精华

- 与激光一样，电凝器在高氧气浓度的环境中使用时会引起气道烧伤。使用电凝器时，必须将 FiO_2 降低到 40% 或更低，并且在启动仪器之前，与助手或麻醉师的良好沟通对于确认 FiO_2 处于可接受水平至关重要。建立闭环联络机制。

- 当待治疗区域循环丰富时，接触式电凝术的效果较差。这是因为与组织接触点因潮湿扩散到表面，限制了电凝设备的效果[18]。在这种情况下，支气管镜医生应该使用吸引来清除血液并允许用电凝进行有效治疗，或者选择非接触式工具，如 APC 来控制出血。在这种情况下，使用硬性电凝 - 吸引器同时吸血和凝固出血点可能很有用。选择与病变相匹配的工具很重要。每种电凝器都有不同的用途。

- 将接触和非接触模式一起使用通常是有用的，

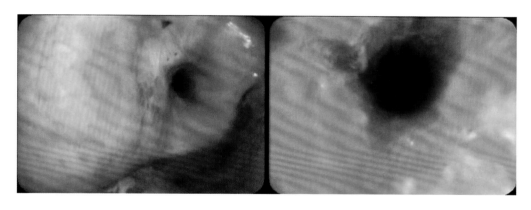

◀ 图 8-4　使用电凝刀进行放射状切口治疗前后的良性声门下狭窄
照片由原著者提供，经许可使用

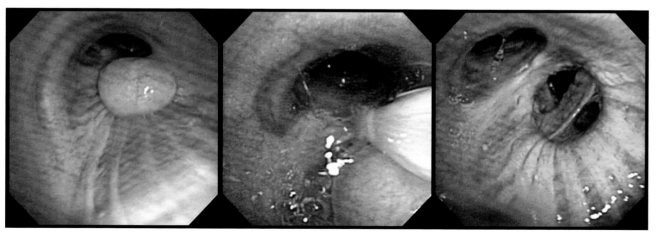

▲ 图 8-5　使用烧灼圈套器切除前、切除中和切除后的右下叶支气管内膜脂肪瘤
照片由原著者提供，经许可使用

以实现最佳的组织破坏和止血。

• 对于置入心脏装置的患者，必须谨慎使用电凝器。应使用磁铁将起搏器和自动置入的心律转复除颤器（automated implanted cardioverter-defibrillator，AICD）转换为异步模式，对于无法忍受这种情况的患者，应避免使用电凝器。术后需要谨慎评估设备。

• 当使用钝探针或电凝刀在不启动电凝器的情况下对仪器进行"试运行"时，这通常有帮于医生在治疗组织之前预测移动的角度和方向。

（十）证据

在评估证据时，与激光支气管镜检查一样，重要的是要记住，最近有大宗报道使用多种手段联合不同的热技术、包括电凝术，和不同的清创术以及有时应用的支架术相结合。并发症和结果也因适应证而异[1, 9, 10]。因此，很难孤立地剖析电凝术的风险。许多小样本试验已经证明了支气管镜电凝术在缓解中央气道阻塞和改善呼吸困难方面的有效性，并报告了良好的安全性[18, 22, 23]。在这种情况下，Wahidi 及其同事评估了 94 例接受 117 次支气管镜电凝术治疗恶性和良性中央气道阻塞的患者，其中 94% 的患者在内镜下有显著改善。71% 的患者报告他们的症状有所改善，78% 的患者通过计算机断层扫描（CT）进行了放射学检查。6.8% 的病例出现轻微并发症，0.8% 出现严重并发症，无围术期死亡报告[24]。支气管镜电凝术具有与激光治疗类似的效果，还被证明成本更低[18, 22, 23]。

（十一）小结

支气管镜电凝术是一种多功能的工具，特别适用于缓解良性和恶性中央气道阻塞。在经验丰富的操作者看来，它具有可接受的安全性。它比激光便宜，而且不需要防护眼镜。但是，它确实使用电流发电，因此在置入医疗设备的患者中必须谨慎使用。气道烧伤是一种风险，因此 FiO_2 必

须保持在 40% 或更低。

四、氩等离子体凝固（APC）

（一）APC 一般原理

APC 是一种非接触式的电凝，其中氩气被高频电流电离，然后从导管传播到最近的地面，并转化为热量，对目标组织产生凝固和电灼[25, 26]。最近的地面可能不在轴向平面，还有可能向侧面发射甚至反向发射。APC 通常具有 2～3mm 的表面穿透深度[2, 26]。这种情况的发生很大程度上是因为组织的电阻随着凝结和干燥而增加，从而限制了进一步的传导[2]。随着电阻的增加，作为导体的电离氩气将向电阻最小的路径弯曲，该路径将是相邻的未经处理的组织。由于这个原因，通常不能实现汽化，但 APC 具有极好的止血效果，并且所产生的凝固使阻塞性病变更容易被机械减瘤。

（二）术前准备

APC 的患者选择与电凝术和激光基本相同。APC 处理的适当病变是支气管镜可见的中央气道内出血或阻塞性病变。为了在气道内安全使用 APC，患者必须能够耐受 40% 或更低的 FiO_2。由于 APC 是单极电流，对于那些置入心脏设备的患者，必须采取与电凝术相同的预防措施。这些在前面关于电凝术术前准备的章节中进行了总结。

设备

• 带脚踏板启动的 APC/ 电凝术控制台。

• 患者接地负极板。

• APC 探针：①可弯曲或硬性；②大尺寸或小尺寸；③轴向、侧面发射或环形发射尖端。

（三）APC 技术

与激光和电凝术一样，介入医生必须了解患者的解剖结构，并始终保持气道的正确方向。在启动 APC 设备之前，应将 FiO_2 降低到 40% 或更低。必须在患者身上放置接地负极板，并连接到 APC 控制台以避免电击伤。部分控制台既可用于

接触式电凝器，又可用于非接触式 APC。然而，与接触式电凝工具不同，APC 的启动仅用一个脚踏板完成，通常是凝固（蓝色）脚踏板。操作者可以从大尺寸和小尺寸的可弯曲 APC 探针中进行选择。较小的探针直径为 1.5mm，可用于具有 2mm 工作通道的标准尺寸支气管镜。较大尺寸的探针直径为 2.3mm，需要使用治疗性可弯曲支气管镜。较小的探针更灵活，更适合上叶或更远端气道的病变。更大的探针可以容纳更高的气体流量，并产生更快速的组织效果。不同的尖端将电离气体（电流）的流动引导到不同的方向。

大多数 APC 控制台有三种模式，效果略有不同。强力 APC 模式的特点是连续输出高频电压，具有最大的组织效应。它对弥漫性出血区域的止血和组织的快速失活最有用。在脉冲 APC 模式中，能量输出是不连续的，能量脉冲的频率不同。脉冲式 APC 可用于热敏区域的弥漫性出血和组织失活，并且当需要更可控的功率输出时。在这两种模式中，组织效果都是通过调整功率设置来确定的。精细 APC 模式的特点是持续输出能量，但组织效果取决于效果设置而非功率。它用于治疗浅表出血或使薄壁区域的组织失去活力，穿透深度更浅。APC 的典型设置包括 20～40W 的功率和 0.3～1.8L/min 的气体流量，较大尺寸的探针使用更高的流量。对于给定的探针尺寸，更高的流速将产生的更大范围 /APC 所能达到的。

支气管镜在气道内推进，直到观察到目标病变，然后在启动前将 APC 探针伸出镜尖至少 5～10mm，以避免损坏支气管镜。APC 探针从尖端开始每 10mm 有一个黑色环，以便操作者确定适当的距离。一旦探针充分延伸，支气管镜医生应主要通过支气管镜的移动而不是探针的额外独立移动将其接近病变。这有助于防止操作者无意中将探针的尖端拉得离镜头太近。一旦探针的尖端在目标病变的 4mm 以内，操作者就可以使用脚踏板启动 APC。

启动时间各不相同，但通常谨慎的做法是，在评估效果之前，先启动 1～3s，然后根据需要调整与组织的距离或启动的持续时间。支气管镜医生还应尽量避免将探针接触到组织，以降低空气栓塞的风险。对于止血，APC 电凝术通常就足够了（图 8-6）。为了去除阻塞性病变，通常在凝固后采用机械技术以达到最佳效果。

由于单极电流无论方向如何都会流向最近的地面，因此使用侧面发射探针或环形发射探针的优势有限。标准轴向发射探针也将径向传导电流，如果是最靠近尖端的组织区域，则反向传导电流。

（四）APC 并发症

- 出血。
- 呼吸衰竭。
- 穿孔。
- 气道烧伤。
- 空气栓塞。
- 置入心脏装置故障。

（五）注意事项和精华

- 与其他快速消融技术一样，APC 在与高 FiO_2 一起使用时会引起气道烧伤。使用 APC 时，FiO_2 应降至 40% 或更低。支气管镜医生必须与助手或麻醉师进行良好的沟通，以确保在

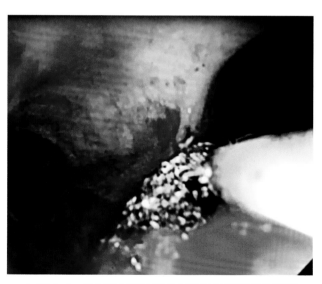

▲ 图 8-6　出血性气管内乳头状瘤的氩等离子体凝固
照片由原著者提供，经许可使用

开始治疗前 FiO_2 降低到安全水平。建议建立闭环沟通。

- APC 在止血和凝血方面非常出色，但在组织破坏方面不如激光或电凝术有效。它通常可以作为多种治疗模式的一部分，在机械减瘤阻塞性病变之前对其进行凝固，以降低出血风险。

- 干燥和凝固增加了阻抗，导致一定程度的穿透深度自限性和降低 APC 穿孔的风险。

- 使用 APC，只要尖端比最近的前方地面更接近侧壁，操作者就可以使用轴向探针进行径向发射。

- 侧方发射能力使 APC 对治疗广基或扁平病变特别有效。

- 较小的 APC 探针由于其灵活性，能够更好地到达远端病变并治疗上叶内的病变。

- 流速意味着范围 /APC 所能达到的范围。流量越大，范围越大。在较小的气道中，推荐降低流速，以避免意外的附带损伤。

- APC 不要发射和推进同时进行。如果在发射 APC 时意外刺穿组织，可能会导致空气栓塞。相反，启动 APC 并慢慢取出支气管镜以覆盖更大的区域。然后维持发射，向远端重新定位，然后重复。这将有助于将空气栓塞的风险降至最低。最初和手术期间将启动时间限制在 1~3s 也有助于降低空气栓塞的风险。

（六）证据

尽管已经发表了许多描述 APC 在支气管镜检查中使用的病例报告，其中只有相对较少的病例评估其在气道中的应用。Reichle 及其同事报道了他们在 364 例患者中进行 482 次手术的经验，这些患者主要患有恶性疾病。对于那些患有恶性气道狭窄的患者，67% 的患者得到完全或部分再通，失败的大多数是由于缺乏远端肺功能。在 99% 以上的病例中，APC 成功治疗了急性咯血。并发症很罕见，只有 3.7% 的病例出现并发症，没有围术期死亡[25]。Morice 及其同事描述了他们在 60 例咯血、症状性气道阻塞或两者兼有的患者中使用 APC 的经验。所有以咯血为症状的患者均用 APC 取得了良好的症状控制。在这些支气管阻塞患者中，平均阻塞程度从治疗前的 76% 改善到治疗后的 18%，同时症状也有所改善。未报道手术并发症[26]。与激光和电凝术一样，APC 通常被用作多模式方法的一部分，经常与其他消融技术（如激光或传统电凝术）和机械清除术（如铲切或钳取）相结合，有时还可用于混合病变的支架置入。

（七）小结

APC 是一种非接触式电凝术，特别适合治疗中央气道的咯血或出血。它与机械技术相结合也很有用，可以在机械减瘤之前使阻塞性支气管内病变失去活性，从而降低出血风险。APC 的穿透深度小于激光，因为电离气体将向阻力最小的路径弯曲。它的安全性非常好。特别适合治疗咯血。

五、总结

激光、电凝术和 APC 都是治疗导致气道阻塞和出血的支气管内病变的出色方法。没有一种方法明显优于其他方法，尽管每种方法都有其独特的优点和缺点。支气管镜医生应根据问题的性质以及当地的经验、设备和专业知识，为特定病例选择快速消融技术。

参 考 文 献

[1] Bolliger CT, Sutedja TG, Strausz J, Freitag L. Therapeutic bronchoscopy with immediate effect: laser, electrocautery, argon plasma coagulation, and stents. *Eur Respir J.* 2006;27(6):1258–1271.

[2] Ernst A, Feller-Kopman D, Becker HD, Mehta AC. Central airway obstruction. *Am J Respir Crit Care Med.* 2004;169(12):1278–1297.

[3] Khemasuwan D, Mehta AC, Wang KP. Past, present, and future of endobronchial laser photoresection. *J Thorac Dis.* 2015;7(Suppl 4):S380–S388.

[4] Miller RJ, Murgu SD. Bronchoscopic resection of an exophytic endoluminal tracheal mass. *Ann Am Thorac Soc.* 2013;10(6):697–700.

[5] Lee HJ, Malhotra R, Grossman C, Shepherd RW. Initial report of neodymium:yttrium-aluminum-perovskite (Nd:YAP) laser use during bronchoscopy. *J Bronchology Interv Pulmonol.* 2011;18(3):229–232.

[6] Cavaliere S, Foccoli P, Farina PL. Nd:YAG laser bronchoscopy: a five-year experience with 1396 applications in 1000 patients. *Chest.* 1988;94(1):15–21.

[7] Ross DJ, Mohsenifar Z, Koerner SK. Survival characteristics after neodymium:YAG laser photoresection in advanced stage lung cancer. *Chest.* 1990;98(3):581–585.

[8] Desai SJ, Mehta AC, VanderBrug Medendorp S, Golish JA, Ahmad M. Survival experience following Nd:YAG laser photoresection for primary bronchogenic carcinoma. *Chest.* 1988;94(5):939–944.

[9] Ernst A, Simoff M, Ost D, Goldman Y, Herth FJF. Prospective risk-adjusted morbidity and mortality outcome analysis after therapeutic bronchoscopic procedures: results of a multi-institutional outcomes database. *Chest.* 2008;134:514–519.

[10] Ost DE, Ernst A, Grosu HB, et al. Complications following therapeutic bronchoscopy for malignant central airway obstruction: results of the AQuIRE Registry. *Chest.* 2015;148:450–471.

[11] Ost DE, Ernst A, Grosu HB, et al. Therapeutic bronchoscopy for malignant central airway obstruction: success rates and impact on dyspnea and quality of life. *Chest.* 2015;147:1282–1298.

[12] Ong P, Grosu HB, Debiane L, et al. Long-term quality- adjusted survival following therapeutic bronchoscopy for malignant central airway obstruction. *Thorax.* 2019;74:141–156.

[13] Cavaliere S, Foccoli P, Toninelli C, Feijo S. Nd:YAG laser therapy in lung cancer: an 11-year experience with 2253 applications in 1585 patients. *J Bronchol.* 1994;1(2):105–111.

[14] Perin B, Zaric B, Jovanovic S, et al. Patient-related independent risk factors for early complications following Nd:YAG laser resection of lung cancer. *Ann Thorac Med.* 2012;7(4):233–237.

[15] Van Boxem TJ, Venmans BJ, Schramel FM, et al. Radiographically occult lung cancer treated with fiberoptic bronchoscopic electrocautery: a pilot study of a simple and inexpensive technique. *Eur Respir J.* 1998;11(1):169–172.

[16] Sheski FD, Mathur PN. Endobronchial electrosurgery: argon plasma coagulation and electrocautery. *Semin Respir Crit Care Med.* 2004;25(4):367–374.

[17] Stone ME, Salter B, Fischer A. Perioperative management of patients with cardiac implantable electronic devices. *Br J Anaesth.* 2011;107(S1):i16–i26.

[18] Coulter TD, Mehta AC. The heat is on: impact of endobronchial electrosurgery on the need for Nd-YAG laser photoresection. *Chest.* 2000;118(2):516–521.

[19] Van Boxem TJ, Westerga J, Venmans BJ, Postmus PE, Sutedja TG. Tissue effects of bronchoscopic electrocautery: bronchoscopic appearance and histologic changes of bronchial wall after electrocautery. *Chest.* 2000;117(3):887–891.

[20] Tremblay A, Michaud G, Urbanski SJ. Hot biopsy forceps in the diagnosis of endobronchial lesions. *Eur Respir J.* 2007;29(1):108–111.

[21] Firoozbakhsh S, Seifirad S, Safavi E, Dinparast R, Taslimi S, Derakhshandeilami G. Comparison of hot versus cold biopsy forceps in the diagnosis of endobronchial lesions. *Arch Bronconeumol.* 2011;47(11):547–551.

[22] Van Boxem T, Muller M, Venmans B, Postmus P, Sutedja T. Nd-YAG laser vs bronchoscopic electrocautery for palliation of symptomatic airway obstruction: a cost-effectiveness study. *Chest.* 1999;116(4):1108–1112.

[23] Sutedja TG, Van Boxem TJ, Schramel FM, Van Felius C, Postmus PE. Endobronchial electrocautery is an excellent alternative for Nd:YAG laser to treat airway tumors. *J Bronchol.* 1997;4(2):101–105.

[24] Wahidi MM, Unroe MA, Adlakha N, Beyea M, Shofer SL. The use of electrocautery as the primary ablation modality for malignant and benign airway obstruction. *J Thorac Oncol.* 2011;6(9):1516–1520.

[25] Reichle G, Freitag L, Kullman HJ, Prenzel R, Macha HN, Farin G. Argon plasma coagulation in bronchology: a new method—alternative or complementary? *J Bronchol.* 2000;7(2):109–117.

[26] Morice RC, Ece T, Ece F, Keus L. Endobronchial argon plasma coagulation for treatment of hemoptysis and neoplastic airway obstruction. *Chest.* 2001;119(3):781–787.

第9章　延迟消融技术：光动力疗法（PDT）和冷冻治疗

Delayed Ablation Techniques: Photodynamic Therapy and Cryotherapy

Michael Dorry　Jasleen Pannu　著

刘宝东　译

一、光动力疗法（PDT）

光动力疗法（photodynamic therapy，PDT）的出现是呼吸介入的早期进展之一，将治疗性支气管镜提高到治愈的地位。Hayata 于 1982 年首次使用，此时 PDT 在原理或应用上没有显著改变[1]。PDT 是基于恶性肿瘤细胞吸收和保留光敏化合物并变得对光非常敏感这一概念[2]。光敏剂被激活后，用对应于光敏剂吸收光谱的光波激活光敏剂，该光波将单线基本能态转变为目标激发的三重态[3]。激发的三重态导致活性氧的产生，从而造成细胞损伤和肿瘤细胞凋亡。

该操作包括以下 3 个步骤。

- 第一步：静脉注射光敏剂 Photofrin（Pinnacle Biologics, Bannockburn, IL, USA），剂量为 2mg/kg。
- 第二步：注射后 48h，进行支气管镜检查，并将光扩散器通过内镜工作通道，将致敏的肿瘤细胞暴露于非热激光（波长 630nm）。
- 第三步：指定操作后 48h，进行支气管镜检查，用吸引、活检钳或冷冻探针去除脱落的组织。如果目标病变似乎没有得到充分治疗，则可以在该疗程进行第二次轻度治疗。

PDT 可用于治愈意向原位癌患者或作为中央气道阻塞恶性病变的辅助治疗。

（一）操作前准备

1. 患者选择

确定应用 PDT 合适的患者依赖于选择最佳的目标病变。如果是治愈意向的原位癌，考虑因素包括病变大小 <1.5cm（<1cm 最佳结果）时，近端气道位置和管腔内疾病。重要的是要记住 PDT 组织穿透的深度为 4～6mm。PDT 的治疗效果被延迟，因此其在严重中央气道阻塞的恶性病变中应用受到限制。

2. 注射问题

在美国，Photofrin 是唯一获得批准的可用的光敏剂化合物。支气管镜检查前 48h 剂量为 2mg/kg。其注射后保留在肿瘤细胞中，除了肺、网状内皮系统、皮肤以外，6h 内从大多数健康细胞中清除。Photofrin 独特的蓄积在恶性肿瘤细胞中的特性尚没有得到很好地阐明。所提出的机制包括肿瘤细胞上低密度蛋白质受体数量的增加、肿瘤微环境中 pH 降低及巨噬细胞的存在[4]。

如前所述，Photofrin 不仅可以蓄积在恶性肿瘤细胞中，还可聚集在脾脏、肝脏、肾脏和少量在皮肤中[5]。由于脾脏、肝脏和肾脏受到光照保护，当它涉及 PDT 时，不需要多虑。注射后，Photofrin 可以保留在皮肤中 8 周，提醒患者小心避光。需要强调的是穿戴防护服、手套和护目镜以避免烧伤，其严重程度通常较轻，总体被认为发生在 5%～28% 的病例中[6]。

3. 设备

- 支气管镜。
- 支气管镜塔。
- 激光系统。
- 圆柱形扩散器。

4. 人员

- 支气管镜医生。
- 支气管镜技师 / 呼吸治疗师。
- 麻醉团队。

5. 设置

PDT 通常作为门诊手术在支气管镜检查室完成。它可以在适度镇静或全身麻醉下进行。镇静对患者来说应该足够深，以免干扰目标病变处的光线照射。选择 PDT 的手术日期很重要，因为必须在光线照射手术后 2 天完成重复支气管镜检查。根据工作人员和支气管镜检查室的安排，这通常排除了将 PDT 安排在周四或周五。操作前准备区应保持灯光变暗以减少环境光线，从而最大限度地减少潜在的皮肤刺激。如果可能的话，支气管镜手术室也应如此。

（二）操作技术

一旦患者处于镇静状态，插入支气管镜检查气道，以确保病变与最初提供 PDT 时相比没有显著变化。将一个圆柱形扩散器连接到二极管激光机上，该扩散器采用硬性（外径 1.7mm）和可弯曲（外径 1.07mm）光纤两种。选择扩散器光纤长度以匹配目标病变的长度。当被照射时，光从光纤以 360° 的半径分布。红光（625～630nm）是优选的光带，因为它能最好地穿透组织，800nm 被认为是产生光动力反应的极限。200J/cm 的组织照射是最常用的选择剂量，因为它是可应用于气道的最大剂量。然后在激光机的计算菜单上选择扩散器长度，以提供输送所需光剂量所需的时间。

当扩散器通过支气管镜插入时，它被放置在穿过目标病变的气道中间。特殊的眼镜用于在能量激活过程中保护眼睛。支气管镜保持稳定，导管维持在气道。当扩射器被启动时，会出现使屏幕无法辨认的明亮光线。维护扩散器位置非常重要，以确保直接将光线输送到目标病变。一旦照射完成后，取出支气管镜，患者恢复，给出关于呼吸窘迫恶化的出院预防措施，以及再次进行支气管镜检查的重要性。可以为患者提供再照射，因为 Photofrin 在注射后的 6～7 天内在恶性肿瘤细胞中保持生物化学活性[7]。

当患者照射后 48h，返回重复进行支气管镜检查，检查气道并去除脱落的呼吸道上皮。在大多数情况下，这是通过吸引和肺钳来完成的。在某些情况下，可能需要冷冻探针来去除黏附严重或大量脱落的组织。一旦脱落的组织被移除，患者就可以康复出院回家。应在 PDT 后 1～3 个月重复进行支气管镜检查，以评估治疗区域是否还有病变。

图 9-1 至图 9-5 显示为治疗中间干支气管原位癌而进行的 PDT 手术的支气管镜图像。

（三）并发症

有一些并发症与 PDT 显著相关。注射后，Photofrin 在皮肤中保留 6～8 周，引起明显的光敏反应。这会导致严重的晒伤，要求患者暴露在阳光下时，穿戴防护服和护目镜[8]。治疗后 2 天发生组织死亡，需要重复支气管镜检查以去除干燥的组织。约 7% 的病例在某些情况下，组织脱落会导

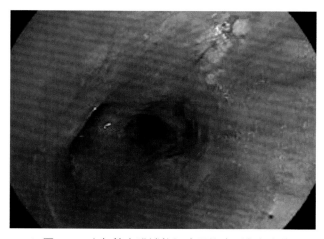

▲ 图 9-1　支气管内膜鳞状细胞原位癌（白色斑块）

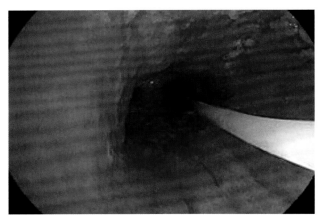

▲ 图 9-2　扩散器位于原位癌附近的气道中

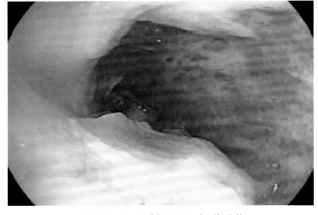

▲ 图 9-4　照射后 48h 气道脱落

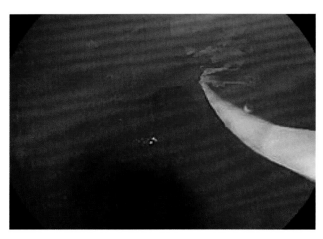

▲ 图 9-3　红波长的扩射器启动

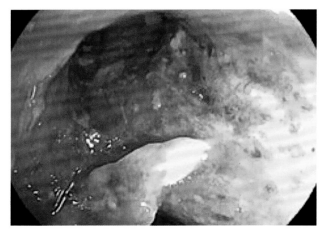

▲ 图 9-5　去除脱落组织后的气道所见

致明显的气道阻塞而产生危及生命的呼吸窘迫[2]。因此，PDT 后 48h 重复支气管镜检查对于去除脱落的组织至关重要。如果治疗区域重叠到正常的呼吸道黏膜，则有导致支气管狭窄的报告。虽然极为罕见，如果目标区域出现<1cm 纵隔血管，可能会出现危及生命的咯血。

（四）证据

PDT 用于两种临床场景，一种是针对原位癌的治愈意向，另一种针对阻塞性恶性疾病缓解症状。1982—1996 年的 175 例肺癌患者的前瞻性研究中，McCaughan 和 Williams 使用 PDT 治疗 16 例 I 期患者、9 例 II 期患者、106 例为 III 期患者、44 例 IV 期患者[9]。大多数患者诊断气道鳞癌。作者对气管和主支气管应用 400J/cm 扩散纤维的能量，

对叶支气管用 300J/cm，对段支气管用 200J/cm。研究中所有患者的中位生存期为 7 个月，评估每个亚组，I 期未达到生存期、II 期为 22.5 个月、IIIA 期为 5.7 个月、IIIB 期为 5.5 个月、IV 期为 5 个月。3 例原位鳞癌患者达到完全反应（complete response，CR），在 8 个月、74 个月和 121 个月时没有复发的证据。I 期无病生存率为 93%[9]。

在另一项来自日本总共有 204 例患者的研究中，264 个位于中央气道的早期肺癌病灶在 1980 年 2 月—2005 年 2 月接受 PDT[10]。其中 258 个病灶为鳞癌，185 例为临床 0 期、79 例为临床 I 期。180 个病灶肿瘤<1cm、50 个病灶在 1～2cm，34 处病灶超过 2cm。56 个肿瘤<0.5cm，CR 为 94.6%；病灶 0.5～1cm，CR 为 93.5%；病灶 1～2cm，CR 为

80%；病灶＞2cm，CR 为 44.1%。203 个病灶可见肿瘤的远端，其 CR 应为 91.6%。但重要的是，对于＜1.0cm 的病变，92.8% 的 CR 对应 5 年生存率为 57.9%。这项研究的研究者将其归因于研究参与者身体虚弱，因为他们不被认为是外科手术的候选人，而且大多数患者死于心肺储备不足的其他相关疾病。

关于缓解症状，Moghissi 及其同事于 1990 年 5 月—1997 年 5 月招募了 100 例晚期无法手术的肺癌患者 5 个月间的癌症（73% Ⅲa 期，10% Ⅳ期）[11]。该研究旨在记录症状（呼吸困难、咳嗽和咯血）和使用世界卫生组织（WHO）的 PS 评分。WHO 评分量表从 0 分（无限制地开展所有正常活动）到 4 分（完全失去活动能力）。患者（59% 为鳞癌、24% 为腺癌）在注射 Photofrin 对气道肿瘤进行 PDT。患者每 6～8 周完成 1 次随访，为期 1 年，然后间隔 3～6 个月随访。收集访问数据。PDT 治疗前，43 例患者接受 WHO 评分≤2 分，54 例患者 WHO 评分≥2 分。PDT 治疗后 6～8 周，87 例患者的 WHO 评分≤2 分，10 例患者 WHO 评分≥2 分。类似地，PDT 治疗后，第一秒用力呼气量（FEV_1）增加 0.28L，用力肺活量（FVC）增加了 0.43L。而多变量分析证明只有 PS 评分与生存期存在统计学关系，PDT 治疗后显著改善功能状态。

（五）小结

PDT 将治疗性支气管镜的领域提升到治愈范畴。在合适的患者人群中，尤其是直径＜1cm 的原位鳞癌患者，90% 以上表现为 CR。位于理想的中心型肿瘤，使用现有技术增加了对远端气道提供治疗的兴趣[12]。PDT 还可用于治疗中央气道恶性阻塞，同时，常用于与其他常见的治疗方式相结合，如化疗和放射治疗。比较新的肿瘤特异性光敏剂具有更少的副作用和更好的治疗效果。PDT 是一种自 1982 年以来不断在发展的技术，并可以预见它仍然是呼吸介入重要的医疗设备。

二、冷冻治疗

支气管内病变可由原发性或转移性肺癌发展而来，并导致气道阻塞。这些患者中的大多数不适合手术切除并且可能经历呼吸急促、低氧血症、咯血和阻塞性肺炎反复发作[13]。良性疾病如痰栓堵塞、血凝块嵌塞、异物吸入等引起的气道阻塞和良性狭窄也可能导致类似的症状。在一些地方描述使用冷冻治疗减瘤支气管腔内病灶而实现气道再通。然而，冷冻治疗的重要作用在于延迟效应治疗和缓解症状、恢复气道通畅的目的。这一部分总结了使用冷冻治疗的关键方面，如作为一种延迟的支气管消融治疗和冷冻清除以去除阻塞呼吸道的异物、痰栓，以及血凝块。

早在 1851 年，James Arnott 首次描述使用极低温治疗乳腺肿瘤[14]。Cooper 和 Lee 随后在 1961 年介绍了第一个使用液氮封闭式尖端冷冻探针；Gage 首次在支气管腔内使用硬性冷冻探针[15, 16]。1994 年开发出可弯曲冷冻探针[13]。冷冻探针冷却到极低的温度。它捕捉到了高压下液态气体快速膨胀引发的冷却效应。这种现象也是称为 Joule-Thomson 效应[17, 18]。冷冻治疗可以通过多种途径应用于组织，包括经皮、经胸、支气管内等[19]。它表现为可以治疗或减轻不可切除的癌症，并且可以潜在地提高长期存活率[20, 21]。欧洲呼吸学会（European Respiratory Society）/美国胸科学会指南（American Thoracic Society guidelines）2002 年和美国胸科医生学院（American College of Chest Physician）2003 年指南建议采用支气管内冷冻治疗支气管内肿瘤、取出异物和阻塞气道的血凝块[22, 23]。

（一）工作原理

冷冻治疗通过细胞和细胞外冷冻冰晶形成诱导组织破坏。通过特殊设计的低温探针，极低的温度应用于局部区域，导致引发这些破坏性事件。细胞内冰晶的形成导致线粒体和内质网等细胞内细胞器的损伤，而细胞外冰晶形成导致细胞内脱水和细胞死亡。Mazur 描述了冷冻治疗的细胞死亡机制；如果组织以每分钟 –100℃ 的速率降至 –40℃ 而快速冷却，可以实现 90% 的细胞死亡。低温和重复冻融循环有助于逐渐导致细胞死亡[24]。此外，冷冻治疗会导致周围血管中的微血栓形成，加速细胞死亡并靶向性选择血管丰富的肿瘤组织。出于同样的原因，组织含水量越高，对冷冻治疗越敏感（肉芽组织、肿瘤、神经、内皮），而支气管软骨伴有纤维化、神经鞘和结缔组织，相对较少受到组织破坏[25, 26]。

异物、血栓和痰栓等可以通过冷冻治疗获得立即缓解气道阻塞，是基于不同的作用机制。支气管镜引导下，冷冻探针置于直接接触引起阻塞的组织 / 异物。当冷冻探针冻结到极低的温度时，它黏附在相邻的组织上。然后，冷冻探针和支气管镜整体移除。大碎片黏液、机化的血凝块和一些异物可以使用这项技术清除，否则可能无法单独通过可弯曲支气管镜处理。

（二）术前准备

支气管内冷冻消融或冷冻清除的适应证和禁忌证可以指导患者选择和计划性操作前的复习。

1. 适应证

(1) 经组织学证实导致支气管阻塞的腔内肿瘤为恶性[19]。

(2) 治疗类癌等支气管腔内无法切除的低度恶性肿瘤[27]。

(3) 肉芽组织生长导致气道阻塞[23]。

(4) 从中央气道和段支气管取出异物。含水率较高的物体，相对于金属、塑料、牙齿、骨骼材料等，某些食物材料和组织更容易冷冻清除[23]。

(5) 取出气道内的机化血凝块 / 血栓和痰栓，吸引的方法不能彻底地清除，从而引起呼吸道受累或发生阻塞性肺炎的风险[28]。

2. 禁忌证

(1) 缺乏完成支气管冷冻治疗的专业知识或培训。

(2) 存在出血素质、血小板减少症 $< 50 \times 10^9$，使用氯吡格雷、新型抗血小板药物和抗凝治疗，因为存在支气管冷冻治疗，以及任何支气管内介入治疗下出血并发症的高风险。

(3) 任何支气管镜下操作的禁忌证。

3. 设备

为上述任何指征提供冷冻治疗，需要联合以下 3 种设备（图 9-6）。

(1) 冷冻手术装置或冷冻探针：可弯曲冷冻探针有两种工作直径，即 2.4mm 和 1.9mm。其长度为 90cm，冷冻探针尖端为 7mm（ERBE USA, Inc.; Marietta, GA, USA）[13]。除了可弯曲探针外，硬性和半硬性也可以常备，但不常使用。硬性和半硬性冷冻探针只能与硬性支气管镜一起使用。他们的优势在于冷冻探解冻时间短，因此操作更快；然而，这也会降低细胞损伤的程度，因此总体上优选使用可弯曲冷冻探针[26, 27]。

(2) 冷冻剂或冷却剂：冷冻剂以液化状态储存在高压冷冻机气缸内。N_2O、N_2 和 CO_2 是最常用的冷冻剂。据报道，几秒之内，N_2O 可将冷冻探针尖端冷却至 –89℃，而 CO_2 冷却至 –79℃[29]。气缸连接到冷冻探针，当冷冻时，冷冻剂通过传输线到达冷冻探针尖端释放。尖端有一个用于气体进出的腔室导致快速冷冻[27]。位于冷冻机的控制开关通过调节冷冻剂的流量控制冷冻速率（图 9-6）。

(3) 输送装置：纤维支气管镜或可弯曲支气管镜可通过支气管导管内进行冷冻治疗。使用可弯曲支气管镜并不总是需要全麻。它也可以到达远端支气管和上叶，这对硬性支气管镜来说是困难的。软纤维支气管镜具有 2.8mm 或更大的工作通道允许冷冻探针插入，且有需要时还能够进行吸引（图 9-7）。

4. 人员

曾接受过肺冷冻和气道管理介入培训和经验的医生主导该操作，包括精通冷冻治疗设备的护士、技师和呼吸治疗师在内的联合工作人员。

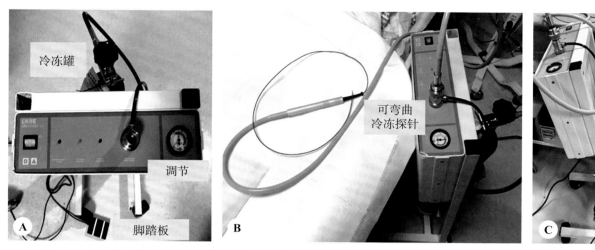

▲ 图 9-6 冷冻治疗机显示了流量调节器、用于启动的脚踏板和装有冷冻剂的气缸（**A**），冷冻治疗机与连接的冷冻探针组装在一起（**B** 和 **C**）

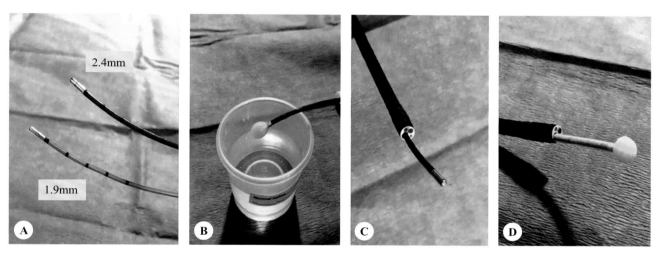

▲ 图 9-7 两个常用的可弯曲冷冻探针，直径分别为 **1.9mm** 和 **2.4mm**（**A**）；低温探针启动测试在步骤（**B**）之前制作盐水冰球；冷冻探针插入可弯曲支气管镜工作通道不冷冻（**C**）和冷冻（**D**）

5. 设置

冷冻治疗辅助消融和清除可以在配置齐全的支气管镜检查室使用标准监控下进行。应在操作前检查设备的性能，包括气缸中适当的冷冻剂水平，冷冻探针在生理盐水中冷冻时间，并进行适当的探针工作和非工作测试。冷冻治疗中常规需要在支气管镜室完成，不需要配备额外的安全设备。

6. 麻醉注意事项

当使用可弯曲支气管镜进行检查时，可以在全麻和适度镇静两种情况下进行[28]。尚未有关于

冷冻消融时与之配合麻醉技术的研究报道。操作过程中给予全麻的优势在于，达到更高的镇静需求以避免咳嗽和防止呼吸道损伤；然而，有严重并发症的患者深度麻醉可能会带来额外的风险。采用全身麻醉的决定取决于患者的病情、病变类型、机构设备可及性和操作者偏好[27]。

7. 冷冻治疗相对于其他消融手段的优势

(1) 冷冻治疗使用可弯曲支气管镜进行更容易到达上叶和远端病变，而使用硬性支气管镜检查则很难达到[13, 30]。

(2) 冷冻治疗由于软骨的含水量较低而结构损

伤较小[13]。

(3) 冷冻消融不同于激光治疗，不需要安全设备（如护目镜）[26]。

(4) 在手术过程中，不存在气道烧伤或电气事故的风险[27]。

(5) 冷冻治疗不同于热疗，可以在需要高流量氧进行氧合的患者中进行[30]。

(6) 冷冻治疗设备比激光便宜，主要用于减瘤和消融[13]。

8. 冷冻治疗的缺点

(1) 冷冻消融的效果是延迟的，而不是立刻的，有时需要重复进行。

(2) 由于其延迟的结果，冷冻消融不是非常急性呼吸道阻塞的治疗选择。

（三）操作技术

支气管内冷冻消融和冷冻清除操作技术根据麻醉、气道装置、设备选择、冷冻时间等相关文献而有显著变化[23, 26, 27]。以下概述了最常用的应用技术。

1. 可弯曲的 2.4mm 或 1.9mm 冷冻探针经软纤维支气管镜插入，直至金属探针尖端完全显露。可弯曲冷冻探针不需要使用可弯曲支气管镜，但是并不常用的硬性和半硬性冷冻探针需要使用可弯曲支气管镜。

2. 使冷冻探针尖端直接接触支气管内目标组织，并使用脚踏板启动。

3. 冷冻探针冷冻形成冰球并在目标组织中扩张，直到覆盖足够的区域被黏附在探针尖端。

4. 将冷冻探针尖端接触到所需区域，对组织冻融交替循环每次约 30s（图 9-8）。任何覆盖的坏死组织应首先使用冷冻清除以便从随后的延迟冷冻治疗获得最大益处。每次新的区域应位于距离上一区域 5mm 的位置，形成处理区域的一些重叠，确保完全覆盖。

5. 如果使用冷冻探针用于提取异物、痰塞或血凝块（图 9-9 至图 9-11），然后，一旦达到了所需粘连的目标组织 / 物体、冷冻探针和支气管镜迅速从气道整体取出。冷冻探针一边在盐水中解冻，一边分离黏附样品。助手应该牢固地扶住气管导管，以免在取镜过程中不小心拔管脱落。

6. 支气管镜医生应注意在突然移除前确保冷冻探针自由移动，并且移除过程中不附着健康组织或气道壁，以避免意外气道损伤和（或）出血。

7. 如果冷冻探针无意黏附在支气管或气管导管，应该处于非启动状态直到冰球融化，探针自动从组织脱离[28]。

8. 可考虑在 2~4 周进行重复支气管镜检查，彻底清除初次冷冻消融后脱落的组织。

（四）并发症

支气管内冷冻治疗风险与气道操作无关。然而，治疗后相关的气道水肿和黏液积聚可导致术后呼吸窘迫[26]。其他并发症包括气道溃疡和损伤、出血、穿孔，死亡少见[26]。

（五）证据

有证据支持冷冻消融可以治疗肿瘤并恢复气道的通畅性。在一项对 521 例气管支气管恶性肿瘤患者冷冻治疗超过 9 年的试验中，研究者发现患者在咳嗽、呼吸困难、咯血和生活质量方面得到显著改善[13, 26]。在 Mathur 及其同事报道的一项研究中，冷冻消融既可以清除 18/20（90%）患者的肿瘤，又可以使 75% 患者的症状得到改善[13]。在另一项前瞻性研究报告了缓解气道阻塞的成功率为 77%。这种改善也与其他研究的症状改善相关[13, 31, 32]。

冷冻消融也可以联合其他消融疗法以达到理想的结果。目前正在通过小型关于化疗药物可能在冷冻消融的肿瘤中产生更好的治疗反应的研究积累证据[33, 34]。Vergnon 及其同事报道称在患有无法切除的非小细胞肺癌（NSCLC）的患者在外部辐射之前接受冷冻治疗的具有更高的肿瘤控制率（65% vs. 35%），与单独辐射[35]（中位数，397 天 vs. 144 天）相比，可获得更佳生存相关。

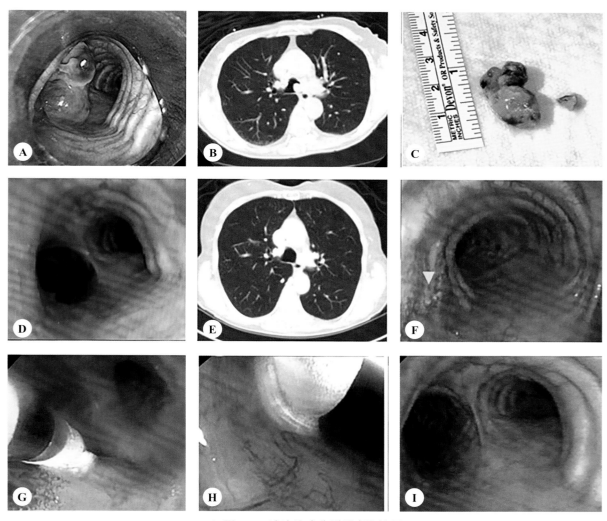

▲ 图 9-8　冷冻治疗典型类癌的处理

A 和 B. 介入前成像显示左侧主干肿瘤；C. 硬性支气管镜下烧灼圈套器与冷冻清除术联合治疗；D. 肿瘤清除术后第 1 天；E. 胸部术后 CT；F 至 H. 冷冻、冻融技术治疗附着在左主干吸收处肿瘤基底部；I. 介入治疗后 3 个月，通过定期冷冻治疗维持局部肿瘤控制

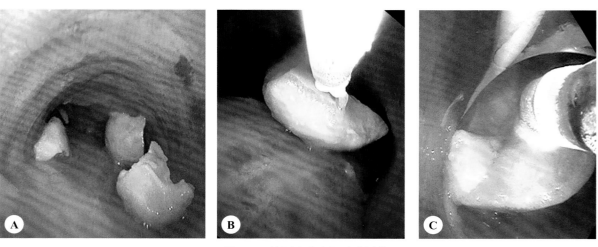

▲ 图 9-9　使用冷冻立即清除异物

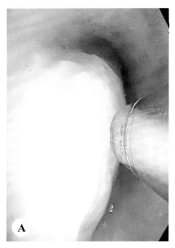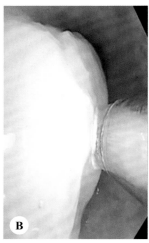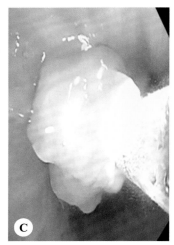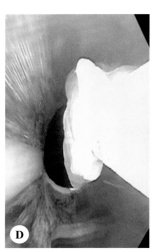

▲ 图 9-10　使用冷冻疗法清除痰栓

图片由马里兰大学医学中心 Van Holden 博士提供

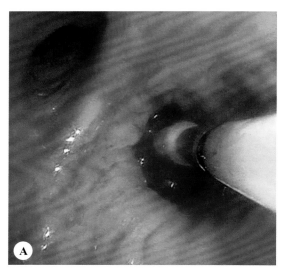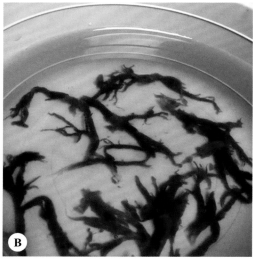

◀ 图 9-11　A. 使用冷冻疗法清除血凝块立即缓解症状；B. 从气道冷冻清除大的机化型血凝块

（六）小结

　　冷冻治疗是目前用于清除、消融、凝固支气管内肿瘤或黏液回收，以及异物取出的一种有用、安全且成本较低的替代选择。其应用取决于再通的紧迫性、病变的位置和类型、气道阻塞类型，以及可及的专业知识和设备。肿瘤清除和消融相结合技术在专业手段方面可能具有叠加优势，以达成更好的效果。

参考文献

[1] Hayata Y, Kato H, Konaka C, et al. Fiberoptic bronchoscopic laser photoradiation for tumor localization in lung cancer. *Chest.* 1982;82(1):10–14.

[2] Chaddha U, Hogarth DK, Murgu S. Bronchoscopic ablative therapies for malignant central airway obstruction and peripheral lung tumors. *Ann Am Thorac Soc.* 2019;16(10):1220–1229.

[3] Kwiatkowski S, Knap B, Przystupski D, et al. Photodynamic therapy: mechanisms, photosensitizers and combinations. *Biomed Pharmacother.* 2018;106:1098–1107.

[4] Dougherty TJ, Gomer CJ, Henderson BW, et al. Photodynamic therapy. *J Natl Cancer Inst.* 1998;90(12):889–905.

[5] Gomer CJ, Dougherty TJ. Determination of [3H]– and [14C]

hematoporphyrin derivative distribution in malignant and normal tissue. *Cancer Res.* 1979;39(1):146–151.

[6] Moghissi K, Dixon K. Is bronchoscopic photodynamic therapy a therapeutic option in lung cancer? *Eur Respir J.* 2003;22(3):535–541.

[7] Mahmood K, Wahidi MM. Ablative therapies for central airway obstruction. *Semin Respir Crit Care Med.* 2014;35(6):681–692.

[8] Lee P, Kupeli E, Mehta AC. Therapeutic bronchoscopy in lung cancer. Laser therapy, electrocautery, brachytherapy, stents, and photodynamic therapy. *Clin Chest Med.* 2002;23(1):241–256.

[9] McCaughan Jr JS, Williams TE. Photodynamic therapy for endobronchial malignant disease: a prospective fourteen-year study. *J Thorac Cardiovasc Surg.* 1997;114(6):940–946. discussion 946–947.

[10] Kato H, Usuda J, Okunaka T, et al. Basic and clinical research on photodynamic therapy at Tokyo Medical University Hospital. *Lasers Surg Med.* 2006;38(5):371–375.

[11] Moghissi K, Dixon K, Stringer M, Freeman T, Thorpe A, Brown S. The place of bronchoscopic photodynamic therapy in advanced unresectable lung cancer: experience of 100 cases. *Eur J Cardiothorac Surg.* 1999; 15(1):1–6.

[12] Usuda J, Inoue T, Tsuchida T, et al. Clinical trial of photodynamic therapy for peripheral-type lung cancers using a new laser device in a pilot study. *Photodiagnosis Photodyn Ther.* 2020;30:101698.

[13] Mathur PN, Wolf KM, Busk MF, Briete WM, Datzman M. Fiberoptic bronchoscopic cryotherapy in the management of tracheobronchial obstruction. *Chest.* 1996;110(3):718–723.

[14] Arnott J. *On the Treatment of Cancer, by the Regulated Application of an Anaesthetic Temperature.* London: Churchill J; 1851.

[15] Cooper IS, Lee AS. Cryostatic congelation: a system for producing a limited, controlled region of cooling or freezing of biologic tissues. *J Nerv Ment Dis.* 1961;133(3):259–263.

[16] Gage AA, Koepf S, Wehrle D, Emmings F. Cryotherapy for cancer of the lip and oral cavity. *Cancer.* 1965;18(12):1646–1651.

[17] Roebuck J, Murrell T, Miller E. The Joule-Thomson effect in carbon dioxide. *J Am Chem Soc.* 1942;64(2):400–411.

[18] Roebuck J, Osterberg H. The Joule-Thomson effect in nitrogen. *Phys Rev.* 1935;48(5):450.

[19] Niu L, Xu K, Mu F Cryosurgery for lung cancer. J Thorac Dis. 2012;4(4):408–419. https://doi:10.3978/j.issn.2072–1439.2012.07.13.

[20] Xu KC, Niu LZ, He WB, Guo ZQ, Hu YZ, Zuo JS. Percutaneous cryoablation in combination with ethanol injection for unresectable hepatocellular carcinoma. *World J Gastroenterol.* 2003;9(12):2686.

[21] Mouraviev V, Polascik TJ. Update on cryotherapy for prostate cancer in 2006. *Curr Opin Urol.* 2006;16(3):152–156.

[22] Ernst A, Silvestri GA, Johnstone D. Interventional pulmonary procedures: guidelines from the American College of Chest Physicians. *Chest.* 2003;123(5):1693–1694.

[23] Bolliger CT, Mathur PN, Beamis JF, et al. ERS/ATS statement on interventional pulmonology. European Respiratory Society/American Thoracic Society. *Eur Respir J.* 2002;19(2):356–373.

[24] Mazur P. The role of intracellular freezing in the death of cells cooled at supraoptimal rates. *Cryobiology.* 1977;14(3):251–272.

[25] Sunna R. Cryotherapy and cryodebridement. In: Ernst A, Herth FJF, eds. *Principles and Practice of Interventional Pulmonology*: Springer; 2013:343–350.

[26] Shepherd RW, Radchenko C. Bronchoscopic ablation techniques in the management of lung cancer. *Ann Transl Med.* 2019;7(15):362.

[27] DiBardino DM, Lanfranco AR, Haas AR. Bronchoscopic cryotherapy. Clinical applications of the cryoprobe, cryospray, and cryoadhesion. *Ann Am Thorac Soc.* 2016;13(8):1405–1415.

[28] Hetzel M, Hetzel J, Schumann C, Marx N, Babiak A. Cryorecanalization: a new approach for the immediate management of acute airway obstruction. *J Thorac Cardiovasc Surg.* 2004;127(5):1427–1431.

[29] Lentz RJ, Argento AC, Colby TV, Rickman OB, Maldonado F. Transbronchial cryobiopsy for diffuse parenchymal lung disease: a state-of-the-art review of procedural techniques, current evidence, and future challenges. *J Thorac Dis.* 2017;9(7):2186.

[30] Dumon JF, Reboud E, Garbe L, Aucomte F, Meric B. Treatment of tracheobronchial lesions by laser photoresection. *Chest.* 1982;81(3):278–284.

[31] Walsh D, Maiwand M, Nath A, Lockwood P, Lloyd M, Saab M. Bronchoscopic cryotherapy for advanced bronchial carcinoma. *Thorax.* 1990;45(7):509–513.

[32] Maiwand M, Asimakopoulos G. Cryosurgery for lung cancer: clinical results and technical aspects. *Technol Cancer Res Treat.* 2004;3(2):143–150.

[33] Homasson JP, Pecking A, Roden S, Angebault M, Bonniot JP. Tumor fixation of bleomycin labeled with 57 cobalt before and after cryotherapy of bronchial carcinoma. *Cryobiology.* 1992;29(5):543–548.

[34] Ikekawa S, Ishihara K, Tanaka S, Ikeda S. Basic studies of cryochemotherapy in a murine tumor system. *Cryobiology.* 1985;22(5):477–483.

[35] Vergnon JM, Schmitt T, Alamartine E, Barthelemy JC, Fournel P, Emonot A. Initial combined cryotherapy and irradiation for unresectable non-small cell lung cancer: preliminary results. *Chest.* 1992;102(5):1436–1440.

第 10 章　支架置入
Stent Placement

A.Christine Argento　Sean B. Smith　著

田笑如　译

气道支架是一种中空的假体，可以保持气道通畅的同时提供结构支撑。支架放置是介入肺科医生的基本技能。气道支架的选择和适应证通常将决定使用何种放置技术。因此，介入肺科医生需要熟悉各种支架置入技术，这取决于需要支架置入的病理结果。在本章中，我们将讨论支架的类型、适应证和放置。

一、历史

"支架"（stent）一词是以英国牙科医生 Charles Stent 的名字命名的，他在 19 世纪发明了牙科夹板。第一批支架由 Trendelenburg 和 Bond 通过手术置入以治疗气道狭窄，Brunings 和 Albrecht 在 1915 年首次实施了内镜下支架置入术[1]。1965 年，Montgomery 发明了一种带有气管造口肢的硅酮支架，称为 T 形管[2]，用于治疗声门下狭窄。第一个严格意义上的腔内气管硅酮支架是由 Jean-François Dumon 发明和报道的[3]。硅酮支架能给介入肺科带来动力，因为它使得经过硬性气管镜训练的肺科医生能够处理中央气道阻塞[4]。金属支架也在同时期出现了。

二、支架类型

一个理想的支架应该满足以下条件：①易于放置和取出；②能够对抗移位；③不形成肉芽组织；④不会被分泌物阻塞；⑤能够很好地适应患者气道；⑥可定制；⑦有足够的径向力来维持气道通畅；⑧价格低廉。遗憾的是，目前还不存在这种理想的支架。

支架主要有两种类型，即金属类和硅酮类。这两种类型的支架都被用于处理中央气道阻塞。每种类别下都有多种支架（图 10-1），且不同支架间都有细微的差别，可以帮助你进行选择。金属支架与硅酮支架比较的基本概述见表 10-1。其中一个特别值得注意的混合支架是动力型支架，它是一种分叉的硅酮支架，在气管肢的前部使用金属支柱，仅在后部使用硅酮来模拟气管环和气管膜部（图 10-1H）。该支架用直视喉镜和一对专用硬性钳放置。最后，还有一种沙漏支架可用于在治疗气道狭窄时对抗支架移位，而支架移位也是一个值得关注的问题（图 10-1G）。

三、气道支架置入的适应证

当患者出现呼吸道症状，且影像学表现与局灶性气道阻塞相一致时，就需要放置气道支架[1, 5]（表 10-2）。梗阻的数量须能够解释患者的症状。通常情况下，气道直径减少 50% 就会导致患者出现症状。一般当气道直径≤8mm 时，患者才会出现用力呼吸困难，当气道直径＜5mm 时患者在安静状态下也会出现呼吸短促[4]。重要的是，当支架放置区域到气道末梢之间是通畅的时候，支架置入才能有效；这通常须在支气管镜检查过程中进行评估，但有时也可以通过影像学检查来评估。气道支架对肺癌患者特别有用，其中 30% 表现

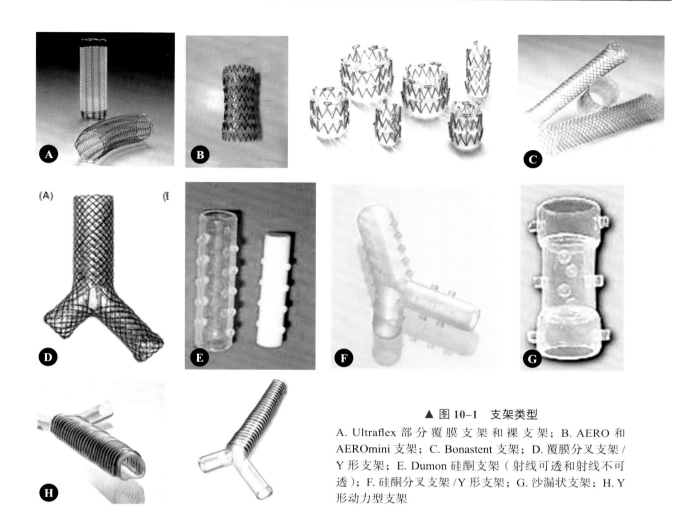

▲ 图 10-1　支架类型

A. Ultraflex 部分覆膜支架和裸支架；B. AERO 和 AEROmini 支架；C. Bonastent 支架；D. 覆膜分叉支架 / Y 形支架；E. Dumon 硅酮支架（射线可透和射线不可透）；F. 硅酮分叉支架 /Y 形支架；G. 沙漏状支架；H. Y 形动力型支架

为气道阻塞，35% 将死于窒息、咯血或阻塞肺性炎[6]。在一项大型多中心研究中，947 例接受支气管镜治疗的患者接受了 1115 次手术，1/3 的患者接受了气道支架置入术且改善了气道通畅性。有趣的是，基线呼吸困难（Borg 评分）和非叶性梗阻的患者在呼吸困难和健康相关生活质量方面有更大的改善。此外，美国麻醉学协会（American Society of Anesthesiology，ASA）评分较高、功能状态较低的患者的健康相关生活质量也有更大的改善[7]。值得注意的是，2005 年，美国食品药品管理局（Food and Drug Administration，FDA）发布了一项关于使用气管内裸金属支架治疗良性气管阻塞的黑框警告[8]。目前的治疗标准是用硅酮支架或全覆膜金属支架来治疗良性气管阻塞。Fortin 等回顾了 30 例使用第三代全覆膜金属支架

放置在中央气道以治疗良性气道狭窄的患者，发现 50% 的患者在平均 77 ± 96.6 天内出现并发症，其余的患者在 122 ± 113.2 天内出现并发症。支架治疗的临床成功率为 40.7%，无支架相关死亡事件报道[9]。

远端气道支架置入可以引流残留的分泌物，改善肺不张和呼吸困难。尽管由于黏液清除问题使其在技术上更具挑战性且结果不太一致，但仍然可以考虑在个案基础上使用[10]。

四、术前规划

应仔细检查患者的病史、体格检查和 CT 成像，以确认是否需要进行气道支架置入术并计划手术过程。最适合气道支架置入术的患者通常会有症状，可能即将出现呼吸功能损伤，因此应设

表 10-1　金属支架和硅酮支架的对比		
	金属支架（覆膜和裸支架）	硅酮支架
可弯曲支气管镜置入	是	否
硬性支气管镜置入	是	是
肉芽生长	是	是（末端）
肿瘤生长	是（非覆膜）	否
移位	罕见	是
断裂	是	非常罕见
感染	是	罕见
气道穿孔	罕见	非常罕见
黏液潴留	罕见	是
可修正	否	是
能够重新放置	立即→是；后期→否	是
易于置入	容易	需要严格的支气管镜检查专业知识
适于曲折气道	是	否
内外径比	高	低
径向强度	中等	高
黏液纤毛清除	非覆膜→是；覆膜→否	否
费用	较多	较少

表 10-2　金属支架和硅酮支架的适应证		
适应证	金属支架	硅酮支架
气道肿瘤	是	是
中央气道中的支气管肿瘤	是	是
小气道伴肿瘤	是	否
气道软化 /EDAC	有时	是
气管食管瘘	否	是
吻合口裂开	是	极少
外源性压迫	是	是
良性气管狭窄 [a]	否	是

a. 可包括特发性、吸入性损伤、气管切开术后、插管后和自身免疫性疾病（如结节病、肉芽肿病伴多血管炎或系统性红斑狼疮）
EDAC. 过度的动态气道塌陷

计团队合作策略。患者在多学科团队成员之间可以合作的医疗中心能得到最好的服务，中心包括介入肺科医生、麻醉医生、重症监护医生、胸外科医生或耳鼻咽喉科医师。虽然一些患者在被送往其他医疗中心时可能不稳定，但必须认识到，在没有适当的设备、团队成员和场所来治疗患者的情况下，放置气道支架可能存在风险[11]。

对于外源性、内源性和复杂狭窄的认识和计划是很重要的。在支架用于内源性和复杂狭窄之前，可能需要进行组织减容。因此，在手术前必须准备适当的设备和专业技术，如硬性气管镜、冷冻治疗、氩等离子凝血、电灼或激光治疗。

应仔细评估狭窄处远端肺实质。当狭窄远端的肺良好时，气道支架置入术是最有效的。在实体组织团块附近放置的支架可以减轻狭窄和打开气道，但不改善通气，因此临床获益不大。同样，CT 成像可以帮助评估与气道狭窄相关的血管系统，如果远端肺灌注有明显的阻塞，那么支架置入以改善通气可能不会产生临床获益。因此，CT 胸部成像和静脉对比剂对选择最有可能受益于支架置入术的患者非常有帮助。我们建议全身麻醉下进行支架置入术，以促进气道管理和在手术过程中充分的氧合和通气。对于远端气管或支气管狭窄，气管插管的放置可能是常规的，但对于更近端气管狭窄，气管插管的放置可能更困难或不能插入。因此，在麻醉诱导时可能立即需要硬性气管镜检查，以固定近端气管，并在支架置入前进行消融或扩张狭窄。硬性气管镜也为介入肺科医生提供了更多的放置硅酮或金属支架的选择。通常可弯曲气管镜需通过硬性气管镜来帮助进行组织减容或支架放置。然而，如果使用常规的气管内插管，我们建议至少使用一个 8.0 号的气管内插管，以促进治疗性可弯曲气管镜周围的通气。

五、放置金属支架

金属支架可以是非覆膜，部分覆膜，或者完全被硅酮或聚氨酯覆盖。虽然它们过去是不锈钢制成的，但现在这些支架是由镍钛诺制成的，一种镍钛合金，具有弹性和形状记忆，被折叠并加载到导管上放置后会回到原来的形状。没有一种支架完全适合所有的气道病理，介入肺科医生应该了解每种类型支架的优势和局限性。一般来说，对于恶性气道疾病、当供应商想要最大化内外径、如果气道不规则、当可能需要一个未覆盖的部分以保持邻近气道的通畅时，应考虑金属支架。金属裸支架有时用于良性疾病，特别是肺移植后的吻合口开裂[12]。所有的金属支架都可以轻松地折叠成一个不显眼的置入系统。这意味着它们可以通过硬性气管镜或气管内管，有些甚至可以通过可弯曲气管镜的工作通道，因此可以不需要硬性气管镜即可以使用。目前最常用的金属支架是 Ultraflex 支架（Boston Scientific, Marlborough, MA, USA）（图 10-2）、AERO 和 AEROmini 支架（Merit Endotek, South Jordan, UT, USA）（图 10-3）和 Bonastent 支架（Thoracent, Huntington, NY, USA）（图 10-4）。Ultraflex 支架是未覆膜或部分覆膜的超细支架，用丝线固定在输送导管上，松开绳子，释放一系列钩针结（图 10-2）。它们同时有近端和远端释放的选择。AERO 支架、AEROmini 支架和 Bonastent 支架都是金属的，完全被覆硅酮或聚氨酯，使用外部透明的放置导管压缩支架，随后出鞘释放（图 10-3 和图 10-4）。

在气道固定后，进行可弯曲或硬性气管镜检查狭窄程度，并进行任何必要的扩张或消融措施。一旦气道管腔的直径最大化后，支架供应者应测量残余狭窄的长度和直径，以选择合适的支架大小。长度的测量可以通过将支气管镜进到狭窄的远端，将手指放在支气管镜上作为标记，然后缩回到狭窄的近端。然后可以用尺子测量从远端到近端的距离。如果有相邻的气道开口，供应者应考虑金属支架可能阻塞气道开口的风险。气道管腔的直径有时可以通过与内支气管镜相关的肉眼检查方法来估计，但球囊膨胀可以通过将球囊膨胀到短暂封闭管腔所需的直径来测量。最后，一

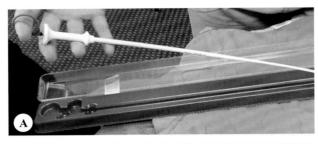

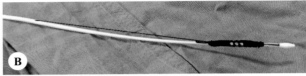

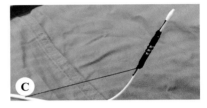

▲ 图 10-2　Ultraflex 支架

A. 带环手柄释放钩针结；B. 放置导管上的支架，远端释放；C. 放置导管上的支架，近端释放

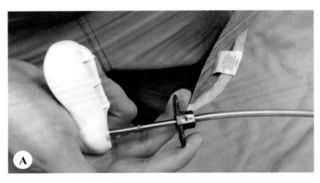

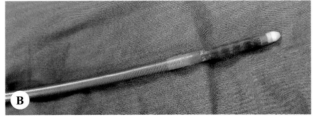

▲ 图 10-3　AERO 和 AEROmini 支架，放置导管上的手柄（A）和支架（B）

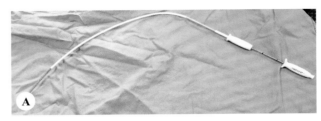

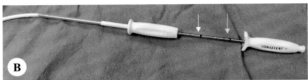

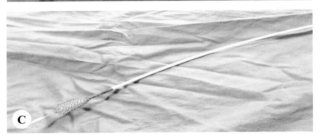

▲ 图 10-4　Bonastent 支架

A. 全支架；B. 手柄显示支架何时开始放置的标记（白箭），70% 已放置（黄箭），超过此点就不能再取出支架重新定位；C. 中部署支架

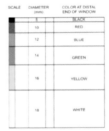

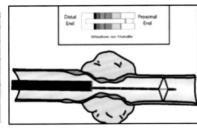

▲ 图 10-5　分级球囊的示例（Merit Endotek 的空气传感器）

些公司提供了分级球囊来更准确地测量气道管腔直径（图 10-5）。一般情况下，支架的直径应大于气道直径 2mm，以便支架对气道壁施加径向力。在测量放置位置时，也可以将射线不可透设备（如

回形针）放置在患者的胸壁上，在 X 线透视引导下与内支气管镜所标记的狭窄近端和远端相对应。这可以为没有直接通过支气管镜放置支架时提供狭窄长度的外部 X 线透视评估。

　　一旦选择了支架类型和尺寸，在直视和（或）X 线透视引导下，通过支气管镜放置导丝（通常直径 0.035in）。钢丝通过狭窄处到达远端气道后，再次评估与狭窄处近端和远端对应的外部金属标志物。如果使用可弯曲气管镜，则使用 Seldinger 技术取出该支气管镜，保持温和的推进压力，以

便使导丝穿过狭窄的位置。实时 X 线透视有助于将导丝保持在预定位置。取出可弯曲气管镜，导丝通过气管内管或硬镜退出，支架释放装置可以放置在导丝上。重要的是要评估气管内管或硬性气管镜的大小和呼吸机连接器，以确保放置装置能够顺利地安装在导丝上，通过导管或支气管镜进入气道。然后将放置装置穿过导丝和狭窄处，使用超细或儿科支气管镜的直接可视化，结合或不结合实时 X 线透视，以确保支架被放置在合适的位置。当支架释放时，支架往往会有一些向后的张力和移动，因此建议保持支架远端稍微远于预定位置。

放置设备因金属支架的品牌而有所不同。其原理包括通过抽拉绳索或取出包覆的鞘管而释放折叠的支架。当支架取出以后，借助支气管镜或实时 X 线透视的直接可视化，对放置设备施加温和的推进压力，以防止支架在放置期间错位。一些品牌带有可伸缩的保护套，如果支架位置需要调整，可以在放置过程中让保护套回到支架上的某个点。在放置过程中，金属支架将根据其与气道壁的相互作用和气道壁的顺应性而扩大到其制造的直径。需要注意的是，即使是金属支架，其径向力仍要小于硅酮支架，且来自气道壁的外部压力可能会限制其完全扩张。一旦完全打开，放置装置将与支架脱离，并必须从气道中移出。我们常常继续通过支气管镜或实时 X 线透视的直视化来确保放置设备完全脱离，不会无意中捕获或收缩支架。

在放置装置足够小的情况下，它可以通过治疗性可弯曲气管镜（直径 8mm 或 10mm 的 Bonastent 支架）的工作通道进行放置。然而，硬性气管镜也可以用于放置金属支架。硬性镜可作为通气的气管内管，其直径足够大，可以容纳一个放置装置。根据尺寸的不同，可弯曲或硬性光学设备也可以通过镜子在放置期间提供实时支气管镜内引导。这可能有助于支气管镜医生评估支架如何相互作用并适于狭窄的近端[13]。我们仍然

鼓励结合实时 X 线透视来帮助评估在支气管镜下不太可能很好观察到的远端。

在放置后，应使用可弯曲气管镜或硬性气管镜对狭窄范围内的支架进行彻底评估。应检查邻近的气道孔，以确定是否有任何可能限制通气或黏液引流的阻塞。金属支架一旦放置，就可以进行调整。一些品牌在支架近端和（或）远端编织了绳子，可以方便用可弯曲或硬性钳抓住。然后可以使用钳子将支架近端穿过狭窄处，以获得更好的定位。我们建议，在没有绳子的帮助下，不要对任何单个金属支架施加显著的力，因为支架可能会断裂。最后，球囊扩张可用于改善未完全释放或可能被气道壁外力压迫的支架的释放。

如果需要取出一个金属支架，这可以通过可弯曲或硬性气管镜来完成。如果支架只是被释放，或者肉芽组织没有侵犯支架，那么用可弯曲钳进行简单的拉出操作即可以使支架与气道壁分离。然而，如果有肉芽组织增生或肿瘤的侵犯，那么可能需要消融治疗或硬性气管镜来小心地将支架从气道壁中分离出来。一旦金属支架松动，即可以通过气管内管、硬性支气管镜，甚至通过声带的自然气道拔出，但考虑到可能遇到的困难和对声带的潜在损伤，不建议使用适度的镇静来取出支架。

六、放置硅酮支架

与金属支架一样，目前还没有一种完美的支架来治疗特定的气道阻塞。硅酮支架可用于良性或恶性疾病，对气道壁施加更大的径向力，通常可以在气道中留置较长时间，且较少形成肉芽组织。然而，硅酮支架更容易移位，也更易削弱黏液清除能力。所有的硅酮支架都需要使用硬性气管镜进行放置，因此对于支气管镜医师、团队和准备置入硅酮支架的机构来说，具有硬性镜技术和设备的专业知识是绝对必要的。

前面描述的关于支架放置前的支气管镜检查和计划的程序同样适用于硅酮支架。然而，与金属支架不同的是，硅酮支架通常不是放置在导丝

上，而是折叠后通过硬性气管镜的鞘管放置。这要求硬镜要足够大，以容纳折叠的硅酮支架，但也要足够小，可以通过气道狭窄。因此，在选择和装载支架之前，应仔细检查气道狭窄和能通过气道狭窄的镜子的操作。

硅酮支架应做好放置前准备。硅酮支架有各种各样的形状和设计。有些是简单的导管支架，而另一些则有外部螺柱，以帮助减少位移，还有一些是Y形的，有三个侧支，以适应隆突。简单的管式支架是对称的，但具有特殊功能的硅酮支架在折叠时要求提供者非常细致，以确保放置在气道内合适的位置。有些提供者会使用砂纸或研磨设备来刮平硅酮支架末端的锋利边缘，希望在长期留置时尽量减少肉芽组织增生。此外，支架的长度可以通过剪刀或手术刀修改，并且可以使用咬骨钳创建"窗口"（图10-6），以保证通气和清除气道中的黏液，否则气道会被支架阻塞。这种窗口定制技术最常用于右上肺支气管开口。定制这些支架可以成功地对困难病变进行支架置入，并具有良好的短期安全性[14]。

根据硬性气管镜的品牌，有一些装载装置可以帮助折叠并将硅酮支架插入硬性导引器中。导引器是一个中空的管，可以将折叠的支架容纳在自己的腔内，然后导引器可以通过硬性支气管镜的鞘管进行支架释放。装载装置有助于保持支

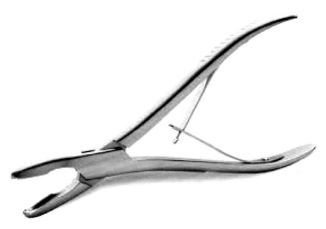

▲ 图10-6 咬骨钳，用于在硅酮支架中创建窗口，最常用于右上肺支气管开口

的折叠状态，使它可以被推入导引器（图10-7和图10-8）。充足的润滑有助于将折叠好的支架滑入装载机和导引器中。最后，通过导引器的背面放置一个匹配尺寸的柱芯（图10-9）。柱芯是一根硬性杆，将在导管内固定支架的近端。支气管镜医生无法通过导引器看到柱芯和支架的相互作用，因此需要小心处理，以确保支架不会被推出导引器。一般情况下，支架的长度应与定位正确的柱芯和导引器手柄之间的长度相对应（图10-7G）。

当准备好放置时，硬性气管镜应通过气道狭窄放置并靠近其远端。硬性光学导管和吸引导管将被移除，并且根据所使用的硬性支气管镜品牌和通气策略（常规与喷射），可能需要调整阀盖或通气管，以使硬性支气管镜的鞘管没有任何阻塞。有效通气在放置过程中会有暂停，即使是短暂的，麻醉团队也应做好准备。已经装载了折叠的支架和柱芯的导引器可以通过硬性支气管镜的后端放置。导引器应与硬性支气管镜鞘管的尺寸相匹配，这样既能使导引器顺利通过鞘管，又能使导引器的末端正确定位在硬性气管镜鞘管的末端。

一些导引器允许通过柱芯或导引器放置硬性光学装置，但在大多数情况下，接下来的部署步骤将是盲目的。硅酮支架不容易在X线透视下看到，除非使用射线不可穿透的版本，所以我们发现X线透视在放置过程中是没有用的。当导引器通过硬性支气管镜的鞘管时，支气管镜医生必须保持鞘管在一个稳定的位置。在放置前不自觉地推进或收缩支气管镜将导致放置后支架的错位。支气管镜医生可以用一只手固定硬性气管镜鞘管，另一只手推动柱芯穿过导引器，从而将折叠的支架从导引器中推出并进入气道。我们建议当柱芯向前移动的同时温和地收缩硬性气管镜鞘管，使支架远端保持对齐，刚好超出狭窄的远端边缘。简单地放置柱芯和支架而不缩回支气管镜鞘管可导致支架被推出到狭窄的远端。在柱芯完全通过导引器并释放支架后，取出导引器和柱芯，以便更换光学导管和吸引导管。

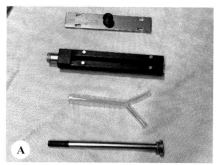
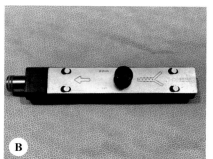

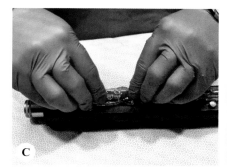
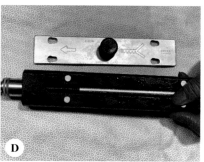

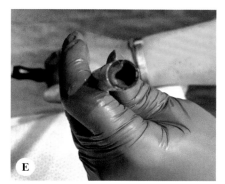

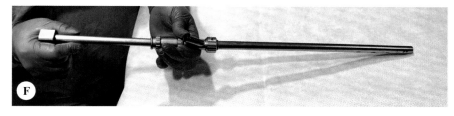

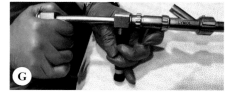
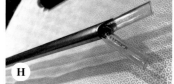

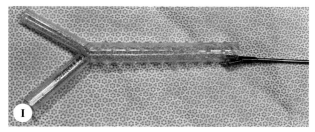

◀ 图 10-7　硅酮 Y 形支架装载系统
A. 带盖的装载装置、Y 形支架、柱芯；B. 带盖关闭的装载装置；C. 将 Y 形支架置入装载装置中；D. 将支架放入导引器后的装载装置；E. 装入导引器内的 Y 形支架；F. 通过硬性气管镜放置导引器；G. 导引器和柱芯准备通过硬性气管镜放置支架；H. Y 形支架的放置；I. 硬性钳，可用于抓持和操作支架，以调整到气道内的适当位置

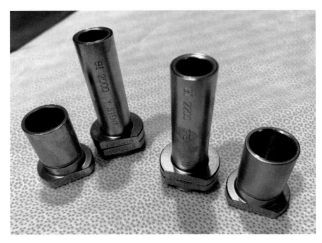

▲ 图 10-8　管状硅酮支架装载器

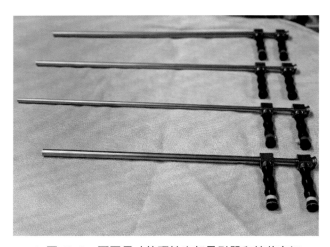

▲ 图 10-9　不同尺寸的硬性支架导引器和柱芯套组

与金属支架的放置一样，应该对新放置的硅酮支架进行仔细的支气管镜检查。通常需要硬性操作来实现正确的定位和完整的释放。硅酮支架的径向力和结构记忆通常会使它从折叠的结构中自发地打开，但可能需要硬性钳来拉、推或扭转硅酮支架到所需的位置。扭转硅酮支架会使其自身折叠起来并减少外径，这种操作有助于帮助支架滑动通过气道或狭窄。硬性钳、硬性镜的鞘管或膨胀球囊都是可以用来帮助释放和正确放置硅酮支架的工具。

如果硅酮支架在放置后由于定位不当或之后由于任何其他原因需要移除，则需要使用硬性气管镜。用硬性钳进行的扭转操作可以帮助折叠支架，使它可以被拉到硬性气管镜的鞘管内。一旦支架从气道移动并进入鞘管内，如果支架足够小，支架可以完全通过鞘管，或者支架（用钳子牢牢抓住）和气管镜可以同时从气道取出。后一种操作需要用硬性气管镜拔管，因此支气管镜医生和麻醉医生必须沟通并计划硬性气管镜拔管后的气道管理。

七、术后护理

使用气道支架后，支气管镜和麻醉医生必须对患者的生理功能和气道进行仔细评估。许多患者只是因为手术而插管，但其他患者可能在行支气管镜检查前即因狭窄本身导致的呼吸衰竭而插管。如果狭窄已被充分扩张并使用支架进行保护，在氧合、通气、血流动力学和精神状态允许的情况下，即使是那些先前存在呼吸衰竭的患者，也可以在手术室拔管。硬性气管镜检查后的麻醉苏醒是一种独特的状态，通常需要放置新的气管内插管或喉罩气道（laryngeal mask airway，LMA），以协助患者醒来时的通气和氧合。虽然 LMA 的放置不会与气道支架相互作用，但新的气管内插管可能会与气管高位或中位支架接触。在支架内伸缩气管内插管是可能的，但最后拔管时最好使用可弯曲气管镜，以确保拔管后支架仍保持在原位。一旦拔管并转移到麻醉恢复区，在决定最终治疗决策前应监测患者病情。

气道支架是一种人工设备，它必然会影响患者正常的黏液清除和支气管卫生。硅酮支架特别容易影响黏液清除而引起黏液潴留，这可能导致支架的严重阻塞，而支架有时对维持中央气道的通畅至关重要。因此，不确定的支气管卫生需要维持支架的通畅，我们建议对所有硅酮支架使用支气管扩张药（如沙丁胺醇）和黏液溶解剂（如高渗盐水或 N- 乙酰半胱氨酸）联合雾化治疗。支架置入后的气管镜监测没有标准化，一些机构按照特定的时间间隔进行监测，而另一些机构则根据患者提出的症状进行支气管镜检查。无论如何，支架置入团队需要密切随访气道支架患者。最后，应向患者提供支架信息卡以便患者随身携带，卡上应详细说明支架的类型、位置、尺寸及医生的联系方式，以防患者需要插管。

八、并发症

气道支架置入术的并发症比较常见，但通常不严重。使用金属支架时，肉芽组织的形成有 4%～25% 发生在支架末端，这可以用热疗法（冷冻疗法、激光或氩等离子凝固）进行治疗。黏液嵌塞、肿瘤支架内生长和感染的发生率为 5%～15%。支架断裂是多种多样的，取决于支架放置的适应证及支架的位置[15]。对于硅酮支架，最常见的并发症是移位（9.5%），肉芽组织形成的发生率为 7.9%，黏液阻塞的发生率为 36%。

当有明显的肿瘤支架腔内生长或黏液阻塞时，可能危及生命，应该移除支架。尽管硅酮支架（虽需要硬性气管镜）或全覆膜金属支架的移除相当简单，但裸金属支架的移除可能具有挑战性并引起并发症，特别是如果支架放置已超过 3 个月。在一项研究中，Lunn 及其同事描述了他们取出 30 个金属支架的经验，并报道了以下并发症，包括支架碎片残留（7/30）、黏膜撕裂出血（4/30），再阻塞需要放置硅酮支架（14/30）、术后需要机械通气（6/30）、张力性气胸（1/30）[16]。相比之下，Noppen 及其同事的一项研究描述了 49 个全覆膜金属支架的移除，没有出现重大并发症。所有患者术后均拔管，随访无显著差异[17]。大多数报道表明金属支架的移除有一些困难，如果尝试取出金属支架，应掌握处理这些并发症的专业知识。

九、总结

气道支架是治疗性支气管镜的一个重要方面，可以提高良性或恶性中央气道阻塞患者实现和维持气道通畅的成功率。支架的选择和放置方法可因指征和阻塞的位置，以及当地的专业技术水平而有所不同。

参 考 文 献

[1] Lee P, Kupeli E, Mehta AC. Airway stents. *Clin Chest Med.* 2010;31:141–150.

[2] Montgomery WW. T-tube tracheal stent. *Arch Otolaryngol.* 1965;82:320–321.

[3] Dumon JF. A dedicated tracheobronchial stent. *Chest.* 1990;97:328–332.

[4] Ernst A, Herth F. *Principles and Practice of Interventional Pulmonology.* New York: Springer; 2013.

[5] Guibert N, Saka H, Dutau H. Airway stenting: technological advancements and its role in interventional pulmonology. *Respirology.* 2020;25:953–962.

[6] Cavaliere S, Venuta F, Foccoli P, Toninelli C, La Face B. Endoscopic treatment of malignant airway obstructions in 2,008 patients. *Chest.* 1996;110:1536–1542.

[7] Ost DE, Ernst A, Grosu HB, et al. Therapeutic bronchoscopy for malignant central airway obstruction: success rates and impact on dyspnea and quality of life. *Chest.* 2015;147:1282–1298.

[8] Food and Drug Administration. FDA Public Health Notification: Complications From Metallic Tracheal Stents in Patients With Benign AIRWAY Disorders. 2005.

[9] Fortin M, Lacasse Y, Elharrar X, et al. Safety and efficacy of a fully covered self-expandable metallic stent in benign airway stenosis. *Respiration.* 2017;93:430–435.

[10] Argento AC, Puchalski JT. Distal airway stenting: how far is too far? *J Bronchology Interv Pulmonol.* 2015;22:e15–e16.

[11] Flannery A, Daneshvar C, Dutau H, Breen D. The art of rigid bronchoscopy and airway stenting. *Clin Chest Med.* 2018;39:149–167.

[12] Mughal MM, Gildea TR, Murthy S, Pettersson G, De- Camp M, Mehta AC. Short-term deployment of self-expanding metallic stents facilitates healing of bronchial dehiscence. *Am J Respir Crit Care Med.* 2005;172:768–771.

[13] Herth F, Becker HD, LoCicero 3rd J, Thurer R, Ernst A. Successful bronchoscopic placement of tracheobronchial stents without fluoroscopy. *Chest.* 2001;119:1910–1912.

[14] Breen DP, Dutau H. On-site customization of silicone stents: towards optimal palliation of complex airway conditions. *Respiration.* 2009;77:447–453.

[15] Saad CP, Murthy S, Krizmanich G, Mehta AC. Self-expandable metallic airway stents and flexible bronchoscopy: long-term outcomes analysis. *Chest.* 2003;124:1993–1999.

[16] Lunn W, Feller-Kopman D, Wahidi M, Ashiku S, Thurer R, Ernst A. Endoscopic removal of metallic airway stents. *Chest.* 2005;127:2106–2112.

[17] Noppen M, Stratakos G, D'Haese J, Meysman M, Vinken W. Removal of covered self-expandable metallic airway stents in benign disorders: indications, technique, and outcomes. *Chest.* 2005;127:482–487.

第 11 章　气管镜下用药
The Endoscopic Application of Medication to the Airway

Megan Acho　Roy Semaan　Lonny Yarmus　著

王腾腾　译

自 1876 年以来，支气管镜检查在肺部疾病的诊断和治疗中发挥了重要作用[1]。在过去的几十年中，支气管镜检查的治疗范围发生了巨大的变化。事实上，激光疗法、氩等离子体凝固、冷冻疗法、近距离放射疗法和支气管内支架置入等技术已彻底改变了恶性和非恶性中央气道疾病的管理，开创了介入肺病学的新时代。最近，人们越来越关注利用支气管镜方法将药物直接应用于气道。本章讨论内镜下药物治疗各种恶性和非恶性胸部疾病的应用。

一、恶性胸腔疾病

（一）经支气管针头注射

尽管开展了广泛的禁烟运动和肺癌筛查计划，但肺癌仍然是美国癌症死亡的主要原因，预计仅 2019 年就有超过 147 000 人死亡[2]。大多数肺癌是非小细胞癌肺癌（non-small cell lung cancer，NSCLC），其中许多在初次就诊时已是晚期[3]。鉴于与肺癌相关的较高的发病率和死亡率，早期诊断至关重要。在 20 世纪 70 年代后期，Ko-Pen Wang 通过纤维支气管镜开发了灵活的经支气管针吸活检（transbronchial needle aspiration，TBNA）[1]，允许使用内镜进行组织取样，并可以对组织病理学标本进行快速病理评估（rapid on-site evaluation，ROSE）。引入支气管内超声检查（endobronchial ultrasonography，EBUS）后，TBNA 在肺癌诊断和分期中的应用显著增加[4]。

EBUS 允许直接观察活检病变，不仅提高了程序的诊断率[5]而且还通过允许操作员实时可视化针头的前进和缩回来使程序更安全。今天，EBUS 引导的 TBNA 已成为胸部恶性肿瘤诊断和纵隔淋巴结分期不可或缺的组成部分，提供了一种微创替代纵隔镜检查和电视辅助胸腔镜手术的方法，并作为诊断和分期肺癌的手段[3, 6-8]。EBUS-TBNA 之前也被证明可以缩短肺癌的诊断时间，更早开始治疗[9]，以及加快患者、肿瘤学家、肺病学和外科医生之间的相互协调。

鉴于 TBNA 的诊断能力，尤其是与 EBUS 结合使用时，人们越来越关注经支气管针头注射（TBNI）作为一种治疗方式的作用。NSCLC 的治疗基于癌症分期，晚期（Ⅱ～Ⅳ期）通常需要放疗和（或）化疗药物。在被诊断患有肺癌的患者中，20%～30% 会出现某种程度的恶性气道阻塞[10]。这些阻塞性病变可能与进行性恶化的呼吸困难有关，从而导致生活质量下降。恶性气道阻塞也可能导致咯血、阻塞性肺炎等并发症，严重时还会导致呼吸衰竭。在这些情况下，快速、安全和有效的气道再通势在必行。

与静脉治疗相比，TBNI 允许将药物局部递送到这些病变中，不仅可能最大限度地减少与这些药物相关的全身毒性，而且还增加了药物的瘤内浓度。在 20 世纪 80 年代，TBNI（无 EBUS）被用于将乙醇输送到支气管内肿瘤中，目的是减轻中央气道阻塞并最大限度地减少肿瘤出血[11]。

Fujisawa 等将 0.5～3ml 99.5% 的乙醇注射到 13 名气管支气管肿瘤侵犯中央气道的患者的肿瘤中，使得组织坏死，用镊子清除坏死的肿瘤碎片，以改善气道通畅[12]。Sawa 等进行了类似的干预，使用内镜视频信息系统将平均 4.5ml 99% 的乙醇注入 8 名患者的支气管内病变中，以评估超出肿瘤边缘的乙醇泄漏情况[13]。

除了乙醇，化学治疗药物也已通过内镜直接注射到气管腔内和腔外肿瘤中。当通过 TBNI 进行化疗时，该过程被称为支气管瘤内化疗（endobronchial intratumoral chemotherapy, EITC）[14]。EITC 的第一个报道来自土耳其的 Celikoglu 等[15]，这项研究旨在评估 EITC 作为对不适合手术的肺癌（主要是鳞状细胞癌）患者的潜在姑息干预。该研究纳入了 93 名无法手术，且有至少 1 条主要气道超过 50% 的外生性阻塞证据的患者。在这些患者中，68 名被诊断为先前未治疗的支气管肺癌（计划在瘤内注射治疗后开始全身化疗和放疗），而 25 名有癌症病史，尽管先前接受过化疗和（或）放疗，但癌症复发。使用可弯曲支气管镜和 23G 可弯曲针头（Olympus Corp, Tokyo, Japan），作者分别注射 1～3ml 的 50mg/ml 5- 氟尿嘧啶、1mg/ml 丝裂霉素、5mg/ml 甲氨蝶呤、10mg/ml 博来霉素和 2mg/ml 米托蒽醌进入肿瘤的不同部位，在 1～6 个疗程的过程中注射。治疗后，作者注意到 81 名患者的肿瘤缩小和气道阻塞改善，其中 39 名患者的管腔相对增加了 50% 以上他们的气道直径。作者确实报道了一小部分患者的术后发热，但没有发现明显的不良事件。

Celikoglu 进行了一项后续研究，使用 5- 氟尿嘧啶单药瘤内治疗严重气道阻塞的姑息治疗[16]。作者再次研究了至少有一个主要气道严重阻塞的患者。在入组的 65 名患者中，治疗前管腔通畅的平均程度为 22%；56 名患者在使用 23G 的 TBNA 针头在可弯曲支气管镜下注射 0.5～1g 50mg/ml 5- 氟尿嘧啶后，气道阻塞的解剖结构得到改善，平均管腔通畅率为 58.5%。同样，没有发现明显的不良反应。

除 5- 氟尿嘧啶外，还有数据支持使用其他化疗药物。已经完成的其他研究证明了瘤内注射紫杉醇[17]、卡铂[18] 和顺铂[19-21] 的安全性和有效性，最近的许多研究都利用了顺铂。药物的选择基于它们在安全性和生物代谢方面的药理学特征。从安全的角度来看，为 EITC 选择的化疗药物必须具有直接的细胞毒性，但不应在与恶性病变相邻的健康组织中诱导坏死。此外，就代谢而言，药物必须不需要全身代谢才能有效[16]。虽然顺铂的最佳剂量仍不清楚，但计算模型研究表明，通过多次小的、间隔开的给药可以实现较低的累积剂量注射顺铂，而不是向肿瘤中心大剂量注射[22]。必须进行更多研究以确定最合适的化疗药物和剂量，以及最佳注射次数和位置。此外，还必须对接受过 TBNI 的患者进行更多的纵向随访数据，以确定适当的治疗持续时间和这种治疗干预的长期影响。

（二）EBUS 引导的 TBNI

最近，EBUS 已被用于帮助加强 EITC 的安全性。Khan 等在 2014 年首次描述了使用 EBUS 引导的 TBNI[21]，其中作者利用 EBUS 引导的 TBNI 将顺铂注射到患有先前治疗的复发性鳞状细胞癌患者的支气管内病变中（图 11-1）。他们指出，EBUS 不仅可以直接观察到肿瘤中的药物注射情况，还可以使用多普勒超声检查，从而最大限度地降低针头插入高度血管化区域的风险。

（三）支气管内球囊给药导管

TBNI 与可弯曲或硬性支气管镜结合使用可能导致注射到垂直于气道壁的病变中非常困难。传统的 TBNI 进入气道壁内注射药物有可能导致气道崩裂的风险。最近开发了一种新型支气管内球囊药物输送导管（Blowfish Catheter, Mercator MedSystems, Inc., CA, USA），它能够通过可弯曲支气管镜，一旦通过支气管镜管道就会展开，远端球囊就会膨胀并挤出垂直于导管的 34G 微针（图 11-2）。然后可以通过该针将药物注射到肿瘤和支

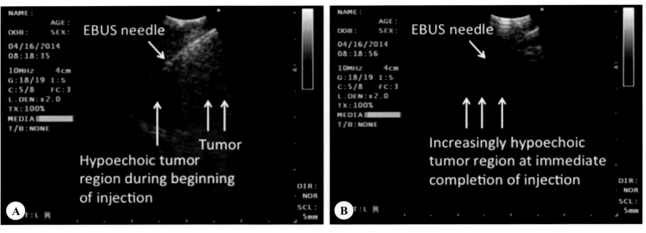

▲ 图 11-1　Cisplatin injection into an endobronchial lesion via EBUS-TBNI. (From Khan F, Anker CJ, Garrison G, Kinsey CM. Endobronchial ultrasound-guided transbronchial needle injection for local control of recurrent non-small cell lung cancer. Ann Am Thorac Soc. 2015;12:101-104.)

气管壁中，直接注射到黏膜下层和支气管外膜中，但不会通过软骨层。对猪的研究表明，河豚导管是每次注射能够将药物周向注射到 60% 的气道壁[23]。该导管在多中心人体安全性和可行性试验中进行了研究，研究了 19 名 NSCLC 恶性中央气道阻塞患者注射累积剂量 1.5mg 紫杉醇的疗效（图 11-3）[17]。所有患者均接受了硬性支气管镜检查，气道再通，并使用 Blowfish 显微注射导管成功注射了紫杉醇，这需要每位患者平均注射 3.4 次。作者注意到干预后气道狭窄明显减少，并且没有报道明显的不良事件。在 6 周的随访期内，参加该研究的患者均不需要进一步干预，没有患者需要气道支架置入。

（四）基因治疗

通过 TBNI 进行肿瘤抑制基因治疗的早期和初步研究[11, 24]。与肺癌相关的最常见的遗传异常是 p53 肿瘤抑制基因的突变[25, 26]。在 20 世纪 90 年代，Roth 等使用 TBNI 通过逆转录病毒载体将 p53 的野生型单抗注入 4 名复发性 NSCLC 患者的支气管内病变中[27]，取得良好的效果（尽管患者确实在其他地方经历过疾病进展）。最近使用重组腺病毒载体进行了多项研究。Weill 等通过 TBNI 将腺病毒介导的 p53 基因（Adp53）药物注射到 12

名 p53 突变的 NSCLC 患者的支气管内，半数患者的气道阻塞有显著改善[28]，并且作者报道了与治疗相关的很小的毒性。值得注意的是，在该队列中，12 名患者中有 5 名仅接受 Adp53，而 7 名接受 Adp53 联合顺铂；在这些亚组中，仅接受 Adp53 治疗的患者中只有 1 名患者的支气管内阻塞有显著改善，而 Adp53/ 顺铂组的 7 名患者中有 5 名患者有改善。另外一项研究在 24 名非小细胞肺癌患者中观察了 Adp53 和顺铂的联合给药，根据影像学和（或）身体检查，17 名患者的支气管内病变在治疗后消失至少 4 周，而 2 名患者表现出部分反应[29]。

除了顺铂，其他疗法也与 p53 一起使用。Schuler 等研究了腺病毒介导的野生型 p53 基因与卡铂 / 紫杉醇或顺铂 / 长春瑞滨的瘤内注射同时给药[30]。最终，作者没有发现接受化疗和 p53 的患者与接受化疗的患者之间的反应率差异。然而，他们确实注意到，相对于接受卡铂 / 紫杉醇和 p53 的患者，接受顺铂 / 长春瑞滨和 p53 的患者的局部肿瘤消退似乎更为显著。

肿瘤抑制基因注射的影响应用在正在接受放射治疗的患者中。Swisher 等研究了不适合化疗或手术干预的非转移性 NSCLC 患者[31]，患者在接受放射治疗（60Gy）超过 6 周的情况下接受瘤内注射 Adp53。几个月后，19 名患者中有 12 名的活组

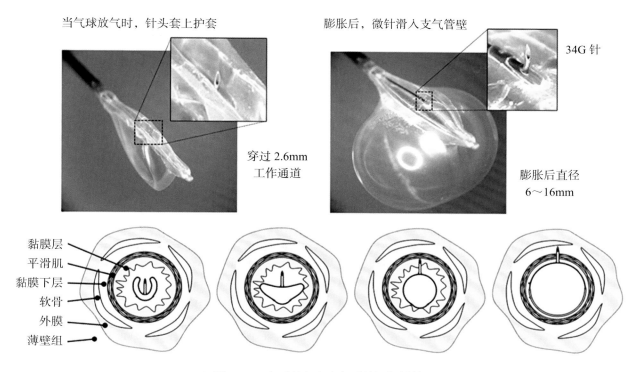

当气球放气时，针头套上护套　　　　　膨胀后，微针滑入支气管壁

穿过 2.6mm 工作通道　　　　34G 针　　　膨胀后直径 6～16mm

黏膜层
平滑肌
黏膜下层
软骨
外膜
薄壁组

▲ 图 11-2　气球放气和充气后的河豚导管

引自 Yarmus L, Mallow C, Akulian J, et al. Prospective multicentered safety and feasibility pilot for endobronchial intratumoral chemotherapy. *Chest*. 2019;156:562–570.

织检查显示没有活肿瘤。

　　所有这些研究都是相当初步的，缺乏样本量来证明或反驳通过支气管镜递送的各种药物的疗效。因此，数据应被视为探索性的，这里的主要重点是支气管镜检查作为药物和其他治疗药物输送的平台正在开始探索。在这种情况下，介入支气管镜医师了解可用数据，了解这些数据的局限性以及支气管镜药物输送的程序方面非常重要，以备不时之需。

二、非恶性胸部疾病

（一）插管后或气管切开术后喉气管狭窄

　　除肺癌外，还有多种以气道为中心的非恶性病变可能受益于支气管内给药。其中一种疾病，良性喉气管狭窄，最常见于既往需要长时间气管插管和（或）气管切开（通常超过 7～10 天[32]）的患者。发生喉气管狭窄的其他风险因素包括插管困难或紧急插管史、气管导管放置过大或套囊压力过高[33]。喉、气管狭窄的症状可能在拔管或拔管后数周至数月才会显现。患者通常的症状是亚急性、进行性呼吸困难，以及支气管扩张药难以治疗的喘息[34]。喉、气管狭窄可细分为单纯性狭窄和复杂性狭窄。简单病变定义为影响气道局部区域（长度<1cm）但没有气管软化证据的病变。相反，复杂病变是那些涉及广泛区域（长度>1cm）的狭窄和（或）软骨受累和气管软化。简单的狭窄通常适合支气管镜介入下治疗，通常包括放射状切开（如用电灼刀），然后进行球囊扩张。复杂的狭窄可能需要多次重复干预，包括放置气道支架、氩等离子体凝固、冷冻疗法、球囊扩张或最终手术切除[35]。

　　最近，使用丝裂霉素治疗良性喉气管狭窄越来越受欢迎。丝裂霉素是一种抗肿瘤药，来源于*Streptomyces caespitosus*。它历来被用于治疗多种

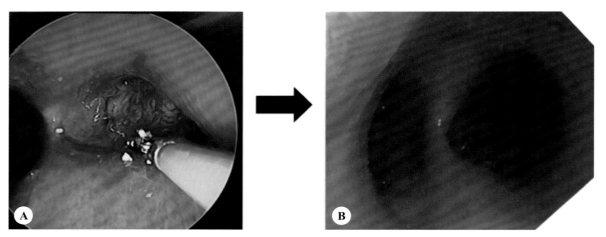

▲ 图 11-3　A. 右主支气管因恶性气道阻塞 100% 闭塞；B. 紫杉醇注射后 6 周后右主干支气管通畅

引自 Yarmus L, Mallow C, Akulian J, et al. Prospective multicentered safety and feasibility pilot for endobronchial intratumoral chemotherapy. *Chest*. 2019;156:562-570.

癌症，包括乳腺癌、结直肠癌、胃癌和非小细胞肺癌[36]，且它作为抗增殖药用于治疗青光眼等疾病在眼科领域得到广泛应用[37]。Dalar 等报道了在有限数量的简单和复杂气管狭窄患者中局部使用 0.2mg/ml 丝裂霉素（图 11-4）。作者指出，丝裂霉素似乎可以延迟复杂狭窄患者连续支架扩张的时间，并减少简单狭窄患者重复扩张的需要[35]。尽管目前还没有任何随机对照试验研究丝裂霉素的这种疗效，Perepelitsyn 和 Shapshay 进行了一项回顾性队列研究，比较了 CO$_2$ 激光切口联合支气管镜扩张、单独类固醇注射和局部应用丝裂霉素的疗效。他们报道了接受局部丝裂霉素的组的症状改善[38]。还有一些数据表明 2 次应用丝裂霉素，间隔大约 1 个月，可以帮助推迟（但不能预防）再狭窄的发作[39]。在这些患者应用丝裂霉素必须进行额外的研究以进一步探索这些结果并确定最佳给药频率。

（二）肉芽肿性多血管炎

肉芽肿性多血管炎（GPA，以前称为 Wegener 肉芽肿）是一种小血管、抗中性粒细胞胞质抗体（antineutrophil cytoplasmic antibody，ANCA）相关的血管炎。根据美国风湿病学会，有 4 个标准用于诊断该疾病。

1. 尿沉渣异常。

2. 异常胸部影像学表现。

3. 存在口腔溃疡或流鼻涕。

4. 活检发现肉芽肿[40]。

从肺的角度来看，GPA 可以有多种表现，包括肺结节（可能有空洞）、肺泡出血、气道狭窄和黏膜溃疡情况下的磨玻璃影[41]。通常通过全身免疫抑制治疗和避免气道操作来控制该疾病，因为这会导致炎症恶化并进一步恶化未来的狭窄。然而，中央气道受累可能是一小部分患者的主要紊乱，即使采用适当的全身治疗也可能进展；这种情况可能需要内镜干预。上呼吸道受累 GPA 中相对常见，尤其是累及气管的声门下区域[42]。事实上，16% 的活动性疾病患者会出现声门下狭窄，这可能危及生命[43]。多项研究表明与支气管镜扩张联合进行的内镜糖皮质激素注射起到一定的治疗作用[42-45]。此外，先前的研究表明，患者在接受糖皮质激素治疗时可能会出现声门下狭窄，然而免疫抑制治疗可能并不总是能够预防/控制这种并发症[46]。Hoffman 等对 21 例 GPA 并发声门下狭窄的患者进行了病灶内长效皮质类固醇注射和扩张[42]。在这项研究中，使用 20G 喉针将 40mg/ml 醋酸甲泼尼龙注射到狭窄区域的黏膜下层。他们指出，之前没有气道瘢痕形成的患者平均需要间

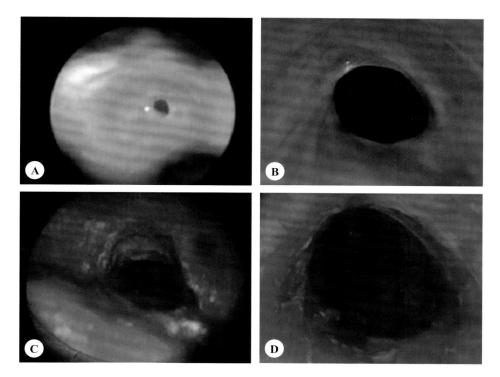

◀ 图 11-4　插管后气管狭窄（A）和放大（B），在支气管镜介入之前。在使用局部丝裂霉素进行 3 次治疗后，再次显示相同的气管（C）并放大（D）

引自 Dalar L, Karasulu L, Abul Y, et al. Bronchoscopic treatment in the management of benign tracheal stenosis: choices for simple and complex tracheal stenosis. *Ann Thorac Surg.* 2016;101:1310–1317.

隔大约 12 个月进行 2.4 次手术，以保持声门下区域的通畅。相比之下，有气道瘢痕形成证据（来自先前手术）的患者平均需要间隔大约 7 个月进行 4.1 次手术，以保持区域通畅。根据他们的研究，作者建议类固醇注射和扩张术是声门下狭窄和 GPA 对全身治疗无反应的患者的合理治疗方式。

（三）结节病

结节病是一种多系统疾病，其特征是存在非干酪性肉芽肿。虽然结节病的表现会根据受影响的器官系统而有显著差异，但在 90% 以上的病例中呼吸系统受到影响[47]。结节病的肺部表现包括双侧肺门淋巴结肿大、肺微结节、磨玻璃影，以及晚期疾病，纤维化。该疾病的气道受累通常表明存在支气管内黏膜肉芽肿，导致瘢痕形成和狭窄[48]。由此产生的气道狭窄可以通过射线照相术和支气管镜检测到，并且通常会导致呼吸困难和喘息的症状。在影像学上，小气道的广泛受累可导致呼气胶片上出现空气滞留的证据[49]。

皮质类固醇是治疗活动性结节病最常用的疗法之一[50]。当结节病发生支气管内气道受累时，腔内注射皮质类固醇（包括地塞米松[51]和曲安西龙[11]）可能有益，但疗效数据有限。Butler 等对 10 名因结节病引起喉部受累的患者进行了回顾性图表调查：在这些患者中，6 名患有局限于喉部的结节病，而 4 名则有其他全身表现；2 名患者的症状非常严重，需要进行紧急气管切开术。在干预之前，所有人都接受了高剂量的全身性皮质类固醇。患者使用 40～120mg 的 40mg/ml 醋酸甲基泼尼松龙，以及使用 CO_2 激光进行激光光还原，对每个病变的基底部进行多次类固醇注射[52]。作者报道了治疗后患者的医学研究委员会（Medical Research Council，MRC）呼吸困难量表[53]显著改善，以及全身性类固醇使用量的显著减少。

外用丝裂霉素也可能在气道结节病的治疗中发挥作用。在 1 份病例报道中描述了 1 名患有支气管内结节病的女性患者，她在全身性类固醇治疗、球囊扩张和局部应用 0.4mg/ml 丝裂霉素后导致患者症状短暂改善[54]。但是，必须进行更多研究才能了解丝裂霉素在治疗累及气道的结节病中的潜在作用。

（四）特发性喉气管狭窄

特发性喉气管狭窄是一种罕见的炎症性疾病，几乎只在女性发病，通常是绝经前和围绝经期的女性。患者通常会出现劳力性呼吸困难、喘息，偶尔还会出现声音质量的改变。顾名思义，特发性喉气管狭窄是一种排除性诊断。因此，医生需要排除感染、外伤和风湿病等以便做出诊断[55]。最近，已经研究了更年期时可能出现的雌激素和孕激素紊乱作为这种疾病发病机制[56]。

特发性喉气管狭窄的特征是上呼吸道狭窄，通常影响声门下区域[57]，组织病理学上有证据表明声门下固有层和近端气管存在纤维性炎症[58]。传统上这种疾病通过手术治疗，比如喉气管或气管切除重建，这种手术方法的结果是有效果的[59]。一项研究纳入了 73 名因特发性喉气管狭窄接受手术干预的患者；在研究中，19 名患者表示术后没有呼吸困难或声音质量问题，47 名患者报告在手术后大声说话有些困难，5 名患者报告一些持续的呼吸困难或喘鸣，1 名患者需要持续进行扩张治疗[60]。

尽管手术有效，但人们越来越关注支气管镜检查在治疗这种疾病中的作用，因为由于患者的并发症，大部分患有这种疾病的患者可能无法耐受广泛的手术切除。与良性喉气管狭窄一样，特发性狭窄的支气管镜干预包括球囊扩张、激光以及其他热消融疗法、支架置入术和冷冻疗法[35]。Shabani 等收集了 37 名因特发性喉气管狭窄而声门下狭窄的患者，在尝试了内镜球囊扩张和类固醇注射的数据。在 37 名患者中，13 名在所有手术中接受了类固醇注射（曲安西龙或地塞米松），而 4 名未同时接受类固醇注射。尽管结果未达到统计学显著性，但作者指出，与未接受类固醇注射的人相比，接受类固醇注射的患者往往需要较少的扩张次数（平均而言，4 次 vs. 7 次），更长的时间扩张之间的时间（平均约为 556 天 vs. 283 天）[58]。鉴于样本量较小，必须进行更多研究以确定同时进行类固醇注射的效用，以及这些治疗的最佳时机。

（五）复发性呼吸道乳头状瘤病

复发性呼吸道乳头状瘤病（recurrent respiratory papillomatosis，RRP）是一种良性疾病，其特征是在整个呼吸道中出现大量乳头状瘤状外生性病变。极少数情况下，RRP 也可能累及肺实质，其特征是存在实性或空洞性肺结节[61]。该疾病归因于人乳头瘤病毒（human papillomavirus，HPV）感染，最常见的是 6 亚型和 11 亚型，它们一起占超过 90% 的 RRP 病例。普遍认为 HPV 11 代表更强毒株，因为受 HPV 11 影响的 RRP 患者通常需要更积极的气道干预（包括气管切开术）并且具有更高的恶性转化风险[62]。RRP 可能影响儿童，他们经常在分娩时通过阴道分娩感染 HPV，尽管有证据表明一些儿童通过胎盘传播病毒而被感染[63]。成人也可能感染 HPV 并在口交后发生 RRP[64]。

传统的 RRP 管理方法侧重于乳头状瘤的手术切除，通常使用激光疗法，以恢复气道通畅。尽管如此，鉴于该疾病的反复发作，可能需要频繁手术，并使患者（尤其是儿童）面临喉气管狭窄和瘢痕形成、烧伤和瘘管形成的风险[65]。因此，人们越来越关注辅助治疗旨在尽量减少重复手术干预的疗法。病灶内注射西多福韦已被评估为一种潜在的干预措施，可以最大限度地减少该人群对侵入性手术的需求[66-69]。西多福韦是一种抑制病毒 DNA 聚合酶的抗病毒药物[70]。西多福韦使用的大部分数据来自病例报告，对药物功效的描述各不相同。Wierzbicka 等纳入了 32 名复发性乳头状瘤病患者中有 18 名接受病灶内西多福韦注射（总共 1～7 次注射，使用 2～33ml，总共 5mg/ml 西多福韦）；需要说明的是，1 名患者在手术后出现了胃肠道症状，而另外 2 名患者出现了短暂的转氨酶升高[66]。Naiman 等在 26 名患者（包括成人和儿童）中每月进行病灶内注射 5mg/ml 西多福韦，在 3 个月时重复进行内镜检查以评估持续的疾病发展，如果病灶持续存在，则在乳头状瘤上重复注射西多福韦。作者报道了 8 名患者的完全缓解（其中 2 名接受了 1 次注射，2 名接受了 2 次注射，4 名平均接受了 4.2 次注射）。在治疗试验结束时，有 17 名患者患有轻度疾病，没有任何重大不良事件[71]。

目前描述西多福韦注射液治疗 RRP 的长期疗效的数据有限。Milczuk 跟踪了 4 名患有 RRP 的儿童，他们每人接受了 6 次治疗，间隔 6~8 周，包括外科乳头状瘤切除术和病灶内注射西多福韦。完成治疗 1 年后，1 名患者的疾病继续缓解，而 2 名患者症状复发（在初始治疗方案期间开始复发），第 4 名患者对西多福韦注射无反应[72]。Tanna 等跟踪了 13 名成年人，他们之前平均注射 6 次西多福韦后疾病得到缓解，报告称 6 人不需要后续干预，而 7 人平均 1 年后需要进一步治疗他们的 RRP[73]，为了确保病灶内注射西多福韦的长期疗效。

（六）肺移植相关的支气管狭窄

尽管在过去几十年中手术技术有所改进，但气道并发症仍然是肺移植相对常见的并发症，约 15% 的肺移植受者受到影响[74, 75]。气道并发症可能对患者的生活质量产生巨大影响，通常会引起咳嗽、进行性呼吸困难和（或）反复感染。这些并发症通常需要多次移植后干预，具体取决于并发症的潜在病因。气道并发症种类繁多，包括吻合口坏死和裂开、吻合口感染、瘘管（支气管胸膜、支气管血管或支气管纵隔），最常见的是支气管狭窄[74]。支气管狭窄可能发生在吻合口处或吻合口远端，并且可能在移植后数月至数年发展。根据 Yousem 等的评论，移植后受者支气管软骨的组织病理学研究表明骨化、钙化和纤维血管向内生长，这可能是（至少部分）由于移植后炎症和支气管灌注减少所致[76]。

移植后支气管狭窄的支气管镜治疗包括多种旨在扩张气道的干预措施。从历史上看，硬性支气管镜检查和探条扩张是标准治疗方式，尽管近年来可弯曲支气管镜检查和球囊扩张变得越来越普遍[77]。其他干预措施包括气道支架置入术、冷冻疗法、电烙术、激光疗法和支气管内近距离放射治疗。也有数据表明在受支气管狭窄影响的区域使用支气管镜检查局部药物，最显著的是丝裂霉素。Erard 等在 2001 年发表了第一篇描述丝裂霉素在复发性支气管狭窄中局部应用的病例报告（图 11-5）。他们描述了 1 名患有囊性纤维化和多重耐药洋葱伯克霍尔德氏菌病史的患者接受了双侧肺移植并发支气管狭窄，尽管进行了氩激光电凝治疗并多次尝试扩张和支架置入术，但仍狭窄复发。术后第 42 周，作者将浸泡在 2mg/ml 丝裂霉素溶液中的棉签涂抹在患者右上叶支气管和中间支气管狭窄的肉芽组织上 2min。患者的 FEV_1（第 1 秒用力呼气量）持续数月的改善，之后他们又注意到患者在中间支气管中出现复发性狭窄，再次用局部丝裂霉素治疗疗效良好[78]。

杜克大学最近的一项回顾性队列研究评估了移植后患有支气管狭窄的患者，他们将丝裂霉素黏膜下注射到狭窄的气道中。该研究包括 11 名接受肺移植并发气道狭窄的患者，尽管气囊扩张和（或）气道支架置入，气道狭窄仍复发。患者接受了气囊支气管成形术支气管镜检查，之后使用 21G 针通过黏膜下注射给予 5ml 的 0.4mg/ml 丝裂霉素溶液。为了确定丝裂霉素注射液的影响，作者比较了干预前几个月和治疗后几个月进行的气道扩张次数。报道说，在干预前的 6 个月内，每位患者平均进行了 3 次扩张，而在接下来的 6 个月中进行了 2 次扩张。作者还描述了患者的 FEV_1 值和用力肺活量（forced vital capacity，FVC）的无显著改善，并指出注射耐受性良好[79]。

三、药物的内镜应用和技术的选择

药物的内镜应用可以使用 4 种通用技术进行。
- 局部应用。
- 直视下注射。
- 超声可视化注射。
- 使用支气管内球囊导管进行环状注射。

药物的局部应用通常是这些技术中侵入性最

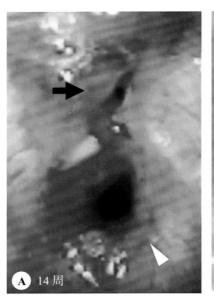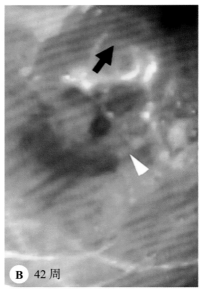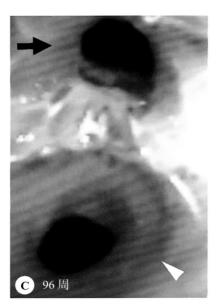

▲ 图 11-5　肺移植患者的支气管狭窄

A. 移植后 14 周右上叶支气管和中间支气管狭窄；B. 移植后 42 周，支架置入右上叶支气管后；C. 移植后 96 周，局部应用丝裂霉素（引自 Erard AC, Monnier P, Spiliopoulos A, Nicod L. Mitomycin C for control of recurrent bronchial stenosis: a case report. *Chest*.2001;120:2103–2105.）

小的，并且不太可能导致深部组织渗透；因此，与此技术相关的并发症通常较少。药物的局部应用可以通过将纱布浸泡在所需的药物中，用坚硬的镊子抓住纱布，最后将浸泡过的纱布放在中央气道病变上来进行。涂抹纱布所需的时间从 30s 到几分钟不等，具体取决于病情。吸收到黏膜中的药物量将根据棉签浸泡在其中的溶液的浓度、棉签紧贴黏膜的持续时间以及应用的次数而变化。应该指出的是，这种技术也可以通过支气管镜用灵活的镊子抓住纱布来完成，尽管这通常会导致纱布与气道的附着力降低，因此药物吸收的浓度也会降低。

与局部应用相比，药物也可以通过内镜注射。药物的内镜注射可以通过 TBNA 直接可视化或通过 EBUS-TBNA 使用超声引导进行。使用标准 TBNA 直接注射可以很容易地进行；对于病变延伸到中央气道管腔和（或）完全阻塞气道的患者应考虑使用可弯曲的支气管镜。相比之下，EBUS-TBNA 更适用于在中央气道中不可见的纵隔肿块。尽管如此，这两种治疗方式仍处于实验阶段，因为最有效的剂量、浓度和药物类型仍然未知。

最后，还可以使用本章前面所述的可弯曲支气管内球囊（Blowfish）导管给药。该装置由一个双腔导管组成，该导管通过可弯曲支气管镜向下传递，气囊已放气，针头已被套住。一个管腔使导管尖端的支气管内气囊膨胀，然后垂直挤出一根 34G 针头。然后将该针插入黏膜下层，一旦球囊完全膨胀，药物就会通过针头向下输送到第二个管腔。一般以圆周方式完成 4 次喷射。对比染料可以与注射的药物混合，以监测药物外渗到黏膜下层的程度，但这不是完全必要的。

四、总结

本章简要概述了通过内镜给药管理各种肺部病变的方法。所有这些治疗方案尚未通过大型随机对照试验进行验证，因此，这些干预措施背后的证据水平有限。支气管镜将药物输送至气道的功效不仅因疾病而异，而且因输送的药物而异。需要确定和验证每种药物的正确剂量和给药时间表。同样，药物输送方法（如使用经典 TBNA 针、EBUS 辅助 TBNI 或支气管球囊药物输送导管进行直接可视化注射）可能会影响结果。尽管存在这些局限性，但现有数据确实表明，使用支气管检查作为特定气道疾病的药物输送平台可能是有效的。需要进一步的研究来确定支气管镜给药的适当适应证，以及最佳药物剂量、给药方法和给药频率。

参考文献

[1] Panchabhai TS, Mehta AC. Historical perspectives of bronchoscopy. Connecting the dots. *Ann Am Thorac Soc*. 2015;12:631–641.

[2] Siegel RL, Miller KD, Jemal A. Cancer statistics, 2019. *CA Cancer J Clin*. 2019;69:7–34.

[3] Reck M, Heigener DF, Mok T, Soria JC, Rabe KF. Management of non-small-cell lung cancer: recent developments. *Lancet*. 2013;382: 709–719.

[4] Hurter T, Hanrath P. Endobronchial sonography: feasibility and preliminary results. *Thorax*. 1992;47:565–567.

[5] Herth F, Becker HD, Ernst A. Conventional vs endobronchial ultrasound-guided transbronchial needle aspiration: a randomized trial. *Chest*. 2004;125:322–325.

[6] Gomez M, Silvestri GA. Endobronchial ultrasound for the diagnosis and staging of lung cancer. *Proc Am Thorac Soc*. 2009;6:180–186.

[7] Andolfi M, Potenza R, Capozzi R, Liparulo V, Puma F, Yasufuku K. The role of bronchoscopy in the diagnosis of early lung cancer: a review. *J Thorac Dis*. 2016;8: 3329–3337.

[8] Krasnik M, Vilmann P, Larsen SS, Jacobsen GK. Preliminary experience with a new method of endoscopic transbronchial real time ultrasound guided biopsy for diagnosis of mediastinal and hilar lesions. *Thorax*. 2003;58:1083–1086.

[9] Navani N, Nankivell M, Lawrence DR, et al. Lung cancer diagnosis and staging with endobronchial ultrasound-guided transbronchial needle aspiration compared with conventional approaches: an open-label, pragmatic, randomised controlled trial. *Lancet Respir Med*. 2015;3: 282–289.

[10] Ernst A, Feller-Kopman D, Becker HD, Mehta AC. Central airway obstruction. *Am J Respir Crit Care Med*. 2004;169:1278–1297.

[11] Seymour CW, Krimsky WS, Sager J, et al. Transbronchial needle injection: a systematic review of a new diagnostic and therapeutic paradigm. *Respiration*. 2006;73:78–89.

[12] Fujisawa T, Hongo H, Yamaguchi Y, et al. Intratumoral ethanol injection for malignant tracheobronchial lesions: a new bronchofiberscopic procedure. *Endoscopy*. 1986;18:188–191.

[13] Sawa T, Ikoma T, Yoshida T, et al. [Intratumoral ethanol injection therapy using endoscopic video information system]. *Gan To Kagaku Ryoho*. 1999;26:1865–1868.

[14] Celikoglu F, Celikoglu SI, Goldberg EP. Bronchoscopic intratumoral chemotherapy of lung cancer. *Lung Cancer*. 2008;61:1–12.

[15] Celikoglu SI, Karayel T, Demirci S, Celikoglu F, Cagatay T. Direct injection of anti-cancer drugs into endobronchial tumours for palliation of major airway obstruction. *Postgrad Med J*. 1997;73: 159–162.

[16] Celikoglu F, Celikoglu SI. Intratumoural chemotherapy with 5–fluorouracil for palliation of bronchial cancer in patients with severe airway obstruction. *J Pharm Pharmacol*. 2003;55:1441–1448.

[17] Yarmus L, Mallow C, Akulian J, et al. Prospective multicentered safety and feasibility pilot for endobronchial intratumoral chemotherapy. *Chest*. 2019;156:562–570.

[18] Liu M, Ma P, Lu Z. [Local chemotherapy by fibrobronchoscopy for advanced bronchogenic carcinoma]. *Zhonghua Jie He He Hu Xi Za Zhi*. 2000;23:550–551.

[19] Mehta HJ, Begnaud A, Penley AM, et al. Treatment of isolated mediastinal and hilar recurrence of lung cancer with bronchoscopic endobronchial ultrasound guided intratumoral injection of chemotherapy with cisplatin. *Lung Cancer*. 2015;90:542–547.

[20] Celikoglu SI, Celikoglu F, Goldberg EP. Endobronchial intratumoral chemotherapy (EITC) followed by surgery in early non-small cell lung cancer with polypoid growth causing erroneous impression of advanced disease. *Lung Cancer*. 2006;54:339–346.

[21] Khan F, Anker CJ, Garrison G, Kinsey CM. Endobronchial ultrasound-guided transbronchial needle injection for local control of recurrent non-small cell lung cancer. *Ann Am Thorac Soc*. 2015;12:101–104.

[22] Mori V, Roy GS, Bates JHT, Kinsey CM. Cisplatin pharmacodynamics following endobronchial ultrasound- guided transbronchial needle injection into lung tumors. *Sci Rep*. 2019;9:6819.

[23] Tsukada H, Seward KP, Rafeq S, Kocher O, Ernst A. Experimental pilot study of a novel endobronchial drug delivery catheter. *J Bronchology Interv Pulmonol*. 2015;22:312–318.

[24] Harris K, Puchalski J, Sterman D. Recent advances in bronchoscopic treatment of peripheral lung cancers. *Chest*. 2017;151:674–685.

[25] Lubin R, Zalcman G, Bouchet L, et al. Serum p53 antibodies as early markers of lung cancer. *Nat Med*. 1995;1:701–702.

[26] Iggo R, Gatter K, Bartek J, Lane D, Harris AL. Increased expression of mutant forms of p53 oncogene in primary lung cancer. *Lancet*. 1990;335:675–679.

[27] Roth JA, Nguyen D, Lawrence DD, et al. Retrovirus-mediated wild-type p53 gene transfer to tumors of patients with lung cancer. *Nat Med*. 1996;2:985–991.

[28] Weill D, Mack M, Roth J, et al. Adenoviral-mediated p53 gene transfer to non-small cell lung cancer through endobronchial injection. *Chest*. 2000;118:966–970.

[29] Nemunaitis J, Swisher SG, Timmons T, et al. Adenovirus- mediated p53 gene transfer in sequence with cisplatin to tumors of patients with non-small-cell lung cancer. *J Clin Oncol*. 2000;18:609–622.

[30] Schuler M, Herrmann R, De Greve JL, et al. Adenovirus- mediated wild-type p53 gene transfer in patients receiving chemotherapy for advanced non-small-cell lung cancer: results of a multicenter phase II study. *J Clin Oncol*. 2001;19:1750–1758.

[31] Swisher SG, Roth JA, Komaki R, et al. Induction of p53–regulated genes and tumor regression in lung cancer patients after intratumoral delivery of adenoviral p53 (INGN 201) and radiation therapy. *Clin Cancer Res*. 2003;9:93–101.

[32] Whited RE. A prospective study of laryngotracheal sequelae in long-term intubation. *Laryngoscope*. 1984;94:367–377.

[33] Tadie JM, Behm E, Lecuyer L, et al. Post-intubation laryngeal injuries and extubation failure: a fiberoptic endoscopic study. *Intensive Care Med*. 2010;36:991–998.

[34] Spittle N, McCluskey A. Lesson of the week: tracheal stenosis after intubation. *BMJ*. 2000;321:1000–1002.

[35] Dalar L, Karasulu L, Abul Y, et al. Bronchoscopic treatment in the management of benign tracheal stenosis: choices for simple and complex tracheal stenosis. *Ann Thorac Surg*. 2016;101:1310–1317.

[36] Verweij J, Pinedo HM. Mitomycin C: mechanism of action, usefulness

and limitations. *Anticancer Drugs*. 1990;1:5–13.

[37] Cheng JW, Cai JP, Li Y, Wei RL. Intraoperative mitomycin C for nonpenetrating glaucoma surgery: a systematic review and meta-analysis. *J Glaucoma*. 2011;20:322–326.

[38] Perepelitsyn I, Shapshay SM. Endoscopic treatment of laryngeal and tracheal stenosis-has mitomycin C improved the outcome? *Otolaryngol Head Neck Surg*. 2004;131: 16–20.

[39] Smith ME, Elstad M. Mitomycin C and the endoscopic treatment of laryngotracheal stenosis: are two applications better than one? *Laryngoscope*. 2009;119:272–283.

[40] Leavitt RY, Fauci AS, Bloch DA, et al. The American College of Rheumatology 1990 criteria for the classification of Wegener's granulomatosis. *Arthritis Rheum*. 1990;33:1101–1107.

[41] Ananthakrishnan L, Sharma N, Kanne JP. Wegener's granulomatosis in the chest: high-resolution CT findings. *AJR Am J Roentgenol*. 2009;192:676–682.

[42] Hoffman GS, Thomas-Golbanov CK, Chan J, Akst LM, Eliachar I. Treatment of subglottic stenosis, due to Wegener's granulomatosis, with intralesional corticosteroids and dilation. *J Rheumatol*. 2003;30:1017–1021.

[43] Stappaerts I, Van Laer C, Deschepper K, Van de Heyning P, Vermeire P. Endoscopic management of severe subglottic stenosis in Wegener's granulomatosis. *Clin Rheumatol*. 2000;19:315–317.

[44] Girard C, Charles P, Terrier B, et al. Tracheobronchial stenoses in granulomatosis with polyangiitis (Wegener's): a report on 26 cases. *Medicine (Baltimore)*. 2015;94:e1088.

[45] Nouraei SA, Obholzer R, Ind PW, et al. Results of endoscopic surgery and intralesional steroid therapy for airway compromise due to tracheobronchial Wegener's granulomatosis. *Thorax*. 2008;63:49–52.

[46] Langford CA, Sneller MC, Hallahan CW, et al. Clinical features and therapeutic management of subglottic stenosis in patients with Wegener's granulomatosis. *Arthritis Rheum*. 1996;39:1754–1760.

[47] Polychronopoulos VS, Prakash UBS. Airway involvement in sarcoidosis. *Chest*. 2009;136:1371–1380.

[48] Westcott JL, Noehren TH. Bronchial stenosis in chronic sarcoidosis. *Chest*. 1973;63:893–897.

[49] Nunes H, Uzunhan Y, Gille T, Lamberto C, Valeyre D, Brillet PY. Imaging of sarcoidosis of the airways and lung parenchyma and correlation with lung function. *Eur Respir J*. 2012;40:750–765.

[50] Judson MA. An approach to the treatment of pulmonary sarcoidosis with corticosteroids: the six phases of treatment. *Chest*. 1999;115:1158–1165.

[51] Judson MA, Uflacker R. Treatment of a solitary pulmonary sarcoidosis mass by CT-guided direct intralesional injection of corticosteroid. *Chest*. 2001;120:316–317.

[52] Butler CR, Nouraei SA, Mace AD, Khalil S, Sandhu SK, Sandhu GS. Endoscopic airway management of laryngeal sarcoidosis. *Arch Otolaryngol Head Neck Surg*. 2010;136:251–255.

[53] Bestall JC, Paul EA, Garrod R, Garnham R, Jones PW, Wedzicha JA. Usefulness of the Medical Research Council (MRC) dyspnoea scale as a measure of disability in patients with chronic obstructive pulmonary disease. *Thorax*. 1999;54:581–586.

[54] Teo F, Anantham D, Feller-Kopman D, Ernst A. Bronchoscopic management of sarcoidosis related bronchial stenosis with adjunctive topical mitomycin C. *Ann Thorac Surg*. 2010;89:2005–2007.

[55] Costantino CL, Mathisen DJ. Idiopathic laryngotracheal stenosis. *J Thorac Dis*. 2016;8:S204–S209.

[56] Fiz I, Bittar Z, Piazza C, et al. Hormone receptors analysis in idiopathic progressive subglottic stenosis. *Laryngoscope*. 2018;128:E72–E77.

[57] Grillo HC, Mark EJ, Mathisen DJ, Wain JC. Idiopathic laryngotracheal stenosis and its management. *Ann Thorac Surg*. 1993;56:80–87.

[58] Shabani S, Hoffman MR, Brand WT, Dailey SH. Endoscopic Management of idiopathic subglottic stenosis. *Ann Otol Rhinol Laryngol*. 2017;126:96–102.

[59] Taylor SC, Clayburgh DR, Rosenbaum JT, Schindler JS. Clinical manifestations and treatment of idiopathic and Wegener granulomatosis-associated subglottic stenosis. *JAMA Otolaryngol Head Neck Surg*. 2013;139:76–81.

[60] Grillo HC, Mathisen DJ, Ashiku SK, Wright CD, Wain JC. Successful treatment of idiopathic laryngotracheal stenosis by resection and primary anastomosis. *Ann Otol Rhinol Laryngol*. 2003;112:798–800.

[61] Marchiori E, Araujo Neto C, Meirelles GS, et al. Laryngotracheobronchial papillomatosis: findings on computed tomography scans of the chest. *J Bras Pneumol*. 2008;34:1084–1089.

[62] Donne AJ, Hampson L, Homer JJ, Hampson IN. The role of HPV type in recurrent respiratory papillomatosis. *Int J Pediatr Otorhinolaryngol*. 2010;74:7–14.

[63] Rombaldi RL, Serafini EP, Mandelli J, Zimmermann E, Losquiavo KP. Transplacental transmission of human papillomavirus. *Virol J*. 2008;5:106.

[64] Fortes HR, von Ranke FM, Escuissato DL, et al. Recurrent respiratory papillomatosis: a state-of-the-art review. *Respir Med*. 2017;126: 116–121.

[65] Carifi M, Napolitano D, Morandi M, Dall'Olio D. Recurrent respiratory papillomatosis: current and future perspectives. *Ther Clin Risk Manag*. 2015;11:731–738.

[66] Wierzbicka M, Jackowska J, Bartochowska A, Jozefiak A, Szyfter W, Kedzia W. Effectiveness of cidofovir intralesional treatment in recurrent respiratory papillomatosis. *Eur Arch Otorhinolaryngol*. 2011;268:1305–1311.

[67] Dikkers FG. Treatment of recurrent respiratory papillomatosis with microsurgery in combination with intralesional cidofovir–a prospective study. *Eur Arch Otorhinolaryngol*. 2006;263:440–443.

[68] Lee AS, Rosen CA. Efficacy of cidofovir injection for the treatment of recurrent respiratory papillomatosis. *J Voice*. 2004;18:551–556.

[69] Shehab N, Sweet BV, Hogikyan ND. Cidofovir for the treatment of recurrent respiratory papillomatosis: a review of the literature. *Pharmacotherapy*. 2005;25: 977–989.

[70] Cundy KC. Clinical pharmacokinetics of the antiviral nucleotide analogues cidofovir and adefovir. *Clin Pharmacokinet*. 1999;36: 127–143.

[71] Naiman AN, Ceruse P, Coulombeau B, Froehlich P. Intralesional cidofovir and surgical excision for laryngeal papillomatosis. *Laryngoscope*. 2003;113:2174–2181.

[72] Milczuk HA. Intralesional cidofovir for the treatment of severe juvenile recurrent respiratory papillomatosis: long-term results in 4 children. *Otolaryngol Head Neck Surg*. 2003;128:788–794.

[73] Tanna N, Sidell D, Joshi AS, Bielamowicz SA. Adult intralesional cidofovir therapy for laryngeal papilloma: a 10–year perspective. *Arch Otolaryngol Head Neck Surg*. 2008;134:497–500.

[74] Frye L, Machuzak M. Airway complications after lung transplantation. *Clin Chest Med*. 2017;38:693–706.

[75] Oberg CL, Holden VK, Channick CL. Benign central airway obstruction. *Semin Respir Crit Care Med*. 2018;39:731–746.

[76] Yousem SA, Dauber JH, Griffith BP. Bronchial cartilage alterations in lung transplantation. *Chest*. 1990;98: 1121–1124.

[77] Chhajed PN, Malouf MA, Tamm M, Spratt P, Glanville AR. Interventional bronchoscopy for the management of airway complications following lung transplantation. *Chest*. 2001;120: 1894–1899.

[78] Erard AC, Monnier P, Spiliopoulos A, Nicod L. Mitomycin C for control of recurrent bronchial stenosis: a case report. *Chest*. 2001;120:2103–2105.

[79] Davidson KR, Elmasri M, Wahidi MM, Shofer SL, Cheng GZ, Mahmood K. Management of lung transplant bronchial stenosis with mitomycin C. *J Bronchology Interv Pulmonol*. 2019;26:124–128.

第 12 章　支气管热成形术
Bronchial Thermoplasty

Waqas Aslam　Ajay Sheshadri　Carla R. Lamb　著
苏　雷　译

哮喘在全球的发病率和死亡率高，3 亿多人受到影响[1]。根据世界卫生组织（World Health Organization，WHO）的估计，每年约有 250 000 年轻患者死于哮喘[2]。尽管有 5%～10% 的哮喘患者进行了最大限度的吸入治疗，但因为症状控制失败而被归类为重度哮喘患者[3]。严重哮喘的定义或许会有所不同，但通常以反复加重或尽管进行了最大限度地治疗后症状持续存在为特征[4]。频繁的急诊室就诊、计划外的门诊就诊、住院、缺课或缺勤及生活质量下降都符合严重哮喘患者表现。每天约有 1000 人死于哮喘。哮喘是导致生活失能的二十大原因之一。哮喘显著地影响全球医疗保健本和资源利用，且仍在持续，仅美国每年就超过 560 亿美元[5]。哮喘是一种以外周气道炎症和高反应性为特征的疾病。如果不控制哮喘，气道重塑会导致气道平滑肌（airway smooth muscle，ASM）肥大、黏液化生和气道壁纤维化。哮喘治疗的基石是短效和长效 β₂ 肾上腺素受体激动药、皮质类固醇、白三烯拮抗药，还有单克隆抗体治疗[6]。哮喘的慢性药物治疗侧重于支气管扩张和减少气道炎症，但逆转气道重塑仍然是一个挑战。支气管热成形术（bronchial thermoplasty，BT）是一种通过将受控热能直接施加到气道壁上来逆转平滑肌肥大和其他黏膜变化的疗法。美国食品药品管理局（Food and Drug Administration，FDA）于 2010 年 4 月 27 日批准 BT 为中度至重度持续性哮喘的治疗树立了新的治疗方式。

一、支气管热成形术的科学依据

使用支气管镜检查期间使用热能探头将 65℃ 的受控热能直接施加到气道壁上可减少 ASM 质量[7-12]。针对犬科动物的早期研究表明，ASM 质量的减少可能导致支气管收缩减少，以响应各种内在和外在炎症介质[13]。减少 ASM 质量，1 型胶原沉积和网状基底膜厚度，已通过人类活检证实[14]。BT 导致支配上皮和 ASM 的神经纤维减少[12, 15]。BT 改变上皮细胞表型导致黏蛋白生成减少和杯状细胞增生，可能是由白细胞介素（IL）-13 表达减少驱动[16]。BT 还可能改变参与哮喘发病机制的其他几个基因，并通过改变 T 细胞亚群发挥免疫调节作用[17, 18]。BT 增加腔内气道容积并减少小气道中的气体滞留[19-22]。通过肺活量测定法或阻抗振荡法这些变化可能并不明显，但通气变化可以使用先进的成像技术进行量化，如超极化 ³He 磁共振成像（MRI）[23, 24]。然而，在没有改善肺功能的情况下增加气道口径的益处尚不完全清楚。总之，BT 诱导气道的许多变化，包括 ASM 质量和神经纤维的减少，气道上皮的有益变化，以及改善通气，可能通过增加气道口径。

二、来自人体研究的临床证据

Miller 及其同事[25]进行了 BT 在人体中的首次前瞻性可行性研究。在计划切除疑似或确诊肺癌前 3 周，在 8 名患者中进行了 BT。治疗仅限于计划切除的节段性支气管。没有与手术相关的不良反应。没有支气管镜下瘢痕形成的证据，组织学检查证实治疗气道和紧邻支气管周围区域的 ASM 降低。

Cox 及其同事[26]在 16 名稳定哮喘患者中进行了 BT 的首次非随机可行性研究，并证明乙酰甲胆碱 PC20 和平均无症状天数显著增加。

哮喘干预研究（Asthma Intervention Research，AIR）试验是第一个纳入 112 名患者的随机对照试验，并将 BT 加标准治疗［吸入性皮质类固醇（ICS）和长效 β 受体激动药（LABA）］与标准护理治疗（ICS 和 LABA）在中至重度持续性哮喘患者中进行了比较[27]。该试验表明与对照组相比，接受 BT 的患者轻度加重（非严重加重）的发生率显著降低，并且早晨呼气流速高峰增加。BT 患者的长期随访显示呼吸不良事件发生率稳定，5 年内因呼吸道症状和稳定的肺功能而紧急就诊或住院没有增加[28]。

严重哮喘研究（research in severe asthma，RISA）试验是一项随机多中心试验，招募了 34 名严重哮喘患者[29]。患者随机接受 BT 或继续高剂量 ICS 和 LABA[29]。该试验显示，与对照组相比，BT 组的呼气前 1 秒用力呼气量（FEV₁）显著增加，哮喘控制和生活质量有所改善[29]。长期随访 5 年显示呼吸稳定，不良事件和呼吸道症状住院和急诊就诊次数减少[30]。

AIR2 试验是 BT 的第一个双盲，假对照随机对照试验，比较 BT 与假操作在严重哮喘患者中的有效性和安全性[31]。共有 288 名患者被随机分配到 BT 或假对照组。主要结局是哮喘生活质量问卷（asthma quality-of-life questionnaire，AQLQ）评分从基线到平均值的差异为 6 个月、9 个月和 12 个月（综合 AQLQ）[31]。与假对照组相比，BT 组的综合 AQLQ 评分较基线的改善更好[31]。在治疗期间有更多的 BT 患者（多 6%）住院[31]。与假对照组相比，BT 患者的恶化、急诊室就诊和缺勤或缺课天数更少[31]。来自 AIR2 试验的 BT 治疗患者

的五年随访表明 BT 治疗患者的益处有 5 年的持久性[32]。与 BT 之前 12 个月的观察相比，BT 治疗患者 5 年随访的严重加重和紧急就诊次数较少（严重加重平均 5 年减少 44%，急诊就诊减少 78%）[32]。

FDA 批准后评估支气管热成形术治疗严重持续性哮喘（PAS2）的临床试验是一项前瞻性、观察性、多中心研究，旨在确认 BT 在临床实践中的安全性和有效性[33]。主要终点是与 BT 之后的前 12 个月相比，在随后的 12 个月内经历严重恶化的受试者比例[33]。PAS2 数据显示 BT 是安全的，并且与 BT 前 12 个月相比，BT 后 3 年严重哮喘发作、急诊就诊和住院率减少（分别为 45%、55% 和 40%）[33]。

Burn 及其同事[34]分析了 BT 在英国的有效性和安全性，发现 12 个月时 AQLQ 评分平均改善，24 个月随访时入院人数显著减少，FEV₁ 没有任何恶化，与其他临床试验一致。

三、术前管理概述和患者选择

如文献所述，患者选择仍然是成功结局的关键部分。在哮喘中心采用多学科方法，由执业护士、临床药剂师和医生组成，可以对患者、社会经济支持、哮喘意识、吸入器使用的技术和依从性、环境暴露、烟草史及可能直接影响哮喘护理的其他潜在疾病（如鼻炎或鼻窦炎）进行评估，如特应性、免疫缺陷、胃食管反流和肥胖。应评估患者是否有其他类似哮喘的疾病，如心脏病、声带功能障碍、气管结构疾病、结缔组织疾病或血管炎综合征。有必要进行彻底的临床评估以确定改善患者哮喘症状的因素，以更准确地评估疾病的严重程度，同时筛查 BT 在中至重度持续性哮喘中的潜在作用（图 12-1）。

实际上，许多临床医生继续遵守先前临床试验中报告的纳入和排除标准。这一系列临床试验制订了具体的选择标准以及支气管热成形术患者选择的一般考虑因素（框 12-1 和框 12-2）[33, 35-37]。未来的研究和结果报道将需要确定更广泛的患者

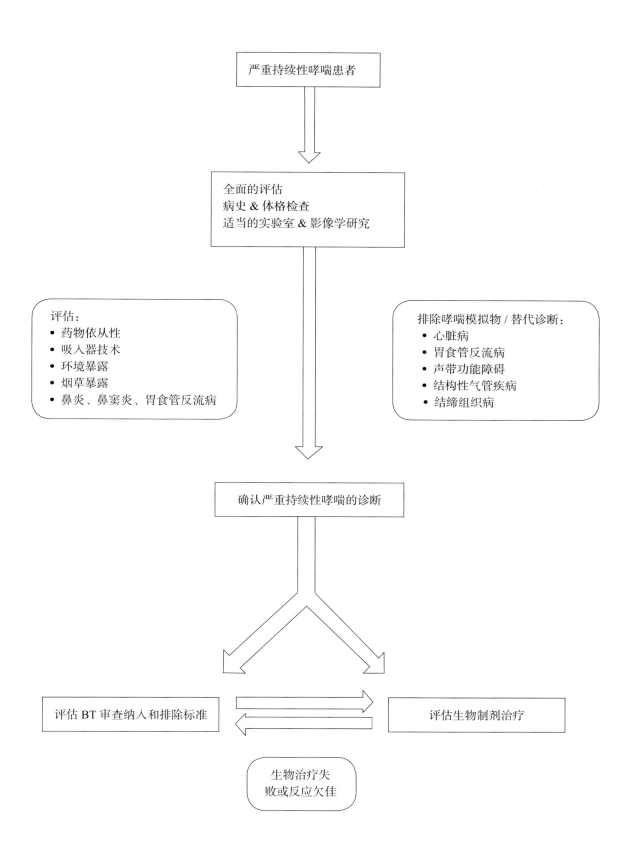

▲ 图 12-1 支气管热成形术（BT）的评估算法

框 12-1　支气管热成形术的纳入标准

- 成人年龄 18—65 岁
- 哮喘的诊断和定期服药包括吸入性皮质类固醇（ICS），计量为每天 >1000μg 倍氯米松或等效剂量，以及长效 β_2 受体激动药（LABA），剂量为沙美特罗或等效剂量 ≥100μg
- 除 ICS 和 LABA 外还可选用白三烯拮抗药、抗 IgE、其他生物疗法或口服皮质类固醇，每天 10mg 或 20mg
- 维持哮喘症状的稳定性
- 在预定 BT 前 4 周内没有呼吸道感染或严重的哮喘恶化
- 没有未经治疗或不稳定的并发症
- FEV_1 ≥60%
- 使用扩张药后 FEV_1 ≥65%
- FEV_1 维持在个体最佳值的 10% 以内
- 患者在过去 4 周内有 2 次哮喘发作
- 戒烟 1 年以上或少于 10 年包的吸烟史
- 能够接受支气管镜检查
- 对气管镜检查过程中所需的药物（如利多卡因、阿片类药物、苯二氮䓬类药物）无禁忌

是否会从 BT 中受益，如肺功能严重受损的患者。

四、患者准备

- 在手术前 3 天，手术当天和手术后第二天，每天为患者给予预防性泼尼松 50mg，以减少围术期炎症。
- 在讨论 BT 和支气管镜检查的所有风险和益处，以及镇静、镇痛和麻醉的细节（如果需要）后，完成手术同意。
- 大多数患者可以接受适度镇静的 BT：咪达唑仑、芬太尼及局部利多卡因。全身麻醉也是安全可行的[38]。建议 FiO_2<40%，以避免气道引燃的可能性[36]。
- 支气管镜检查前必须进行沙丁胺醇雾化。
- 口服可待因 30~60mg 可在手术前 1h 给予，以进一步消除咳嗽反射。这是在适度镇静下接受手术的患者进行的，如果在全身麻醉下进行手术，则不需要。

框 12-2　支气管热成形术的排除标准

- 在之前的曾参加过成人临床试验
- 患者在药物稳定期的最后 1 周需要抢救用药，或者超过每天 8 次的支气管扩张药，或者四喷长效救援性支气管扩张药，或者每天 2 次雾化器治疗
- 使用扩张药后 FEV_1<65%
- 危及生命的哮喘病史、既往气管插管或 2 年内因哮喘入住 ICU
- 过去 1 年因哮喘住院次数 ≥3 次
- 过去 1 年因需要抗生素治疗的呼吸道感染次数 ≥4 次
- 过去 1 年因需要全身性皮质类固醇冲击治疗的哮喘症状 ≥4 次
- 对气管镜检查过程中所需的药物（如利多卡因、阿片类药物、苯二氮䓬类药物）过敏
- 合并如器官狭窄、气管软化、肺气肿、囊性纤维化、支气管扩张、声带功能障碍、上气道机械性梗阻、Churg-Strauss 综合征和过敏性支气管肺曲霉菌病
- 肺段或肺不张或实变、在胸部影像学显示的明显或不稳定的积液或气胸
- 严重的心血管疾病，如心肌梗死、心绞痛、心功能不全、心律失常、传导阻滞、心肌病或卒中
- 明确的主动脉瘤
- 合并癌症、肾衰竭、肝脏疾病或脑血管疾病
- 难以控制的高血压：收缩压 >200mmHg 或舒张压 >100mmHg
- 置入式心脏起搏器、除颤器、深部神经或大脑刺激器
- 凝血功能障碍，INR>1.5
- 术前无法停用抗凝或抗血小板药物
- 明显的出血征象
- 曾接受过支气管热成形治疗
- 年龄 <18 岁
- 孕妇

- 应用于气道的局部麻醉方案可能包括雾化吸入的 1% 利多卡因。
- 如有必要，格隆溴铵可以静脉给药，起效非常快，以减少气道分泌物。

五、立即术前评估

手术当天，临床医生应确保患者处于基线状态，然后再进行，并且患者应接受肺活量测定，显示 FEV_1 在其既定基线的 10% 以内。

如果出现以下情况，应推迟并重新安排手术：①患者术前未服用泼尼松；②室内空气中的 $SpO_2 < 90\%$；③哮喘症状在过去 48h 内增加，挽救性支气管扩张药使用量增加每天超过 4 喷；④活动性呼吸道感染；⑤活动性鼻窦炎；⑥因哮喘加重而完成口服类固醇治疗后不到 14 天；⑦任何其他禁忌证。

如果出现以下情况，应终止：①气道过度水肿；②广泛的支气管收缩；③气道中有明显黏液；④由于患者的解剖结构而无法进入气道；⑤过度咳嗽或分泌物模糊了气道的能见度。

六、支气管热成形设备

Alair 支气管热成形术系统（Boston Scientific, Natick, MA, USA）由导管和射频（radiofrequency, RF）控制器组成（图 12-2 和图 12-3）。患者最初使用标准凝胶电极接到设备并连接到控制器。每个一次性导管都通过支气管镜的工作通道，一端包含 1 个可扩展电极阵列，另一端包含 1 个展开手柄。理想情况下，需要最小工作通道支气管镜 2mm。电极阵列一旦展开，就会在 4 个点上与气道壁接触，然后通过脚踏板激活。每次激活都会提供射频电能，将气道加热到 65℃ 的温度。预设控制器向 ASM 提供设定的能量强度和持续时间，而不会影响其他气道结构。除非每个设备连接都固定并与探头进行适当的气道壁接触，否则不会

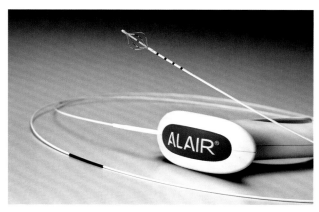

▲ 图 12-2　Alair 可扩展电极导管
经许可转载，引自 Boston Scientific, Natick, MA, USA.

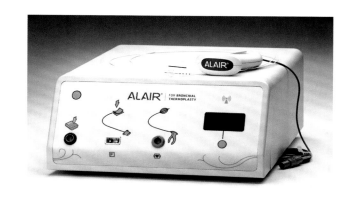

▲ 图 12-3　Alair 控制系统
经许可转载，引自 Boston Scientific, Natick, MA, USA.

输送能量。控制器发出音频和视觉反馈，以提醒临床医生导管是否未与气道壁接触并需要重新定位。成功致动的次数也会记录并显示在控制器的前面板上。

七、支气管热成形术概述

BT 手术包括连续 3 次支气管镜下对外周气管镜进行序贯支气管镜治疗，每次间隔 3 周进行 1 次。治疗顺序如下：①右下叶；②左下叶；③两个上叶。右中叶由于假设易发生一过性梗阻、肺不张和右中叶综合征而不予治疗。然而，Eisenmann 及其同事[39] 安全地在右中叶进行了 BT 治疗，没有任何并发症，这表明这些担忧可能被夸大了。所有使用热探头的治疗均在主支气管远端外周气道的有条不紊的可视化下进行（3～10mm），使用 2mm 工作通道可弯曲支气管镜以连续且不重叠的方式从远端到近端气道。扩展电极阵列允许沿 12 点钟、3 点钟、6 点钟和 9 点钟位置的外周气道壁的 4 个点接触，然后用脚踏板激活能量源（图 12-4 和图 12-5）。典型的手术时间为 30～45min，每次治疗平均 40～65 次[40, 41]。最近的研究表明，BT 期间提供的 RF 激活次数与 BT 后对治疗的临床反应及肺功能（FEV_1）的短暂恶化相关。较薄的支气管镜（外径 4.2mm）可能会增加对支气管树的 RF 激活的传递[42]。

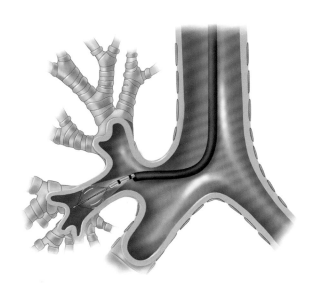

▲ 图 12-4　图示支气管热成形的热探头所到达的外周气道部位

经许可转载，引自 Boston Scientific, Natick, MA, USA.

八、术后评估和随访

每次 BT 治疗完成后，患者将接受适度镇静标准的观察。支气管镜检查后呼吸道症状加重很常见。此外，患者仍需要观察直到他们达到支气管扩张药 FEV$_1$ 在术前值的 80% 以内，并且感觉良好，没有任何手术并发症的证据。出院前应与患者详细核实术后计划和说明。BT 后症状通常以延迟方式出现，如有临床指征，应根据需要加用皮质类固醇、增加挽救性支气管扩张药和抗生素进行治疗。患者应在术后 1 天、2 天和 7 天通过电话进行评估。应安排在手术后 2～3 周进行门诊就诊，以评估肺功能和症状，并安排随后的 BT 治疗。同样重要的是要向每位患者重申，他们在 BT 治疗期间继续使用所有哮喘维持药物。

九、支气管热成形术的并发症和安全性

BT 可以在治疗后立即加重哮喘症状。急性一过性影像学异常的发生率很高，包括支气管周围实变、毛玻璃样混浊、肺不张、部分支气管闭塞，以及炎症或水肿引起的 BT 后不久扩张。所有这些异常都会自发消退，没有任何临床后果[43-45]。

然而，对参加 AIR 和 AIR2 试验的患者进行长期 5 年随访，未显示任何气胸、需要插管和机械通气的呼吸衰竭、心律失常或死亡的病例[28, 32]。BT 组 2～5 年，≥3% 的受试者发生典型的哮喘呼吸不良事件（包括呼吸困难、咳嗽、喘息和鼻塞）、胸部不适、轻度咯血和上呼吸道感染，发生率稳定[28, 32]。BT 组中的 1 名受试者在 14 个月时左上叶出现肺脓肿[28]。他接受了手术切除，切除标本的组织学检查未显示任何气道阻塞或任何其他 BT 引起的异常导致肺脓肿。肺功能和支气管扩张前置剂 FEV$_1$ 在 5 年内保持稳定[32]。AIR2 试验中的 3 名受试者被发现支气管扩张症增加或新发支气管扩张；1 名患者原有支气管扩张症恶化，1 名患者在 2 个叶（包括右中叶）出现支气管扩张症，但未接受 BT 治疗，1 名患者在 3 年随访时新发现支气管扩张症并保持稳定[32]。总之，BT 具有出色的安全性，并发症少有报道。

十、支气管热成形术和生物治疗严重不受控制的哮喘

全球哮喘倡议（Global Initiative for Asthma, GINA）2019 指南建议，对接受最大标准治疗的重度哮喘患者，应考虑使用 BT 和生物疗法（奥马珠单抗、美泊利单抗、瑞斯单抗、贝那利珠单抗、度普利尤单抗）。尚无比较 BT 和生物疗法的试验。BT 是非过敏性哮喘的有效疗法，也是对生物疗法反应失败或欠佳的过敏性哮喘的替代或附加疗法[46]。BT 与奥马珠单抗的间接比较显示，BT 组和奥马珠单抗组之间哮喘相关住院和急诊室就诊的相对风险没有差异[47]。BT 围术期立即严重加重的相对风险有利于奥马珠单抗，但总体 BT 与生物疗法相当[47]。Seeley 及其同事[48]报道说，mini-AQLQ 评分显著增加，哮喘药物需求减少，包括 BT 治疗后 1 年的奥马珠单抗[49-51]。修改标准 BT 方案可能会允许更有效的治疗，但这些方法需要验证。

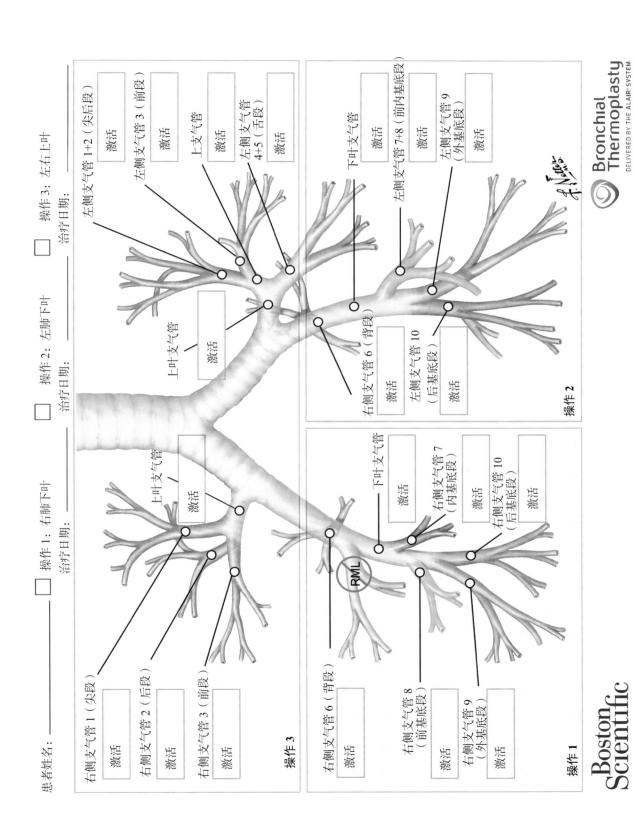

▲ 图 12-5　支气管热成形治疗部位的各肺叶亚段解剖标记

经许可转载，引自 Boston Scientific，Natick，MA，USA.

十一、总结

BT 是管理中度至重度哮喘患者有希望的选择，安全性极佳。所有患者都应在具有重度哮喘管理经验的中心进行评估。对于尽管进行了最佳药物治疗但仍控制不佳的中度至重度哮喘的成年患者，应考虑进行 BT，在这种情况下可能具有成本效益。GINA 2019 指南在第 5 步推荐 BT 作为成人哮喘患者的治疗选择。BT 的成功取决于彻底的患者筛查，优化现有的医疗管理和成功的患者选

择。BT 是一种需要软式支气管镜检查的技能和专业知识，以及 BT 应用技术的手术。该手术应首先在有监督的环境中进行，并进行标准化的手术培训和支气管镜套件支持人员的培训。该手术应由接受过 BT 培训的经验丰富的支气管镜医生进行。在高容量中心执业的具有高级支气管镜检查和介入肺病学专业知识和培训的医生最适合进行 BT，因为与该特定患者群体相关的风险相对较高。术后护理和随后的随访进一步确保了安全和有利的 BT 结局。

参 考 文 献

[1] Global Initiative for Asthma (GINA). Global strategy for asthma management and prevention, 2019. Available from http://www.ginasthma.org.

[2] World Health Organization. Global surveillance, prevention and control of chronic respiratory diseases: a comprehensive approach. https://apps.who.int/iris/handle/ 10665/43776; 2007.

[3] Moore WC, Bleecker ER, Curran-Everett D, et al. Characterization of the severe asthma phenotype by the National Heart, Lung, and Blood Institute's Severe Asthma Research Program. *J Allergy Clin Immunol*. 2007;119:405–413.

[4] Chung KF, Wenzel SE, Brozek JL, et al. International ERS/ATS guidelines on definition, evaluation and treatment of severe asthma. *Eur Respir J*. 2014;43:343–373.

[5] The Global Asthma Report 2018. Auckland, New Zealand: Global Asthma Network, 2018.

[6] Wahidi M, Kraft M. Bronchial thermoplasty for severe asthma. *Am J Respir Crit Care Med*. 2012;185:709–714.

[7] Gordon IO, Husain AN, Charbeneau J, Krishnan JA, Hogarth DK. Endobronchial biopsy: a guide for asthma therapy selection in the era of bronchial thermoplasty. *J Asthma*. 2013;50(6):634–641.

[8] Pretolani M, Dombret MC, Thabut G, et al. Reduction of airway smooth muscle mass by bronchial thermoplasty in patients with severe asthma. *Am J Respir Crit Care Med*. 2014;190(12):1452–1454.

[9] d'Hooghe JNS, Goorsenberg AWM, Ten Hacken NHT, et al. Airway smooth muscle reduction after bronchial thermoplasty in severe asthma correlates with FEV$_1$ TASMA Research Group. *Clin Exp Allergy*. 2019;49(4):541–544.

[10] Pretolani M, Bergqvist A, Thabut G, et al. Effectiveness of bronchial thermoplasty in patients with severe refractory asthma: clinical and histopathologic correlations. *J Allergy Clin Immunol*. 2017;139(4):1176–1185.

[11] Chakir J, Haj-Salem I, Gras D, et al. Effects of bronchial thermoplasty on airway smooth muscle and collagen deposition in asthma. *Ann Am Thorac Soc*. 2015;12(11):1612–1618.

[12] Ichikawa T, Panariti A, Audusseau S, et al. Effect of bronchial thermoplasty on structural changes and inflammatory mediators in the airways of subjects with severe asthma. *Respir Med*. 2019;150: 165–172.

[13] Danek CJ, Lombard CM, Dungworth DL, et al. Reduction in airway hyperresponsiveness to methacholine by the application of RF energy in dogs. *J Appl Physiol (1985)*. 2004;97(5):1946–1953.

[14] Salem IH, Boulet LP, Biardel S, et al. Long-term effects of bronchial thermoplasty on airway smooth muscle and reticular basement membrane thickness in severe asthma. *Ann Am Thorac Soc*. 2016;13(8):1426–1428.

[15] Facciolongo N, Di Stefano A, Pietrini V, et al. Nerve ablation after bronchial thermoplasty and sustained improvement in severe asthma. *BMC Pulm Med*. 2018;18(1):29.

[16] Haj Salem I, Gras D, Joubert P, et al. Persistent reduction of mucin production after bronchial thermoplasty in severe asthma. *Am J Respir Crit Care Med*. 2019;199(4):536–538.

[17] Liao SY, Linderholm AL, Yoneda KY, Kenyon NJ, Harper RW. Airway transcriptomic profiling after bronchial thermoplasty. *ERJ Open Res*. 2019;5(1):00123–02018.

[18] Marc Malovrh M, Rozman A, Šrgat S, et al. Bronchial thermoplasty induces immunomodulation with a significant increase in pulmonary CD4+25+ regulatory T cells. *Ann Allergy Asthma Immunol*. 2017;119(3):289–290.

[19] Langton D, Sloan G, Banks C, Bennetts K, Plummer V, Thien F. Bronchial thermoplasty increases airway volume measured by functional respiratory imaging. *Respir Res*. 2019;20(1):157.

[20] Langton D, Ing A, Bennetts K, et al. Bronchial thermoplasty reduces gas trapping in severe asthma. *BMC Pulm Med*. 2018;18(1):155.

[21] Konietzke P, Weinheimer O, Wielpütz MO, et al. Quantitative CT detects changes in airway dimensions and air-trapping after bronchial thermoplasty for severe asthma. *Eur J Radiol*. 2018;107:33–38.

[22] Zanon M, Strieder DL, Rubin AS, et al. Use of MDCT to assess the results of bronchial thermoplasty. *AJR Am J Roentgenol*. 2017;209(4):752–756.

[23] Langton D, Ing A, Sha J, et al. Measuring the effects of bronchial thermoplasty using oscillometry. *Respirology*. 2019;24(5):431–436.

[24] Thomen RP, Sheshadri A, Quirk JD, et al. Regional ventilation changes in severe asthma after bronchial thermoplasty with (3)He MR imaging and CT. *Radiology*. 2015;274(1):250–259.

[25] Miller JD, Cox G, Vincic L, Lombard CM, Loomas BE, Danek CJ. A prospective feasibility study of bronchial thermoplasty in the human airway. *Chest*. 2005;127(6):1999–2006.

[26] Cox G, Miller JD, McWilliams A, Fitzgerald JM, Lam S. Bronchial thermoplasty for asthma. *Am J Respir Crit Care Med*. 2006;173(9):965–969.

[27] Cox G, Thomson NC, Rubin AS, et al. Asthma control during the year after bronchial thermoplasty AIR Trial Study Group. *N Engl J Med*.

2007;356(13):1327–1337.

[28] Thomson NC, Rubin AS, Niven RM, et al. Long-term (5 year) safety of bronchial thermoplasty: Asthma Intervention Research (AIR) trial AIR Trial Study Group. *BMC Pulm Med*. 2011;11:8.

[29] Pavord ID, Cox G, Thomson NC, et al. Safety and efficacy of bronchial thermoplasty in symptomatic, severe asthma RISA Trial Study Group. *Am J Respir Crit Care Med*. 2007;176(12):1185–1191.

[30] Pavord ID, Thomson NC, Niven RM, et al. Safety of bronchial thermoplasty in patients with severe refractory asthma Research in Severe Asthma Trial Study Group. *Ann Allergy Asthma Immunol*. 2013;111(5):402–407.

[31] Castro M, Rubin AS, Laviolette M, et al. AIR2 Trial Study Group. Effectiveness and safety of bronchial thermoplasty in the treatment of severe asthma: a multicenter, randomized, double-blind, sham-controlled clinical trial. *Am J Respir Crit Care Med*. 2010;181(2): 116–124.

[32] Wechsler ME, Laviolette M, Rubin AS, et al. Asthma Intervention Research 2 Trial Study Group. Bronchial thermoplasty: long-term safety and effectiveness in patients with severe persistent asthma. *J Allergy Clin Immunol*. 2013;132(6):1295–1302.

[33] Chupp G, Laviolette M, Cohn L, et al. Other members of the PAS2 Study Group. Long-term outcomes of bronchial thermoplasty in subjects with severe asthma: a comparison of 3–year follow-up results from two prospective multicentre studies. *Eur Respir J*. 2017;50(2):1700017.

[34] Burn J, Sims AJ, Patrick H, Heaney LG, Niven RM. Efficacy and safety of bronchial thermoplasty in clinical practice: a prospective, longitudinal, cohort study using evidence from the UK Severe Asthma Registry. *BMJ Open*. 2019;9(6):e026742.

[35] Mayse MI, Laviolette M, Rubin A, et al. Clinical pearls for bronchial thermoplasty. *J Bronchol*. 2007;14:115–123.

[36] Bonta PI, Chanez P, Annema JT, Shah PL, Niven R. Bronchial thermoplasty in severe asthma: best practice recommendations from an expert panel. *Respiration*. 2018;95(5):289–300.

[37] Niven R, Aubier M, Bonta P, Puente-Maestu L, Facciolongo N, Ryan D. European consensus meeting/statement on bronchial thermoplasty. Who? Where? How? *Respir Med*. 1502019161–164.

[38] Aizawa M, Ishihara S, Yokoyama T, Katayama K. Feasibility and safety of general anesthesia for bronchial thermoplasty: a description of early 10 treatments. *J Anesth*. 2018;32(3):443–446.

[39] Eisenmann S, Schütte W, Funke F, Oezkan F, Islam S, Darwiche

K. Bronchial thermoplasty including the middle lobe bronchus significantly improves lung function and quality of life in patients suffering from severe asthma. *Lung*. 2019;197(4):493–499.

[40] Langton D, Sha J, Ing A, Fielding D, Thien F, Plummer V. Bronchial thermoplasty: activations predict response. *Respir Res*. 2017;18(1):134.

[41] Langton D, Wang W, Thien F, Plummer V. The acute effects of bronchial thermoplasty on FEV_1. *Respir Med*. 2018;137:147–151.

[42] Langton D, Gaffney N, Wang WC, Thien F, Plummer V. Utility of a thin bronchoscope in facilitating bronchial thermoplasty. *J Asthma Allergy*. 2018;11:261–266.

[43] Goorsenberg AWM, d'Hooghe JNS, de Bruin DM, van den Berk IAH, Annema JT, Bonta PI. Bronchial thermoplasty- induced acute airway effects assessed with optical coherence tomography in severe asthma. *Respiration*. 2018;96(6):564–570.

[44] d'Hooghe JNS, van den Berk IAH, Annema JT, Bonta PI. Acute radiological abnormalities after bronchial thermoplasty: a prospective cohort trial. *Respiration*. 2017;94(3):258–262.

[45] Debray MP, Dombret MC, Pretolani M, et al. Early computed tomography modifications following bronchial thermoplasty in patients with severe asthma. *Eur Respir J*. 2017;49(3):1601565.

[46] Minami D, Kayatani H, Sato K, et al. Clinical characteristics of severe refractory asthma associated with the effectiveness of bronchial thermoplasty. *Acta Med Okayama*. 2019;73(2):155–160.

[47] Niven RM, Simmonds MR, Cangelosi MJ, Tilden DP, Cottrell S, Shargill NS. Indirect comparison of bronchial thermoplasty versus omalizumab for uncontrolled severe asthma. *J Asthma*. 2018;55(4):443–451.

[48] Seeley EJ, Alshelli I, Canfield J, Lum M, Krishna G. The impact of bronchial thermoplasty on asthma-related quality of life and controller medication use. *Respiration*. 2019;98(2):165–170.

[49] Zafari Z, Sadatsafavi M, Marra CA, Chen W, FitzGerald JM. Cost-effectiveness of bronchial thermoplasty, omalizumab, and standard therapy for moderate-to-severe allergic asthma. *PLoS One*. 2016;11(1):e0146003.

[50] Cangelosi MJ, Ortendahl JD, Meckley LM, et al. Cost-effectiveness of bronchial thermoplasty in commercially- insured patients with poorly controlled, severe, persistent asthma. *Expert Rev Pharmacoecon Outcomes Res*. 2015;15(2):357–364.

[51] Zein JG, Menegay MC, Singer ME, et al. Cost effectiveness of bronchial thermoplasty in patients with severe uncontrolled asthma. *J Asthma*. 2016;53(2):194–200.

第 13 章　支气管镜肺减容术
Bronchoscopic Lung Volume Reduction

Jason Beattie　Adnan Majid　著

苏　雷　译

慢性阻塞性肺病（chronic obstructive pulmonary disease，COPD）在美国和全球都会导致相当大的发病率、死亡率和医疗保健支出。尽管接受标准药物治疗但仍有较重症状的 COPD 患者，从历史上看，很少有可用的治疗选择。在过去的 20 年中，各种支气管镜干预措施扩大了恶性充气肺气肿患者的治疗选择。现在，全球慢性阻塞性肺病倡议（Global Initiative for Chronic Obstructive Lung Disease，GOLD）认可了几种技术，并且已有 2 种设备已获得 FDA 批准。随着肺气肿患者治疗选择的增加，可用技术的实用知识、适当的患者评估和选择，以及对手术和手术相关并发症的准备将成为优化这些脆弱患者护理不可或缺的一部分[1]。

一、定义

支气管镜下肺减容术（Bronchoscopic lung volume reduction，BLVR）使用标准支气管镜进行，以治疗肺气肿。这些治疗方法的目标是放气或促进严重肺气肿的物理变化，以改善呼吸力学和生理学。BLVR 治疗被开发为肺减容手术（lung volume reduction surgery，LVRS）的替代方案。它们包括单向阀、盘管、热蒸汽消融和生物肺减容术。过去曾开发过用于气道旁路的支架；然而，它们在临床试验中失败，使用已被放弃。在上述干预措施中，单向阀是目前最广泛接受和推荐的设备，而其他设备仍主要处于研究阶段。截至 2020 年，单向阀是美国唯一批准的 BLVR 干预措施；其他

治疗方法在其他国家获得批准。

二、术前准备

（一）患者选择和初始患者评估

适合 BLVR 的患者包括晚期肺气肿和过度充气患者，尽管采取了标准的无创管理策略，包括戒烟、维持药物（如吸入性支气管扩张药和皮质类固醇）及肺康复，但仍有明显的呼吸困难。最好由多学科团队对 BLVR 候选者进行评估，并在适当时考虑手术干预，包括肺移植、LVRS 和大疱切除术[2]。新出现的证据也可能有助于对患者进行适当的分析；手术对比 BLVR 的相对益处目前正在研究。

在 BLVR 的初始检查中，应进行一般的内科和肺部评估，包括基本实验室分析、血气、心电图（ECG）、超声心动图和肺功能检查，包括肺活量、肺容量、一氧化碳弥散量（DLCO）和 6 分钟步行试验（6MWT）。肺功能检查应显示严重梗阻（1 秒内用力呼气量，FEV_1，15%～45%）、过度充气（总肺活量，TLC≥100%）和空气潴留伴残余容量（RV）≥150%。6MWT 应显示运动能力下降（100～500m）。患者应无可能影响短期生存和体能状态的明显并发症。重度高碳酸血症（$PaCO_2$＞55mmHg）或缺氧（PaO_2＜45mmHg）（在室内空气中测量）、DLCO 严重降低（＜20%）和肺动脉高压［右心室收缩压（RVSP）≥50］通常也是禁忌证。如果超声心动图显示担心肺动脉高压，可能需要通过右心导管术进行进一步评估[3]。

胸部薄层计算机断层扫描（CT）（≤1.5mm 切片厚度）也是初始评估的一部分[4]。CT 有助于检查肺气肿的范围和分布以及肺叶裂的影像学完整性。CT 还具有筛查患者其他潜在禁忌证的功能，包括严重支气管扩张症、肺结节和肿块、间质性肺疾病。单个肺叶中的肺气肿量可以通过量化低于衰减阈值（如 -910 或 -950）的密度值来评估（这与肺气肿病理相关），这是通过专门的软件程序评估胸部 CT 来完成的。该肺气肿严重程度信息用于靶向治疗部位和量化疾病的分布（异质性与同质性）。此外，灌注闪烁显像可用于量化相对灌注。这有利于在有 2 个潜在靶叶需要治疗的同质性和异质性疾病患者中选择靶叶[5]。避免靶向灌注高的叶（与其他叶相比）非常重要，因为这可能导致灌注 / 通气匹配失衡和随后的呼吸衰竭。

对于单向瓣膜放置，来自初始多中心研究的亚组分析表明，放置这些装置的临床益处取决于由于完整的裂隙而缺乏侧支通气（collateral ventilation，CV）[6, 7]可以通过使用专用软件分析患者的高分辨率计算机断层扫描（high-resolution computed tomography，HRCT）胸部来完成裂隙完整性的量化。裂隙完整性＜80% 被认为是不完全的，不适合单向阀放置。≥95% 的裂隙完整性被认为是完整的，适合支气管内瓣膜（endobronchial valve，EBV）治疗[8]。支气管镜检查期间，可以使用专有的基于球囊闭塞的系统（Chartis）进一步评估 80%～94% 的裂隙完整性，以评估 CV[9]。球囊通常通过支气管镜插入并在目标叶中充气。球囊远端导管的尖端保持打开状态，可以测量从阻塞的目标叶返回的血流。如果存在 CV，则来自阻塞叶的气流将继续。如果 CV 不存在，则来自阻塞叶的气流将逐渐减少，直到停止。与单向阀相比，缺乏 CV 不是其他 BLVR 技术的先决条件。

（二）设备和操作技术

1. 单向阀

单向阀装置通过在吸气时阻止空气进入，同时允许空气在呼气时排出，从而导致目标肺区域塌陷。瓣膜放置在肺气肿最严重肺叶的所有节段内，以引起肺叶不张。有两种市场在售瓣膜，已获得美国食品药品管理局（FDA）的批准：EBV（Zephyr, Pulmonx Corporation, Redwood City, CA, USA）和支气管内瓣膜（IBV）［Spiration Valve System（SVS），Spiration Inc./Olympus Respiratory America, Redmond, WA, USA］。两种瓣膜装置均可置于全身麻醉或适度镇静下。

2. Zephyr 支气管内瓣膜

最近研究 Zephyr EBV 的具有里程碑意义的试验使用 Chartis 肺评估系统（Pulmonx 公司）进行支气管镜评估是否存在 CV，作为纳入 / 排除标准的一部分[10-13]。Chartis 系统使用带有中央通道的一次性球囊导管，可以在肺段球囊闭塞期间测量压力和流量，以量化 CV。Chartis 评估通常在与 EBV 相同的过程中进行放置，作为阀门放置资格最终评估的一部分。治疗目标也可以根据 Chartis 评估进行修改：如果右上叶（right upper lobe，RUL）是主要目标，但在 RUL 处发现 CV，则可以通过将 Chartis 球囊放在右下叶（right lower lobe，RLL）来评估大裂隙的完整性。如果 RLL 没有 CV，则可以选择同时治疗 RUL 和右中叶（right middle lobe，RML）。

Zephyr 阀门是一种硅胶"鸭嘴"形阀门装置，安装在自膨胀镍钛诺有机硅覆盖的支架状保持器结构中（图 13-1）。该阀有 4 种尺寸，即 4.0、4.0 薄型（LP）、5.5、5.5LP。4.0 尺寸的阀门可用于 4～7mm 的气道，而 5.5 尺寸的阀门可用于 5.5～8.5mm 的气道。LP 瓣具有较短的近端至远端长度，允许放置在较短的支气管段中。Zephyr 瓣膜输送导管具有输送表，用于选择合适的瓣膜尺寸。瓣膜用于分段和（或）亚段气道放置，对放置在瓣内的瓣膜数量没有限定限制。螺旋桨状尺寸导管应验证目标气道是否适合所选的瓣膜尺寸（图 13-1）。还有深度标记，用于在 LP 和标准长度阀门之间进行选择。选择瓣膜尺寸后，使用支

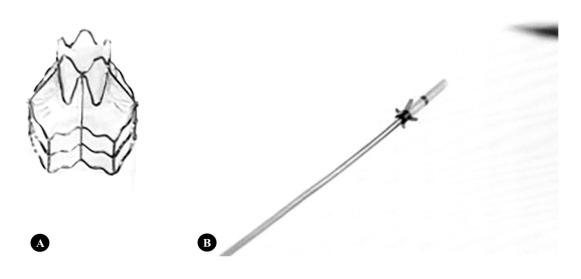

▲ 图 13-1   Zephyr 阀门

A. 瓣膜装置；B. 刻度导管（图片由 Pulmonx 提供，© 2019 Pulmonx Corporation or its affiliates. 版权所有）

气管内装载系统将瓣膜装入输送导管。在支气管镜内（在中央气道内或患者外部），输送导管向前推进，直到可以用支气管镜相机观察导管的尖端。然后将支气管镜导航到目标气道口，并将输送导管推进气道，直到直径计与气道口齐平。瓣膜展开是通过部分推进输送导管手柄的制动器来启动的；当瓣膜开始展开时，应验证远端的位置与瓣膜目标远端的隆突，之后可以推进执行器以完成瓣膜展开。瓣膜支架状保持器部分的主体应与目标气道完全接口，不应突出气道孔外。如果瓣膜位置错误和（或）断定尺寸错误，可以使用鼠牙镊子将其移除，抓住瓣膜装置的固定器部分，然后整体移除。

3. 吸气阀系统

吸气阀系统由镍钛合金框架和聚氨酯膜组成，聚氨酯膜呈伞形，带有锚，通过浅表气道壁穿透将其固定（图 13-2）。伞的支柱随着呼吸周期而扩张和收缩，因此气道在吸气时被阻塞，而空气和黏液可以在呼气时排出。阀门有 4 种不同的尺寸，即 5mm、6mm、7mm 和 9mm。瓣膜放置在肺叶、节段和（或）亚段气道中，对放置的瓣膜数量没有明确的限制，目的是阻塞整个目标瓣。在放置

每个瓣膜之前，将校准的球囊导管插入工作通道中，以调整目标气道的大小（球囊导管系统的校准是一个过程，包括用盐水从导管系统中去除空气，使用专用注射器精确测量盐水量，以及测定充满盐水的球囊的尺寸；此过程大约需要 5min，最好在手术开始前完成）[14]。

选择阀门尺寸后，将阀门从卡式瓶装入带有专用加载装置的展开导管中（图 13-2）。然后将展开导管插入中央气道内的支气管镜通道，直到导管尖端和移除杆的尖端，以及黄色瓣膜线可见。导管尖端应根据需要缩回，以消除稳定丝和移除杆尖端之间的任何间隙。一旦支气管镜与导管在目标气道内就位，在展开尺寸为 5、6 和 7 的瓣膜时，导管上的黄色瓣膜线应与目标支气管分支的开口对齐。另外，在部署 9mm 阀门尺寸时，建议将黄线对准靠近开口 1mm，以纠正这些阀门在部署后随着时间的推移可以远端推进 1~2mm 的情况。如果由于尺寸或定位不当而需要拆卸阀门，可以使用标准镊子轻松移除阀门。中心镍钛诺轮毂是一根末端带有旋钮的杆，便于用镊子抓住阀门；一旦抓住瓣膜，支气管镜和镊子就可以整体取出。

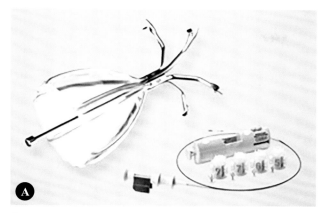

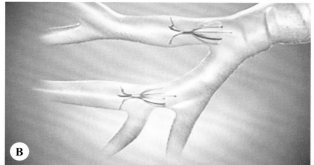

▲ 图 13-2　吸气阀系统

A. 瓣膜装置，装配瓣膜；B. 显示在气道中的工作状态（图片由 Olympus America 提供，© 2019 Olympus America Corportation or its affiliates. 版权所有）

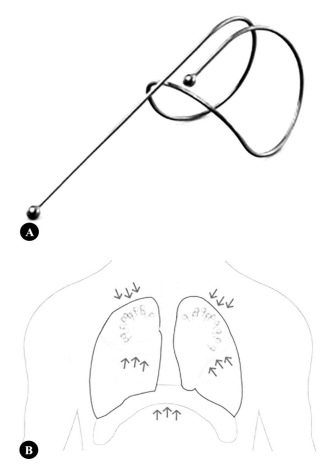

▲ 图 13-3　支气管内线圈

A. 线圈；B. 显示线圈在肺部的应用（图片由 Boston Scientific 提供，© 2022 Boston Scientific Corporation or its affiliates. 版权所有）

4. 线圈

支气管内线圈放置是一种针对双肺一个肺叶的 BLVR 技术（每个肺在初始手术后 4～8 周进行单独手术治疗，对侧治疗）。这些装置是具有形状记忆的镍钛合金线，以笔直的构象输送到亚节段气道中，但在展开后过渡到预定的角度形状（图 13-3）。这种形状的变化允许线圈在气道上施加牵引力，从而导致靶叶中的肺气肿组织受压（图 13-3）。对靶区域的预期效果不是肺不张，而是压缩和改善弹性后坐力。考虑到物理压迫机制，与单向瓣膜不同，线圈不依赖于缺乏 CV 来降低肺容积的有效性。线圈通常被认为是永久性置入物，尽管已经报道了支气管镜下移除，包括晚期移除[15]。它们可以在全身麻醉（首选）或适度镇静下在透视引导下放置[16, 17]。

线圈有 3 种不同的长度（100mm、125mm 和 150mm）。线圈输送系统由导丝、导管、卡式瓶和镊子组成，通过标准支气管镜的工作通道插入。导丝将导管引导至目标气道，用于选择线圈的长度。卡式瓶用于拉直线圈并将其装入输送导管中。镊子用于抓住线圈的近端，以将线圈通过导管输送。如果需要，导管和镊子也可用于重新定位线圈。一旦支气管镜在靶向治疗叶的远端气道内就位，则通过透视检查检查导管位置。线圈在透视引导下展开，确保与胸膜保持安全距离。线圈的采用有助于解剖学分散放置的算法；8～12 个线圈通常放置在上瓣，10～14 个线圈放置在下瓣。

5. 热蒸汽消融

热蒸汽消融术使用加热的水蒸气引起肺组织

瘢痕形成，是一种肺减容技术。这种不可逆的治疗方式具有针对叶内严重肺气肿段的潜在优势，而不是像单向瓣和线圈那样对整个叶进行强制性治疗。目前，涉及该技术的已发表试验仅在上叶异质性肺气肿患者中进行[18, 19]。该设备包括一个基于导管的系统，该系统具有多用途蒸汽发生器和一次性导管，用于靶段的近端球囊闭塞并在3～10s内远端输送蒸汽，目标剂量为每克肺组织8.5cal（图13-4）。

6. 生物性肺减容术

可应用于单个节段的 BLVR 治疗方式。该技术涉及使用合成聚合物作为泡沫密封剂以阻塞气道和CV，导致肺组织塌陷。密封剂在20ml注射器中使用水性聚合物溶液和交联剂制备，聚合发生3min。将所得的5ml溶液与注射器内的15ml空气混合，得到20ml泡沫密封剂。支气管镜楔入目标气道段内，然后将单腔导管推进目标段。然后，该密封剂通过导管在10～20s内输送。然后将内镜在滴注后将内镜楔入该段1min，之后可以靶向下一段[20]。

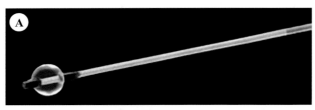
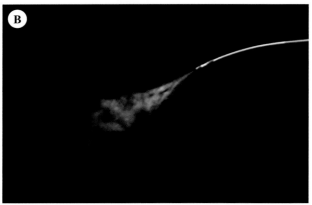

▲ 图 13-4　内镜下热蒸汽消融术
A. 带有气囊的导管装置；B. 导管释放热蒸汽（图片由
Uptake Medical 提供，© 2019 Uptake Medical Corporation or
its affiliates. 版权所有）

（三）BLVR 手术的显著并发症

- 气胸（最显著的是单向瓣膜置入）。
- 慢性阻塞性肺疾病（chronic obstructive pulmonary disease，COPD）恶化。
- 呼吸衰竭。
- 咯血。
- 肺炎。
- 治疗后急性炎症反应（肺封闭剂和气相消融）。
- 设备错位或迁移（单向阀）。

（四）治疗特异性并发症的管理和缓解

气胸是单向瓣膜置入最常见的并发症，与并发症显著相关。在瓣膜置入后靶叶不张期间，同侧相邻非靶叶发生容量偏移的情况下，水疱或肺大疱破裂或肺气肿性肺组织剪切被认为是临床上重要的气胸的主要机制[21]。应在瓣膜放置后1h内进行胸部 X 线检查以评估气胸。在具有里程碑意义的临床试验中，大多数气胸并发症发生在瓣膜置入后的前3天内，因此患者通常在手术后住院至少3天以进行监测。单向瓣膜置入后气胸的管理以胸管置入和观察患者为主，直至漏气停止。虽然大多数气胸在几天内通过置入胸管而消退，但一小部分气胸会出现长时间的漏气。如果阀门放置后漏气持续7天，则应拆除一个阀门。如果在拆除单个阀门后空气泄漏持续48h，则应拆除所有阀门。在极少数情况下，尽管移除了所有瓣膜，但仍可能需要手术干预来修复持续的漏气。此管理的专家算法也是可行的。

肺封闭剂滴注和蒸汽消融术后的急性炎症反应是一种综合征，包括发热、呼吸困难、咳嗽、胸痛和炎症标志物升高。它在研究中的描述导致在一些临床试验中预防性给予围术期类固醇、非甾体抗炎药（nonsteroidal antiinflammatory drug，NSAID）和抗生素治疗[22]。

三、证据

有关 BLVR 试验的呼吸结局和并发症的总结，

请参见表 13-1 和表 13-2。

（一）Zephyr 支气管内瓣膜

EBV 疗效的随机试验证据纳入上叶和下叶目标进行瓣膜植入的同质性和异质性肺气肿患者，并随访长达 1 年。这些试验显示，肺功能（包括 FEV$_1$ 和 RV）、生活质量、6MWT 距离和呼吸困难评分都有临床意义的改善。如前所述，这些试验中最常见的严重不良事件是气胸，发生于 22%～29.2% 的患者中。在最近的 4 项具有里程碑意义的试验中，在接受瓣膜治疗的患者中，2.2%（6/276）的患者在与气胸住院或呼吸衰竭相关的瓣膜置入后 60 天内死亡。

在小型队列中进行的长期随访表明，与没有裂隙的 EBV 患者相比，接受放射学完全裂隙治疗的患者的生存率优势，与无肺不张的患者相比，植入瓣膜后肺不张的患者具有生存优势。此外，一项针对 449 名接受单向瓣膜治疗的患者的单中心回顾性评价显示，瓣膜置入后肺叶不张患者的生存期为 5 年，与未发生气胸的患者相比，未发现气胸患者的生存率降低。然而，前瞻性随机试验的长期生存数据尚未得到证实[23-25]。

（二）支气管内瓣膜：呼吸阀系统

两项随机试验评估了 SVS 的治疗。在 REACH 研究中，异质性肺气肿和影像学完整叶间裂的患者（≥90%）被随机分配到 SVS 组与标准治疗组。SVS 治疗组在 3 个月时（持续在 6 个月时）的 FEV$_1$ 在临床和统计学上都有显著改善，以及运动能力和生活质量的改善。最常见的不良事件是 COPD 加重，发生在 21% 的患者中。治疗组气胸发生率为 7.6%，60% 的气胸发生在 30 天内。在 EMTEST 试验中，与对照组相比，接受 SVS 治疗的异质性肺气肿患者在肺功能、呼吸困难和生活质量方面均有统计学和临床显著改善（但 6MWT 的临床显著变化处于临界临床意义）。不良事件发生在 31% 的瓣膜患者中，其中气胸发生率为 12.4%；发生气胸的患者中有 1 名死亡（0.9%）归因于研究治疗。

（三）线圈

一些研究提供了线圈的随机对照数据。这些研究的累积长期数据显示，在右心室和呼吸困难

试　验	设　备	样本量	肺气肿类型	治疗位置	FEV$_1$（ml）	RV（ml）	6MWT（m）	SGRQ
IMPACT[12]	EBV	43	异质	单侧，UL/LL	120	−430	28	−7.6
TRANSFORM[11]	EBV	65	异质	单侧，UL/LL	230	−670	79	−6.5
STELVIO[13]	EBV	40	所有类型	单侧，UL/LL	147	−672	61	−11
LIBERATE[10]	EBV	128	异质	单侧，UL/LL	106	−522	39	−7.1
REACH[26]	IBV	58	异质	单侧，UL/LL	108	a	42	−12.8
EMPROVE[32]	IBV	113	异质	单侧，UL/LL	101	−361	15	−8.5
REVOLENS[28]	Coils	50	所有类型	双侧，UL/LL	80	−360	a	−10.6
RENEW[30]	Coils	158	所有类型	双侧，UL/LL	50	−310	15	−8.9
STEP-UP[18]	Steam	44	异质	双侧，UL	103	−303	31	−11.1

表 13-1　BLVR 试验的呼吸结局

a. 没有统计学差异

BLVR. 支气管镜肺容积减少；EBV. 支气管内瓣膜；FEV$_1$. 1s 内用力呼气量；IBV. 支气管内瓣膜；RV. 残余体积；SGRQ. St. George 呼吸问卷；UL/LL. 治疗应用于上叶或下叶；6MWT. 6min 步行测试

改编自 Herth FJF, Slebos DJ, Criner GJ, Valipour A, Sciurba F, Shah PL. Endoscopic lung volume reduction: an expert panel recommendation-update 2019. *Respiration*. 2019;97(6):548–557.

试　验	气　胸	AECOPD	肺炎 / 呼吸道感染	咯　血
表 13–2 　BLVR 试验中的并发症（%）				
IMPACT[12]	25.6	34.9	7	×
TRANSFORM[11]	29.2	37	11	6.2
STELVIO[13]	17.6	11.8	5.9	2.9
LIBERATE[10]	29.7	19.5	4.7	8.6
REACH[26]	7.6	19.7	1.5	×
EMPROVE[32]	25.7	16.8	8.9	×
REVOLENS[28]	6	26	18	2
RENEW[30]	10.3	11.6	20	3.9
STEP-UP[18]	2	24	18	2

×. 没有报道

AECOPD. 慢性阻塞性肺疾病急性加重；BLVR. 支气管镜肺容积减少

改编自 Herth FJF, Slebos DJ, Criner GJ, Valipour A, Sciurba F, Shah PL. Endoscopic lung volume reduction: an expert panel recommendation – update 2019. *Respiration*. 2019;97(6):548–557.

评分方面有益，FEV$_1$ 和 6MWT 具有轻度的临床获益[27-29]。常见的严重不良事件包括肺炎（高达 18%～20%）和气胸（6%～12%）。尽管最近发表的一项大型随机对照试验（RENEW 试验）未能证明肺功能和运动能力有显著的临床改善，但亚组分析表明，重度异质性肺气肿和过度充气（RV>200%）患者在降低右心室、改善 FEV$_1$、生活质量和运动能力方面获得了更显著的获益[30]。

（四）热蒸汽消融

目前热蒸汽消融的随机对照数据可从对上叶为主的异质性重度肺气肿患者进行的 STEP-UP 多中心试验中获得[31]。用该技术治疗的患者通过对更多患病的上叶节段进行选择性序贯治疗。在 12 个月时，该试验显示 FEV$_1$、RV 和呼吸困难评分改善的临床显著益处有利于热消融组。治疗组中最常见的严重不良事件是发生在 24% 的患者中的 COPD 加重。同质性和下叶疾病的试验已经开始，预计在不久的将来会有结果。

（五）生物性肺减容术

生物肺减容术的疗效已在两项试点研究和一项随机多中心试验中进行了评估。ASPIRE 试验将上叶为主的重度肺气肿患者随机分配到两肺最严重的上叶肺段的封闭剂治疗中。治疗组的肺功能，呼吸困难和生活质量相对于对照组显著改善，并持续 6 个月的随访。虽然有效，但对这项技术的安全性存在一些担忧，因为治疗组中 44% 的患者经历了需要住院的严重不良事件（比对照组多 2.5 倍），6% 的患者死亡。

四、总结

肺气肿仍然是一个不可逆转的疾病过程，具有破坏性的发病率、死亡率和有限的有效治疗。BLVR 联合 EBV 已被证明是治疗严重肺气肿、过度充气和轻度或无 CV 患者的安全有效选择。其他 BLVR 技术虽然很有前途，但目前仍在进行实验。随着这些干预措施的支持性数据的增长，更多量身定制的治疗也将满足个体患者的需求。对于支气管镜操作医生来说，为晚期肺气肿患者提供最佳护理将涉及技术技能和对新兴技术的适当经验、仔细筛选患者，以及提供适当患者支持、监测和随访的临床计划。

参 考 文 献

[1] Singh D, Agusti A, Anzueto A, et al. Global strategy for the diagnosis, management, and prevention of chronic obstructive lung disease: the GOLD science committee report 2019. *Eur Respir J*. 2019;53(5):1900164.

[2] Marchetti N, Criner GJ. Surgical approaches to treating emphysema: lung volume reduction surgery, bullectomy, and lung transplantation. *Semin Respir Crit Care Med*. 2015;36(4):592–608.

[3] Herth FJF, Slebos DJ, Criner GJ, Valipour A, Sciurba F, Shah PL. Endoscopic lung volume reduction: an expert panel recommendation—update 2019. *Respiration*. 2019;97(6):548–557.

[4] Labaki WW, Martinez CH, Martinez FJ, et al. The role of chest computed tomography in the evaluation and management of the patient with chronic obstructive pulmonary disease. *Am J Respir Crit Care Med*. 2017;196(11):1372–1379.

[5] Argula RG, Strange C, Ramakrishnan V, Goldin J. Baseline regional perfusion impacts exercise response to endobronchial valve therapy in advanced pulmonary emphysema. *Chest*. 2013;144(5):1578–1586.

[6] Sciurba FC, Ernst A, Herth FJ, et al. A randomized study of endobronchial valves for advanced emphysema. *N Engl J Med*. 2010;363(13):1233–1244.

[7] Herth FJ, Noppen M, Valipour A, et al. Efficacy predictors of lung volume reduction with Zephyr valves in a European cohort. *Eur Respir J*. 2012;39(6):1334–1342.

[8] Koster TD, van Rikxoort EM, Huebner RH, et al. Predicting lung volume reduction after endobronchial valve therapy is maximized using a combination of diagnostic tools. *Respiration*. 2016;92(3):150–157.

[9] Herth FJ, Eberhardt R, Gompelmann D, et al. Radiological and clinical outcomes of using Chartis to plan endobronchial valve treatment. *Eur Respir J*. 2013;41(2):302–308.

[10] Criner GJ, Sue R, Wright S, et al. A multicenter randomized controlled trial of Zephyr endobronchial valve treatment in heterogeneous emphysema (LIBERATE). *Am J Respir Crit Care Med*. 2018;198(9):1151–1164.

[11] Kemp SV, Slebos DJ, Kirk A, et al. A multicenter randomized controlled trial of Zephyr endobronchial valve treatment in heterogeneous emphysema (TRANSFORM). *Am J Respir Crit Care Med*. 2017;196(12): 1535–1543.

[12] Valipour A, Slebos DJ, Herth F, et al. Endobronchial valve therapy in patients with homogeneous emphysema. Results from the IMPACT study. *Am J Respir Crit Care Med*. 2016;194(9):1073–1082.

[13] Klooster K, ten Hacken NH, Hartman JE, Kerstjens HA, van Rikxoort EM, Slebos DJ. Endobronchial valves for emphysema without interlobar collateral ventilation. *N Engl J Med*. 2015;373(24):2325–2335.

[14] Olympus. Spiration Valve System. Available from: *Spiration*. com. Instructions for use.

[15] Dutau H, Bourru D, Guinde J, Laroumagne S, Deslée G, Astoul P. Successful late removal of endobronchial coils. *Chest*. 2016;150(6):e143–e145.

[16] Slebos DJ, Ten Hacken NH, Hetzel M, Herth FJF, Shah PL. Endobronchial coils for endoscopic lung volume reduction: best practice recommendations from an expert panel. *Respiration*. 2018;96(1):1–11.

[17] Klooster K, Ten Hacken NH, Slebos DJ. The lung volume reduction coil for the treatment of emphysema: a new therapy in development. *Expert Rev Med Devices*. 2014;11(5):481–489.

[18] Herth FJ, Valipour A, Shah PL, et al. Segmental volume reduction using thermal vapour ablation in patients with severe emphysema: 6-month results of the multicentre, parallel-group, open-label, randomised controlled STEPUP trial. *Lancet Respir Med*. 2016;4(3):185–193.

[19] Snell GI, Hopkins P, Westall G, Holsworth L, Carle A, Williams TJ. A feasibility and safety study of bronchoscopic thermal vapor ablation: a novel emphysema therapy. *Ann Thorac Surg*. 2009;88(6):1993–1998.

[20] Herth FJ, Gompelmann D, Stanzel F, et al. Treatment of advanced emphysema with emphysematous lung sealant (AeriSeal®). *Respiration*. 2011;82(1):36–45.

[21] Valipour A, Slebos DJ, de Oliveira HG, et al. Expert statement: pneumothorax associated with endoscopic valve therapy for emphysema–potential mechanisms, treatment algorithm, and case examples. *Respiration*. 2014;87(6):513–521.

[22] Come CE, Kramer MR, Dransfield MT, et al. A randomised trial of lung sealant versus medical therapy for advanced emphysema. *Eur Respir J*. 2015;46(3):651–662.

[23] Hopkinson NS, Kemp SV, Toma TP, et al. Atelectasis and survival after bronchoscopic lung volume reduction for COPD. *Eur Respir J*. 2011;37(6):1346–1351.

[24] Venuta F, Anile M, Diso D, et al. Long-term follow-up after bronchoscopic lung volume reduction in patients with emphysema. *Eur Respir J*. 2012;39(5):1084–1089.

[25] Gompelmann D, Benjamin N, Bischoff E, et al. Survival after endoscopic valve therapy in patients with severe emphysema. *Respiration*. 2019;97(2):145–152.

[26] Li S, Wang G, Wang C, et al. The REACH trial: a randomized controlled trial assessing the safety and effectiveness of the Spiration(R) Valve System in the treatment of severe emphysema. *Respiration*. 2019; 97(5):416–427.

[27] Shah PL, Zoumot Z, Singh S, et al. Endobronchial coils for the treatment of severe emphysema with hyperinflation (RESET): a randomised controlled trial. *Lancet Respir Med*. 2013;1(3):233–240.

[28] Deslée G, Mal H, Dutau H, et al. Lung volume reduction coil treatment vs usual care in patients with severe emphysema: the REVOLENS randomized clinical trial. *JAMA*. 2016;315(2):175–184.

[29] Zoumot Z, Kemp SV, Singh S, et al. Endobronchial coils for severe emphysema are effective up to 12 months following treatment: medium term and cross-over results from a randomised controlled trial. *PLoS One*. 2015;10(4):e0122656.

[30] Sciurba FC, Criner GJ, Strange C, et al. Effect of endobronchial coils vs usual care on exercise tolerance in patients with severe emphysema: the RENEW randomized clinical trial. *JAMA*. 2016;315(20):2178–2189.

[31] Shah PL, Gompelmann D, Valipour A, et al. Thermal vapour ablation to reduce segmental volume in patients with severe emphysema: STEP-UP 12 month results. *Lancet Respir Med*. 2016;4(9):e44–e45.

[32] Criner GJ, Delage A, Voelker K, et al. Improving lung function in severe heterogenous emphysema with the Spiration Valve System (EMPROVE). A multicenter, open-label randomized controlled clinical trial. *Am J Respir Crit Care Med*. 2019;200(11):1354–1362.

第 14 章　恶性气道阻塞的多途径治疗
Multimodality Approach to Malignant Airway Obstruction

David E. Ost　著

赵　昕　译

本章旨在提供一种有效的、系统的、多模式的支气管镜方法来解决恶性气道阻塞问题，并适当整合当前各种技术。本部分包括多个方面，并主要侧重于支气管镜的干预，但支气管镜干预只是癌症患者多学科诊疗的一个组成部分，因此我们也将探讨如何及何时将支气管镜干预与化疗、放疗和手术相结合起来。

要做到这一点，我们先要为不同类型的恶性气道阻塞建立一个明确的分类系统。不同类型的恶性气道阻塞最好采用不同的治疗方法。重点是关于何时使用给定技术的决策过程，以及如何将多种技术集成到一个统一的方法中。如何实现这些实际技术的细节将在其他章节中阐释。然后我们将使用这个分类方案来阐述支气管镜治疗恶性气道阻塞的适应证、术前管理、术中及术后的管理。

一、恶性中心型气道阻塞的类型

恶性中心型气道梗阻常见于肺癌患者和其他恶性肿瘤肺转移患者，包括乳腺癌、结肠癌和肾癌[1]。在这种情况下，中心型气道梗阻是指气管、主支气管、中间干支气管或叶支气管开口处的梗阻。恶性气道阻塞主要有 3 种类型，即腔内型、外压型和混合型（图 14-1）。支气管腔内型梗阻肿瘤通常呈息肉状或蕈伞状，主要在腔内，具有相对完整的支气管壁，因此，如果腔内肿瘤成分被破坏，气道结构足够完整，便可以保持正常的管

腔直径。肿瘤的外在压迫也可导致梗阻。外压存在时，气管壁本身可能没有肿瘤，但肿瘤的外压也可使管壁表现出不同程度的损害。当然，许多病变可表现出一种混合的梗阻情况，同时合并有外压型与腔内型。

所选择的干预方式取决于恶性气道阻塞的类型。具有组织破坏性的消融技术可用于腔内型梗阻。消融技术包括激光、电灼、氩等离子凝固（APC）、光动力疗法、微清创、冷冻疗法和机械清创。支架是外压型导致气道损伤的患者的主要治疗方式。对于混合型的患者，通常需要多种治疗方式。通常情况下，阻塞的支气管内成分首先需要消融，如果需要，再行支架置入。

二、恶性中心型气道梗阻患者的支气管镜检查适应证

支气管镜检查的适应证包括缓解梗阻所引起呼吸困难、感染或梗阻导致的严重出血。虽然在这种情况下，治疗性支气管镜确实可以适当延长部分患者的生命（如使患者能够脱离呼吸机），但大多数患者受益于生活质量的改善，而不是生存时间的改变。当决定是否对恶性中心型气道梗阻行治疗性支气管镜检查时，需要着重考虑以下方面。

- 手术成功率，定义为通过支气管镜检查能够恢复并维持中心气道通畅≥正常管壁的 50%的成功率。

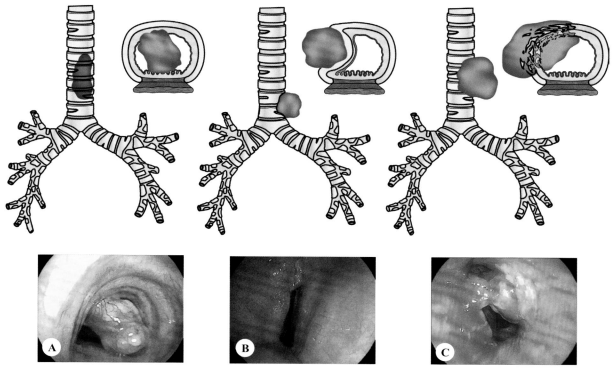

▲ 图 14-1　恶性中心型气道梗阻类型：腔内型梗阻（**A**）、外压型梗阻（**B**）、混合型梗阻（**C**）

每个图示展示了每种梗阻类型的概述，以及在支气管镜检查时每种梗阻类型的横切面。图示下面是支气管镜检查时所见的典型病例。A. 支气管腔内型梗阻：肿瘤位于气道内。如果肿瘤被切除，气道壁有足够的结构完整性，气道将保持开放。B. 外压型梗阻：肿瘤位于气道外，并压迫气道造成狭窄，气道壁是完整的，但在肿瘤压迫下不能保持开放，用支架支撑管壁可以重建气管腔，不推荐使用消融技术（如激光），因为这将导致管壁烧穿，使病情更加复杂。C. 支气管腔内型阻塞合并外压型梗阻的混合型，先用消融疗法治疗腔内部分，并根据情况酌情置入腔内支架

- 如果手术获得成功，该检查导致呼吸困难和健康相关生活质量（health-related quality of life，HRQOL）的临床意义改善的可能性有多大，手术成功（即 100% 完全打开原先已梗阻 70% 的左主支气管）能否改善梗阻患者呼吸困难。

- 梗阻未解除的风险与支气管镜检查风险的对比。短期和长期风险都需要考虑。

（一）手术成功

临床上显著的恶性气道中心型梗阻通常被定义为气管、主支气管、中间干支气管或叶开口处横断面积≥50% 的梗阻。气道横截面积<50% 的阻塞不太可能引起症状，而且很少或不能立即导致生理性改变。如果临床上表现出症状并导致梗阻横截面积≥50%，通常需要进行支气管镜干预，

前提是气道通畅，梗阻远端存在有活性的肺组织。如果梗阻远端气道本身闭塞或肺组织已失活，则中央气道梗阻的解除不会导致任何有意义的临床症状改善，因此不需要进行治疗性支气管镜检查。当然，阻塞性病变可以生长，因此 40% 的无症状梗阻可能发展为 80% 的有症状梗阻。因此，对于<50% 的无症状中心型气道梗阻的患者，如果未来疾病进展的可能性很高，则可行预防性支气管镜干预。

因此，治疗性支气管镜在这方面的手术成功是基于解剖学上基础上被定义的。手术成功的支气管镜检查是指在手术完成后，能够解除目标解剖性梗阻，使梗阻气道通畅度达到正常水平的 50%。这是一个短期的结果，因为气道可能会在未来重新梗阻。与较高的手术成功率相关的因素包

括支气管腔内病变（相对于外压型或混合型阻塞）和气道支架的放置。与较低的技术性成功率相关的因素包括：美国麻醉协会（ASA）评分＞3分、肾衰竭、原发性肺癌（与其他类型的癌症相比）、左主干疾病和气管食管瘘[2]。

（二）对呼吸困难和 HRQOL 的影响

值得注意的是治疗性支气管镜检查对恶性中心型气道梗阻来说，其本质上是一种姑息性干预，因为大多数该类患者都存在无法治愈的晚期疾病。因此，虽然解剖性梗阻的解除定义了技术上的成功，但这只是支气管镜干预的短期目标。真正的长期目标是减少呼吸困难，改善 HRQOL，改善生存质量并提高生存率[3]。并不是每位患者都能通过技术性成功改善呼吸困难并提高生存率。在接受治疗性支气管镜检查的患者中，临床上显著改善呼吸困难的概率约为 50%，而 HRQOL 的临床显著改善概率为 40%。原本呼吸短促（根据 Borg 评分）的患者更有可能在呼吸困难和 HRQOL 方面得到显著改善[2, 3]。相反，大叶性梗阻（与主支气管、中间干支气管或气管梗阻相反）患者的呼吸困难或 HRQOL 可能不会有显著改善。HRQOL 的改善程度也与 ASA 评分较高和功能状态较低有关。因此，并发症风险最高的患者通常也有最大的获益潜力。

（三）治疗性支气管镜检查延迟的危险性与手术风险

对于梗阻＜50% 且无症状的患者，可选择保守观察或治疗性支气管镜检查。保守观察的好处是避免了手术风险，如果有其他治疗方案（如放疗或化疗），保守观察将为这类治疗提供起效时间，如果患者对这些治疗有反应，气道阻塞有所改善，手术的风险最终可以完全避免。保守观察的风险是恶性气道梗阻会加重，从而症状出现，手术难度增加，并发症的风险增加，技术成功的概率会下降。从本质上讲，无症状患者延迟治疗的危险在于，当有可能采用低风险手术进行干预

时，可能错过最佳治疗时间窗。

因此，在这些患者中，平衡延迟的风险和立即干预的风险需要一个全球和多学科的视角。对于初次接受治疗的患者，如果治疗对肿瘤有快速反应，先进行化疗和放疗通常是合理的，前提是患者在门诊时被密切跟踪。如果出现呼吸困难或影像学恶化，应该有一个低阈值来改变策略和介入治疗性支气管镜检查。相反，对于那些没有接受过治疗且对化疗和放疗不太可能有快速显著反应的患者，早期干预往往是更为谨慎的策略，因为它会在保持 HRQOL 的同时，最大限度地减少手术并发症和疾病进展的总风险。

三、术前管理

支气管镜检查手术的决定和对患者的术前管理，虽然是分开讨论的，但实际上是同时进行的。手术的决定和术前准备是紧密相连的，每个过程都相互影响。如前所述，术前管理应考虑到影响手术成功的因素。其目标是优化护理和定位，在尽可能降低风险的同时最大化手术成功的机会。

影像是术前准备的基础。影像检查有助于手术的规划，并能识别病灶的范围。获得既往的 CT 图像是术前评估的一个重要组成。手术成功和支气管镜检查对 HRQOL 影响的关键决定因素是梗阻远侧肺病变的程度。如果远端肺组织已无活性，那么重新通往该肺的气道不太可能对 HRQOL 有显著影响。患者通常表现为明显的肺不张和肺叶或全肺塌陷。梗阻远端肺的病变程度在发生后的 CT 影像上可能无法看到，因为无法区分肺不张与病变肺。在治疗之前，支气管镜检查也无法看到。然而，既往的影像学检查对于确定梗阻远端存活肺的评估非常有帮助。如果最近的 CT 显示梗阻远端存在有活性的肺组织，且无明显疾病，干预则是有必要的。此外，既往的 CT 可显示梗阻的来源（如左主支气管息肉样病变是从左下叶背段发出的还是从左上叶发出），这将是切除病变时有用的信息。

应从医学角度优化患者，特别要注意心脏危险因素和凝血情况的评估。标准的术前实验室检查包括凝血酶原时间［即国际标准化比值（international normalized ratio，INR）］、部分凝血活酶时间（partial thromboplastin time，PTT）、全血计数（complete blood count，CBC）、血生化等。术前需要谨慎的麻醉评估，特别遇到困难的病例时。

手术前的仔细准备是必要的，介入肺科医生、支气管镜操作员及护士之间的沟通是至关重要的。且应在术前完成，以便所有必要的设备都提前设置好，并在发生紧急情况时便于取用。大多数恶性气道阻塞的病例应采用硬性支气管镜检查（如有需要，可通过硬性支气管镜检查）。偶尔较简单的病例（如支气管内病变仅 10% 的阻塞需要 APC 治疗间歇性咯血）可以通过气管插管使用可弯曲支气管镜。然而，必要时迅速提高护理水平的能力是至关重要的。在发生气道紧急情况时，可能没有时间获得和设置必要的设备。因此，即使是在用可弯曲支气管镜做比较"简单"的病例时，也应该设置好硬性支气管镜，准备好并放置于手臂可及的范围内。与支气管镜操作人员和护士仔细沟通可以很好地实现该准备。所有所需的设备都应在手术开始前设置好，并进行适当的测试。至少包括以下几点。

- 硬性支气管镜及硬性支气管镜设备（如抽吸器、镊子）。
- 一个较粗的治疗性支气管镜和一个较细的镜子（用于通过狭窄的开口来观察病变远端气道）。
- 支气管内病变快速热消融工具（如电灼探针、钇铝石榴石激光、钇铝钙钛矿激光）。
- 如果计划使用金属支架，可随时提供适当尺寸的支架和荧光检查。
- 冷冻治疗探头，在发生出血时用于清除血块。
- 支气管阻滞器随时可用。

此外，介入肺科团队和麻醉团队之间的沟通也是必不可少的。通常首选全身麻醉。虽然治疗性支气管镜检查可以在适度镇静的情况下进行，但它与较高的并发症发生率有关[2, 4]。在手术之前，应对患者的麻醉及术中管理进行复核。其中应包括一个明确的气道计划（如气管内导管插管、喉罩气道插管及从一开始就用硬性支气管镜插管的对比），计划的通气方法（如通过硬性支气管镜喷射通气与容积循环通气对比），可能使用的消融技术类型（如电灼探针、APC 及激光对比），是否可能需要支架置入，还有针对困难手术和紧急情况的应急计划。

四、术中管理

一般来说，手术的开始部分应该遵循之前详细制订的计划，并与麻醉和支气管镜团队充分沟通。通常使用硬性支气管镜或气管内导管来建立气道。接下来，应完成气道内探查，支气管镜医生应对病变进行评估和分类，如前所述，明确是腔内型、外压型，还是混合型。在仔细研究完整病情后（如患者是初次治疗还是纯粹的姑息治疗、呼吸困难的严重程度）、手术成功率及 HRQOL 显著改善的可能性，支气管镜医生才会做出是否需要气管镜干预的最终决定。

假设确定需要气管镜检查干预，术中决策和管理将遵循一种治疗与评估循环模式，包括以下几个方面。

- 梗阻类型和严重程度的评估。
- 应用适当治疗方式（如电灼）。
- 治疗后响应 / 成功的分析。
- 确定是否仍然需要持续的治疗。
- 如果仍然需要治疗，则返回第 1 步。

对阻塞类型的评估可决定干预措施的选择。对于支气管内病变，消融治疗将是最好的选择。通常在同一病例中会使用多种不同的消融方式，治疗过程中会在不同的治疗模式之间进行切换。例如，对于阻塞中间干支气管的息肉样病变，可以先用 YAG 激光治疗（图 14-2）。当肿瘤消融时，支气管镜医师可能会切换到使用硬性电烙吸引探头，以达到特别难以到达的区域，以实现肿瘤消融，并吸引可能从肿瘤渗出的血液。硬性电烙吸引探针既可以吸出血液，又可以同时凝固肿瘤。然后，支气管镜医师可以进行机械清创术，直到烧灼的组织被移除。此时，额外的血液渗出可能表明需要额外的止血（因为凝固的肿瘤已被切除，显示其下方未经治疗的肿瘤），并且可能开始另一个消融周期，这一次从电烙吸引探针开始。最终，通过良好的止血控制和良好的凝血和清创，梗阻的远端可能足够明显，可以用硬性镜进行机械取芯，从而重建安全的专利气道（图 14-3）。注意迭代模式，用消融工具止血和凝血，然后进行机械切除，重新评估，并根据需要重复。在机械切除之前，使用消融装置实现良好的凝血至关重要，以避免出血并发症。

对于纯粹的外在疾病，支架置入将是最佳选择。支架的选择取决于梗阻的位置、解剖结构、临床背景及对长期风险的考虑。硅酮支架目前是美国唯一可用的 Y 形支架。因此，对于涉及主隆突的外在压迫的患者，通常需要 Y 形硅酮支架。对于主干阻塞或中间支气管阻塞，硅胶或金属支架都是可行的。

自膨胀金属支架的优点是更适合弯曲的气道，并且可以通过狭窄的气道，因为它们使用了 Seldinger 技术的导尿管系统和导尿管，并且具有较小的直径（图 14-4）。相比之下，硅酮支架必须通过硬式内镜放置，且其通常有一个相当大的直径（即硅酮支架不太容易通过狭窄的狭窄处）。因此，对于许多因恶性外部压迫引起的主支气管和中间干支气管狭窄病变，可扩张金属支架可能更容易放置。一般来说，对于使用可扩张金属支架治疗的恶性气道阻塞时，应使用覆盖支架（而非无覆盖支架），因为肿瘤可以通过无覆盖支架快速生长。

在选择支架时，同样需要考虑长期并发症的发生率。当阻塞在隆突处时，通常需要 Y 形硅酮支架。Y 形硅酮支架在长期并发症方面的好处是其通常不会位移。但其更容易发生肉芽肿和黏液的堵塞[5, 6]。当支架置入主支气管或中间干支气管时，可使用简单的管状支架，因此硅酮支架和金属支架都可考虑使用。硅胶管支架比金属支架更容易位移，也更容易被黏液堵塞[5, 6]。重要的是，所有的支架都会增加后续呼吸道感染的风险[6, 7]，这种呼吸道感染可导致发病率和死亡率显著提高。

对于混合性病变，通常最好从消融干预开始，一旦支气管内阻塞得到治疗，应重新评估气道。如果存在持续显著的外部压迫，气道仍有残余狭窄＞50%，即使在消除支气管梗阻后，也应考虑支架置入。在这种情况下，支架置入的获益必须与黏液堵塞、肉芽肿形成、位移和感染的长期风险相权衡。如果患者刚开始接受治疗，肿瘤很有可能对治疗有反应，那么如果患者有足够的肺功能，通常最好推迟支架置入[8]。相反，如果患者的肺储备有限和（或）不太可能对化疗/放疗有反应，那么在残留的持续性外部压迫的病例中，支架置入可能是值得的。

在整个手术过程中，支气管医生不断地重新评估梗阻，以便选择合适的工具，以及决定何时停止手术。术中一个关键的决定是何时停止手术。这需要评估额外干预可能获益的大小，以及如果继续进行手术，并发症的边际风险。这就是为什么强调要深入了解手术的适应证及预测手术成功率。在呼吸困难和 HRQOL 方面，继续进行该手术有多少获益，这是一个必须在整个手术过程中反复询问的问题。在手术的早期，消融的风险相对较低，病变通常很大，解剖标志很清楚，风险也很低。但随着手术的进行，特别是如果肿瘤比预期的更广泛，继续手术的风险可能会增加，以至于超过了手术获益。如果发现肿瘤的梗阻远端已累及肺组织，尤其如此。在这种情况下，停止手术并控制并发症风险出现通常是最好的选择。类似地，一旦气道开放到＞50%，在某些情况下，一旦手术已取得了适度的成功，就应该停止手术

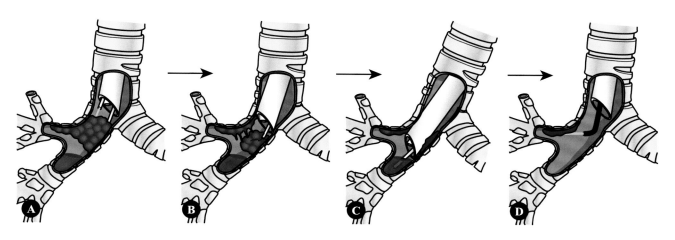

▲ 图 14-2　硬性支气管镜应用多种消融技术治疗支气管内恶性中央气道梗阻

A. 插入硬性支气管镜，确定病变，激光和吸引器通过该通道。激光是用来消融肿瘤，且促进止血；B. 肿瘤凝固后，器械清创去除凝固的肿瘤组织。可以通过抽吸（如图所示）或镊子、微清创、冷冻疗法或取芯法来完成；C. 手术过程是循环迭代的，在图 B 中首次器械切除组织后，可以看到更多的肿瘤以及分泌物和血液。这部分肿瘤没有得到充分的凝固，因为图 A 中最初的激光穿透达不到这么深。所以用吸引器（C）吸去血液，然后决定是否需要消融；D. 清除血液后，可以进行进一步的消融。通常使用不同类型的消融模式，在这种情况下，由于肿瘤在一侧，该角度硬性镜暴露较困难，所以可以使用可弯曲支气管镜通过硬性支气管镜，可弯曲激光通过支气管镜工作通道对残余肿瘤进行凝固，肿瘤凝固后，将其切除（B），多余的血液和黏液将被清除（C），再次开始这个过程

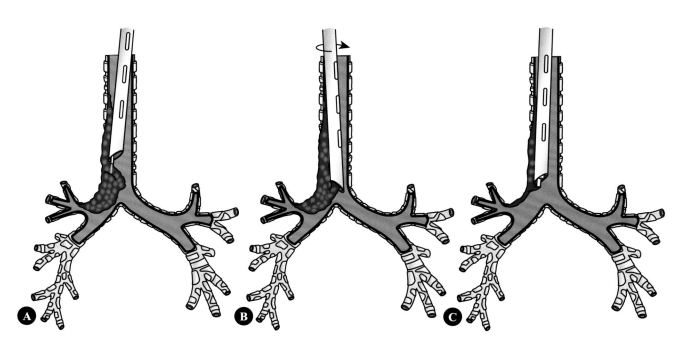

▲ 图 14-3　应用取芯法以实现器械切除的消融 – 切除循环

病灶得以实施取芯法的关键是：A. 首先通过凝血实现良好的止血，在这张图片中，激光支气管镜用于凝血，但也可以使用其他快速消融方式止血，在决定退镜之前，重要的是要能够"看到你想要到达的另一边"，在这种情况下，另一侧是气管远端；B. 肿瘤充分止血后，用旋转推进硬性镜"取出"凝固的肿瘤，不一定要切除所有的肿瘤，但要切除足够多的肿瘤，这样就可以把硬性镜旋转到"另一边"，在这个例子中，硬性镜不一定要进入右下肺叶，但它必须能够穿过肿瘤的第一部分到达气管远端，一旦组织被取出，不要立即取出硬性镜；C. 将硬性镜留在原位，压迫肿瘤基底从而止血，充分吸引与压迫，附加步骤 A 中止血方式，将达到止血目的，充分止血后，重新定位硬性镜，重新评估梗阻，开始新的手术周期

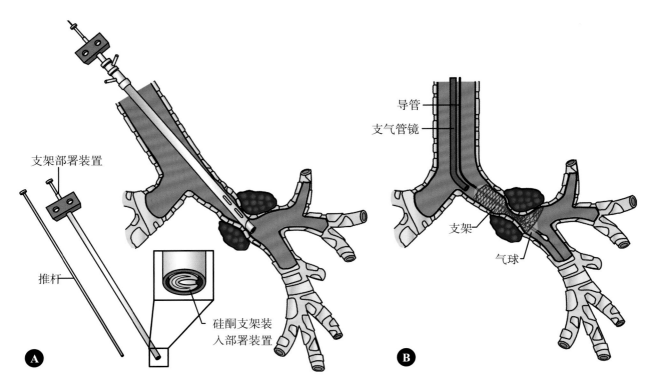

▲ 图 14-4　硅酮支架与金属支架的差异

A. 硅酮支架通过硬性范围；B. 可膨胀金属支架。A. 硅酮支架是很突出的－它们需要一个相对开放的管腔来部署，因为它们是使用一个大直径的硬性支架部署系统通过硬性支气管镜推出来的。一旦硬性支气管镜进入狭窄区域，支架部署系统就会通过硬性支气管镜。支架部署系统本质上是一个中空的金属管，里面有一个支架。推杆用于将硅酮支架推入气道。请注意，为了部署支架，硬性支气管镜必须能够进入狭窄区域。如果狭窄过紧，硬性支气管镜无法通过，高调的硅酮支架部署系统也无法通过狭窄，支架将部署到（上面）狭窄的近端，而不是打开狭窄。B. 可扩张金属支架外形较低。它们通常使用 Seldinger 技术进行部署。一根导丝穿过狭窄处。支架安装在通过导丝的可弯曲导管上。支架的近端位于狭窄处的正上方，远端位于狭窄处的正上方。注意导管直径非常小，可以穿过非常狭窄的导管。当支架展开时，它沿着整个长度呈放射状张开，将气道从中心向外推。由于金属支架的轮廓较低，且呈放射状向外开放，因此对于狭窄严重的患者，金属支架更为实用

而不是继续解除梗阻，这是合理的，因为进一步解除梗阻相对于所产生的手术风险来说可能获益不大。这里的关键概念是，风险－收益评估应该在整个过程中以迭代循环模式持续进行，因为手术并发症的概率和从进一步干预中获益的概率在整个过程中会发生动态变化。

五、术后管理

对于支架患者，长期的风险主要是黏液堵塞、支架位移、感染、骨折和肉芽组织形成。每天两次雾化沙丁胺醇和高渗盐水可用来减轻黏液堵塞的风险。应嘱患者在发现任何呼吸道感染迹象时

立即就医，如咳嗽伴脓痰加重或呼吸急促或发热加剧。

恶性病变通常容易复发，需反复干预。因此，介入后有必要仔细随访。随访应包括常规门诊，通常在初始干预后 2~4 周。术后 1 个月的胸部 CT 成像也可以用来作为评估复发的依据。对所有患者进行常规支气管镜检查是不合理的。应根据症状、临床表现和 CT 影像代替支气管镜进行随访评估。虽然常规支气管镜检查没有必要，但如果有呼吸困难、咳嗽、梗阻性肺炎恶化或 CT 显示有复发的证据，医生应该尽早考虑进行后续支气管镜检查。

参 考 文 献

[1] Ernst A, Simoff M, Ost D, Goldman Y, Herth FJF. Prospective risk-adjusted morbidity and mortality outcome analysis after therapeutic bronchoscopic procedures: results of a multi-institutional outcomes database. *Chest*. 2008;134(3):514–519.

[2] Ost DE, Ernst A, Grosu HB, et al. Therapeutic bronchoscopy for malignant central airway obstruction: success rates and impact on dyspnea and quality of life. *Chest*. 2015;147(5):1282–1298.

[3] Ong P, Grosu HB, Debiane L, et al. Long-term quality-adjusted survival following therapeutic bronchoscopy for malignant central airway obstruction. *Thorax*. 2019;74(2):141–156.

[4] Ost DE, Ernst A, Grosu HB, et al. Complications following therapeutic bronchoscopy for malignant central airway obstruction: results of the AQuIRE registry. *Chest*. 2015;148(2):450–471.

[5] Ost DE, Shah AM, Lei X, et al. Respiratory infections increase the risk of granulation tissue formation following airway stenting in patients with malignant airway obstruction. *Chest*. 2012;141(6):1473–1481.

[6] Grosu HB, Eapen GA, Morice RC, et al. Stents are associated with increased risk of respiratory infections in patients undergoing airway interventions for malignant airways disease. *Chest*. 2013;144(2):441–449.

[7] Agrafiotis M, Siempos II, Falagas ME. Infections related to airway stenting: a systematic review. *Respiration*. 2009;78(1):69–74.

[8] Dutau H, Di Palma F, Thibout Y, et al. Impact of silicone stent placement in symptomatic airway obstruction due to non-small cell lung cancer – a French multicenter randomized controlled study: the SPOC trial. *Respiration*. 2020;99(4):344–352.

第 15 章　良性中心型气道梗阻的多途径治疗
Multimodality Approach to Benign Central Airway Obstruction

George Z. Cheng　Momen M. Wahidi　著

赵　昕　译

中心型气道梗阻（central airway obstruction，CAO）是由于良性和恶性疾病引起的中心气道（气管、主支气管和中间干支气管）狭窄。在这一章中，我们关注由良性疾病引起的 CAO；值得注意的是，这里的"良性"是指 CAO 的原因（不是恶性），但良性 CAO 的后果可能是毁灭性的，本质上不是良性的。良性 CAO 的病因可分为几大类，如机械性 / 医源性、炎症性、感染性、动力性和特发性[1]。良性 CAO 的处理取决于病因、病变类型和患者的特点。

一、分类系统

良性 CAO 可分为简单型和复杂型。单纯 CAO 病变长度 <1cm，呈网状，软骨组织无软化或损伤。复杂的 CAO 病变长度 >1cm，可累及软骨，形状较为复杂，如沙漏状或不规则增厚。

二、良性中心型气道阻塞的病因

（一）肺移植

肺移植术后气道并发症的发生率为 2%～33%。并发症发生率与手术技术、供者通气时间、供者支气管长度、供者 - 受体高度不匹配、供者支气管长度、供者 - 受体高度不匹配、缺血时间延长等因素相关。移植后气道并发症包括支气管感染、坏死、吻合口裂开、瘘口形成、肉芽组织形成、气管软化、狭窄或气道完全阻塞（气道消失）。病变的位置可以在吻合口处，也可以在吻合口远端[2]。

（二）气管插管后 / 气管切开术后气管狭窄

气管插管后 / 气管切开术后气管狭窄（postintubation/posttracheostomy tracheal stenosis，PITS/PTTS）是中心型气道机械损伤的表现。PITS 通常是由于插管时间延长（>7 天），气囊过度充气（压力 >20cmH_2O）PTTS 的发生是由于气管切开术初期软骨损伤、感染、出血或气囊过度充气所导致的[3]。

（三）化学损伤

各种腐蚀性气体（盐酸、氨气、醛类）、在通风不良的地区暴露于火灾造成的热损伤及药物吸入（如铁、氯化钾、二甲双胍）可导致气道的化学损伤[4]。这些损伤导致气管支气管炎和广泛的气道黏膜脱落，最终导致肉芽肿、狭窄和狭窄。

（四）全身性 / 炎症性疾病

1. 软骨性病变

复发性多软骨炎（relapsing polychondritis，RP）是一种免疫介导的疾病，以眼、耳、鼻、关节和大气道的软骨（Ⅱ型、Ⅸ型、Ⅺ型胶原）累及为主。软化和狭窄都可发生。RP 保留了气管后膜，因为它没有软骨。其导致的气管支气管软化 / 气道过度塌陷可表现为局灶性或弥漫性[5]。

气管支气管病骨软骨成形症（tracheobronchopathia osteochondroplastica，TO）表现为钙化结节，这是由于气道软骨中磷酸钙的积累。这些病变仅发生在软骨上。该病患者多为无症状且偶然发现，但部分患者可表现为广泛的，且导致有症状的气道狭窄[6]。

2. 肉芽肿性病变

肉芽肿性多血管炎（granulomatosis with polyangiitis，GPA）是一种抗中性粒细胞胞浆抗体（antineutrophil cytoplasmic antibody，ANCA）相关的坏死性肉芽肿性血管炎，可导致气道炎症和狭窄。气道受累患者通常全身治疗效果较差[7]。

结节病是一种全身性非坏死性肉芽肿性疾病，几乎总是累及肺系统，包括呼吸道。无抑制的炎症可导致狭窄。肿大的淋巴结可引起外部压迫和气道狭窄[8]。

炎症性肠病（溃疡性结肠炎和克罗恩病）可导致气道坏死性肉芽肿浸润，从而导致气道炎症和狭窄[9]。

3. 浸润性病变

淀粉样变性是细胞外淀粉样纤维沉积的结果，通常是由于蛋白质的 β- 褶片状构象所导致。轻链淀粉样变性是浆细胞质差所致。A 型淀粉样变性是由于慢性炎症伴过量 A 型淀粉样沉积所致。气道受累因浸润和狭窄而显著[10]。

（五）感染

复发性呼吸道乳头状瘤病（RRP），由人乳头状瘤病毒（HPV）6 型和 11 型（有可能转化为鳞状细胞癌），表现为乳头状瘤，可影响整个上、下呼吸道；它的特色外观是"葡萄串"样改变[11]。

结核可引起支气管内感染，支气管镜检查可表现为各种形式，包括充血、纤维狭窄、肿瘤、颗粒状或溃疡状改变。支气管内结核常累及叶支气管及长度＞2cm 的气道。这些气道病变具有高度传染性，当怀疑有结核病时，应采取严格的呼吸道预防措施进行支气管镜检查[12]。

真菌感染（曲霉菌、镰刀菌、毛霉病和隐球菌）也可表现为气道狭窄。真菌感染相关气道狭窄的表现非常多变，因此评估 CAO 时应谨慎，以

确保除外并发真菌感染[13]。

（六）特发性的

排除所有其他原因后，诊断可能是特发性声门下狭窄，这是一种通常发生在同时患有胃食管反流疾病的中年妇女身上的疾病。特发性CAO 通常涉及声门下区域的短节段，可在多年后复发[1]。

三、临床表现

患者的表现取决于 CAO 的病因和严重程度。通常，患者会主诉用力时呼吸困难，可发展为休息时呼吸短促、喘息或喘鸣。由于不能清除 CAO部位的分泌物，患者也可能出现慢性咳嗽或反复呼吸道感染。呼吸困难的程度通常与受影响气道的直径有关，当中央气道管腔尺寸小于正常的25%～50% 时出现呼吸困难，当管腔直径＜5mm时出现喘鸣[1]。

四、诊断测试

（一）用流量 - 容积循环法检测肺功能

流量 - 容积循环可以帮助将 CAO 分为 3 种功能组（固定组、可变的胸外组和可变的胸内组），并有助于描述 CAO 诊断的特征（图 15-1）。

（二）成像

胸部计算机断层扫描（CT）是良性 CAO 诊断和治疗计划的重要组成部分。高分辨率 CT（0.6～1mm 重叠切片）可以准确评估狭窄的长度和范围，评估管腔外结构，并确定远端气道通畅。高分辨率 CT 也可以定制或在适当的情况下进行个性化支架设计[14]。如果怀疑气道动态性异常，则应同时进行吸气和呼气阶段的 CT扫描[15]。

（三）支气管镜检查

应用支气管镜检查评估 CAO 的目的是完全描述病变的特征（视觉评估和测量），并确定是否有

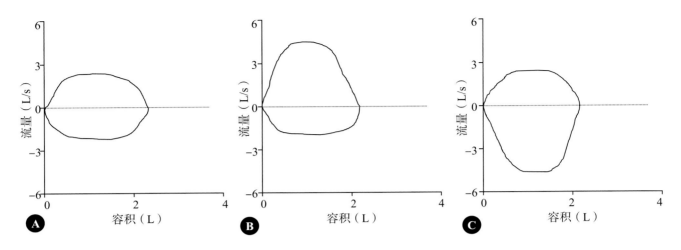

▲ 图 15-1　**A.** 固定上气道梗阻；**B.** 可变胸外梗阻；**C.** 可变胸内梗阻的流量 – 容积曲线
改编自 West, John B., West's respiratory physiology: the essentials, Philadelphia, Wolters Kluwer, 2015.

可逆的成分，如感染（通过灌洗、活检针 / 活检刷 / 活检钳活检）。

独立诊断的可弯曲支气管镜检查可以是第一步，但如果气道狭窄严重，则不建议这样做；如果病变很严重，一个简单的诊断性支气管镜检查可能会变成呼吸道急症，因此，如果需要，即使只是做一个"简单的"诊断性支气管镜检查，也需要提高护理水平，这是很重要的。通常情况下，介入肺科医生最好做一次支气管镜评估，既要诊断，也可以治疗，首先要有一个可弯曲支气管镜，但要有一个硬性支气管镜作为备用，这样如果有必要，可以根据需要从诊断转换到治疗干预[16]。

五、良性中心型气道阻塞管理

成功的良性 CAO 管理有 3 个基本原则。首先，为确保考虑到所有治疗方式，对该疾病采取多学科管理至关重要。

胸外科、耳鼻咽喉科和介入肺科都应参与其中。其次，对基础疾病的全身治疗往往比单独的局部支气管镜治疗更有效，因此综合治疗方法往往是有必要的。最后，对于症状轻微或无症状的患者，通常最好采取观察等待的方法，因为干预措施可能会导致额外的炎症和创伤，从而使病变恶化。

六、支气管镜治疗

（一）机械扩张

气道狭窄的扩张可以用球囊或硬式支气管镜来完成。各种类型的球囊可用于气道扩张。关键是要使用合适直径和长度的球囊。球囊的直径是根据 CT 中狭窄段近端气道的直径来选择的。球囊的长度通常比狭窄段的长度至少长 0.5cm，因此位于狭窄的侧面。球囊膨胀的时间通常是 30～120s。如果患者能够忍受较长的膨胀时间，建议反复扩张，延长扩张时间。在良性气道疾病中应谨慎，因为一些气道可能炎性反应与脆性增加，过度扩张可能导致大面积破裂。通常谨慎的做法是先用较小的球囊扩张，然后在气道允许的情况下逐渐增加球囊扩张的直径每次扩张后都要重新评估气道情况。膨胀球囊时，不要过度对抗显著的压力，助手膨胀球囊时可以感知到压力并与术者沟通[17]。

需要注意的是，硬性支气管镜可作为扩张工具使用。为了避免患者反复插管的需要，操作者可以使用直径较大的硬性气管镜对患者进行插管，然后将万向头从镜中取出，通过气管镜插入直径较小但较长的硬性气管镜。最初用直径较小的硬性气管镜扩张狭窄。随后，逐渐增加的硬性通气管镜直径，通过该硬性气管镜并穿过狭窄段。这种气管镜技术允许通气和连续扩张，而不需要通过声带重复插管[18]。

（二）电灼法

在 4 点钟、8 点钟和 12 点钟位置用电灼刀或激光进行径向切割［掺钕的钇铝石榴石（Nd:YAG）、钛酸钾（KTP）、二氧化碳（CO_2）］，可以在球囊扩张治疗环周型狭窄之前进行。这些切割允许更有效的扩张简单的网状狭窄（图 15-2）[19]。

（三）低温喷雾

冷冻喷雾消融（冷冻疗法，液氮为基础）是一种非接触的方法，使用过低的温度导致治疗部位的冷冻坏死。这种方法既可以立即软化瘢痕组织，改善球囊扩张，也可以保留组织中的

细胞外基质，形成支架，以最小的纤维化反应进行后续愈合。然而，值得注意的是要确保有有效的气体出口。液氮在快速膨胀的条件下释放（1ml 的液氮以氮气的形式膨胀，占据 700ml 的体积）。体积的快速增加会导致压力性创伤和潜在的致命气胸和纵隔气肿，如果没有有效的气体排出 / 疏散，还会导致空气栓塞。有效的气体排出可以通过使用带开放系统的硬镜、带漏气袖带的气管内插管（endotracheal tube，ETT）及避免在严重梗阻病变附近喷洒，可实现有效的气体排出[20]。

（四）丝裂霉素

丝裂霉素是一种抗肿瘤药物，可抑制成纤维细胞增殖。局部使用丝裂霉素（5ml 中 0.4mg/ml，

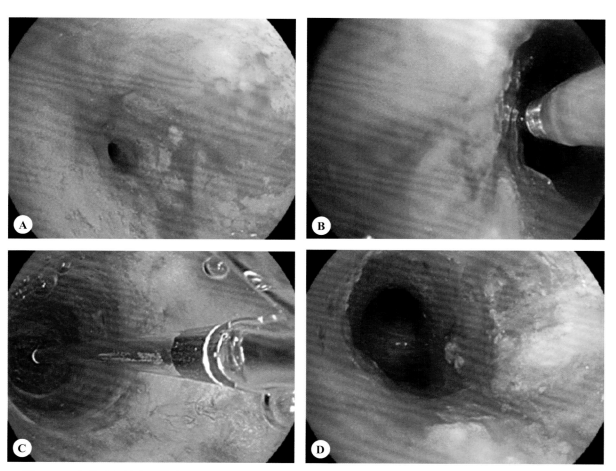

▲ 图 15-2　肉芽肿合并多血管炎患者左主干狭窄（**A**），初始球囊扩张失败后，行环周切开（**B**），然后球囊扩张成功（**C** 和 **D**）

总剂量为 2mg），用棉片治疗狭窄段。也可以用经支气管针抽吸（transbronchial needle aspiration，TBNA）针在气道内局部注射[21]。

（五）类固醇

类固醇被认为在创伤后炎症增殖期抑制炎症，并可能防止进展到纤维化阶段。然而，对于给药的时间、剂量和途径还没有达成共识，许多疾病的疗效在很大程度上仍未得到证实。通常，80mg 的甲泼尼龙与 6ml 的生理盐水混合，用 TBNA 针注射到狭窄段。通常在狭窄区域的多个部位进行注射[22]。

（六）支架

气道支架（硅酮支架、杂合支架或覆盖自扩张金属支架）可用于良性 CAO 的治疗。未覆盖的自膨胀金属支架不应用于良性 CAO，因为它们很快就会嵌入气道上皮，导致取出支架非常困难。在进行系统治疗或考虑手术治疗时，在良性气道内放置气道支架的时间通常较短（3～12 个月）。在极少数情况下，气道支架是治疗一些困难病变

的唯一选择，并且可以放置数年。在这些情况下，每 6～12 个月需要进行支气管镜检查，可能需要更换支架[23]（图 15-3）。

（七）外科

在多学科会议上讨论良性 CAO 是很重要的。对于合适的患者，手术可以是最终的治疗选择。如果有并发症，经支气管镜治疗良性 CAO 可延长狭窄病变的治疗效果，从而有可能将手术病变转变为非手术病变。支气管镜治疗应考虑作为一种过渡性治疗或用于没有手术机会的患者。始终咨询您的外科手术团队，并记录你对良性 CAO 患者的多学科治疗决定[23]。

七、总结

总之，良性中心型气道阻塞可导致严重的并发症；如果不及时治疗，会导致死亡率增加。导致良性 CAO 的疾病实体有很多种，治疗方法应以多学科的方式来针对每个疾病实体进行治疗。治疗性支气管镜检查是这种多学科方法的一个组成部分，但治疗基础疾病才是至关重要的。

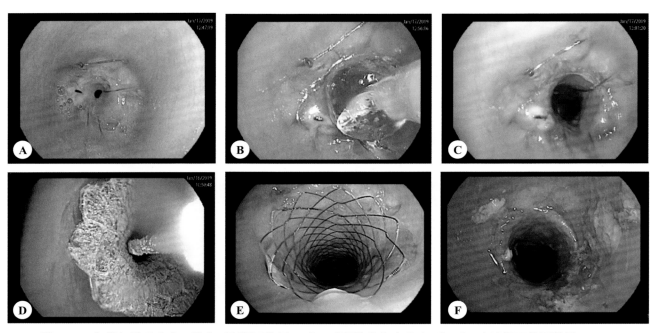

▲ 图 15-3　气管切除后吻合口狭窄（声门下位置，**A**）。球囊扩张失败后（**B** 和 **C**），在声门下位置放置 Bonastent 支架（**D**）。随访 1 个月后的支气管镜检查显示效果良好（**E**）。9 个月后，支架被移除，狭窄缓解（**F**）

参 考 文 献

[1] Ernst A, Feller-Kopman D, Becker HD, Mehta AC. Central airway obstruction. *Am J Respir Crit Care Med.* 2004;169(12):1278–1297.

[2] Machuzak M, Santacruz JF, Gildea T, Murthy SC. Airway complications after lung transplantation. *Thorac Surg Clin.* 2015;25(1):55–75.

[3] Shin B, Kim K, Jeong BH, et al. Clinical significance of differentiating post-intubation and post-tracheostomy tracheal stenosis. *Respirology.* 2017;22(3):513–520.

[4] Küpeli E, Khemasuwan D, Lee P, Mehta AC. "Pills" and the air passages. *Chest.* 2013;144(2):651–660.

[5] Ernst A, Rafeq S, Boiselle P, et al. Relapsing polychondritis and airway involvement. *Chest.* 2009;135(4):1024–1030.

[6] Ulasli SS, Kupeli E. Tracheobronchopathia osteochondroplastica: a review of the literature. *Clin Respir J.* 2015;9(4):386–391.

[7] Martinez Del Pero M, Jayne D, Chaudhry A, Sivasothy P, Jani P. Long-term outcome of airway stenosis in granulomatosis with polyangiitis (Wegener granulomatosis): an observational study. *JAMA Otolaryngol Head Neck Surg.* 2014;140(11):1038–1044.

[8] Polychronopoulos VS, Prakash UBS. Airway involvement in sarcoidosis. *Chest.* 2009;136(5):1371–1380.

[9] Camus P, Piard F, Ashcroft T, Gal AA, Colby TV. The lung in inflammatory bowel disease. *Med (Baltim).* 1993;72(3):151–183.

[10] O'Regan A, Fenlon HM, Beamis Jr JF, Steele MP, Skinner M, Berk JL. Tracheobronchial amyloidosis. *Boston Univ experience 1984 1999 Med (Baltim).* 2000;79(2):69–79.

[11] Fortes HR, von Ranke FM, Escuissato DL, et al. Recurrent respiratory papillomatosis: a state-of-the-art review. *Respir Med.* 2017;126:116–121.

[12] Chung HS, Lee JH. Bronchoscopic assessment of the evolution of endobronchial tuberculosis. *Chest.* 2000;117(2):385–392.

[13] Marchioni A, Casalini E, Andreani A, et al. Incidence, etiology, and clinicopathologic features of endobronchial benign lesions: a 10–year consecutive retrospective study. *J Bronchol Interv Pulmonol.* 2018;25(2):118–124.

[14] Cheng GZ, San Jose Estepar R, Folch E, Onieva J, Gangadharan S, Majid A. Three-dimensional printing and 3D slicer: powerful tools in understanding and treating structural lung disease. *Chest.* 2016;149(5):1136–1142.

[15] Ferretti GR, Jankowski A, Perrin MA, et al. Multi-detector CT evaluation in patients suspected of tracheobronchomalacia: comparison of end-expiratory with dynamic expiratory volumetric acquisitions. *Eur J Radiol.* 2008;68(2):340–346.

[16] Mahmood K, Wahidi MM, Thomas S, et al. Therapeutic bronchoscopy improves spirometry, quality of life, and survival in central airway obstruction. *Respiration.* 2015;89(5):404–413.

[17] Carlin BW, Harrell 2nd JH, Moser KM. The treatment of endobronchial stenosis using balloon catheter dilatation. *Chest.* 1988;93(6):1148–1151.

[18] Ernst A, Herth FJF. *Principles and practice of interventional pulmonology.* New York: Springer; 2013. xiv, 757.

[19] Wahidi MM, Herth FJF, Chen A, Cheng G, Yarmus L. State of the art: interventional pulmonology. *Chest.* 2020;157(3):724–736.

[20] Bhora FY, Ayub A, Forleiter CM, et al. Treatment of benign tracheal stenosis using endoluminal spray cryotherapy. *JAMA Otolaryngol Head Neck Surg.* 2016;142(11):1082–1087.

[21] Madan K, Agarwal R, Aggarwal AN, Gupta D. Utility of rigid bronchoscopic dilatation and mitomycin C application in the management of postintubation tracheal stenosis: case series and systematic review of literature. *J Bronchol Interv Pulmonol.* 2012;19(4):304–310.

[22] Bertelsen C, Shoffel-Havakuk H, O'Dell K, Johns 3rd MM, Reder LS. Serial in-office intralesional steroid injections in airway stenosis. *JAMA Otolaryngol Head Neck Surg.* 2018;144(3):203–210.

[23] Oberg CL, Holden VK, Channick CL. Benign central airway obstruction. *Semin Respir Crit Care Med.* 2018;39(6):731–746.

第 16 章 胸腔导管和留置式胸膜导管
Chest Tubes and Indwelling Pleural Catheters

Kevin Ross Davidson   Samira Shojaee   著

谭晓刚   译

一、胸腔导管

（一）定义

自古以来就有人描述过胸腔造口置管术，最早记载来自 Hippocrates 使用导管引流脓胸胸膜腔脓液[1]。最初的胸导管是簧片或金属管做的。现代胸管通常是不含乳胶的硅胶或聚氯乙烯（polyvinyl chloride，PVC）管，尺寸为 6～40Fr，近端有多个开口以改善引流（图 16-1），而且可提供多种不同尺寸和形状，如直角管或猪尾巴管。此外，可使用几种不同的插入方法，包括外科切开入路、套管针插入和经皮方法。所有这些导管的目的是从胸膜腔排出空气、胸膜渗液、血液或脓液，以使脏胸膜和顶叶胸膜贴壁，恢复正常呼吸。通过这些导管还能够向胸膜腔内注入溶纤维蛋白、胸膜固定剂、抗生素或其他药物。

（二）历史

自 Hippocrates 时代以来，对于胸部损伤应采用开放式还是封闭式治疗，目前仍存在争议。1873 年，Playfair 描述了第一个使用水封的可弯曲胸管用于治疗脓胸[2]。随后，重大冲突和战争推动了处理爆炸和穿透性胸部损伤的外科技术的快速发展。第一次世界大战和 1918 年大流感疫情推动了脓胸委员会的成立，并越来越认识到脓胸及时引流的重要性[3]。当时，开胸引流加肋骨切除与高死亡率相关[4]。20 世纪 20 年代，封闭式胸膜引流术获得了认可，到第二次世界大战爆发时，开胸术后保留传统胸管。即使在第二次世界大战之后，持续引流仍然是血胸主要的治疗方法。直到越南战争，闭合性胸膜引流术才采用负压吸引的方法，作为创伤性损伤（如血胸和肺气肿）中排空胸膜间隙的主要手段时[5]。战场上发现的医学和外科技术的进展被用于医院和平民生活，并应用于常规临床实践。

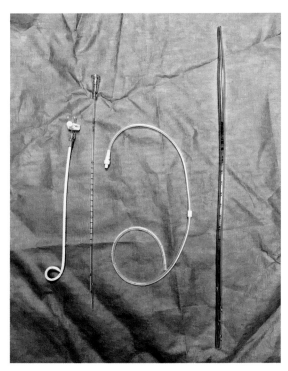

▲ 图 16-1　不同尺寸的胸管和留置胸膜导管
从左至右依次为 14Fr 猪尾巴管、14Fr 胸管、15.5Fr 留置胸膜导管、28 Fr 胸管

（三）解剖学和生理学

随着呼吸运动，膈肌和肋间外部肌肉收缩降低胸腔内压力。胸膜内压力通常为 $-5cmH_2O$，由于胸壁和肺弹性的反冲，略低于大气压[6]。吸气时，随着胸腔容积的增加，胸腔内压力降至约 $-8cmH_2O$。呼吸运动导致压力波动。肺或胸壁内的缺陷会导致压力损失和通气不足。胸腔内积聚的液体或空气会压迫肺实质，影响呼吸[6]。连接到封闭引流系统的胸管可以在没有空气流入胸部的情况下进行连续引流。几种闭合式胸腔引流系统，包括较小的便携式引流系统，它们的机制是相同的。大多数引流系统采用三腔封闭系统（图 16-2）。最靠近患者的第一个收集室是一个储液器，胸膜液在这里收集并可以测量。第二水封室是直列连接的，起到单向阀的作用。空气在水封之外从第一收集容器中逸出，但不能返回到胸部。通过水封逸出的空气可以被视为气泡。第三个抽吸室允许施加调节的负压，通常为 $-20cmH_2O$，但范围高达 $-40cmH_2O$。如果没有施加吸力，则系统

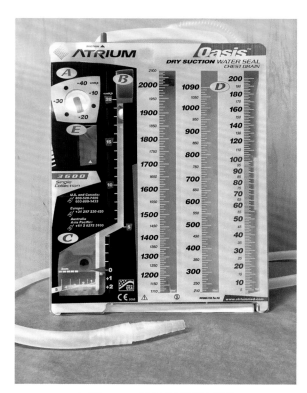

▲ 图 16-2　胸腔闭式引流系统

被认为处于水封状态。由于第二腔起单向阀的作用，胸膜腔中的最大压力不能超过水封腔中水柱的高度，通常为 2cm。

间歇性或连续性的空气泄漏可以通过水封室内气泡的存在来识别。请注意，在一些较旧的系统中，调节负压量的第三个吸入控制室中有水，当连接到壁吸入时，水会起泡。不要把它误认为是不同的水封室。通过水封室的气泡表明是否存在空气泄漏。

空气泄漏可能是由排水系统中任何一点的泄漏引起的，如真正的肺部疾病、连接松动、胸管移位或设备故障。如果系统处于抽吸状态，胸腔管和封闭排水系统之间的不完整或松动连接或从胸腔中移出并夹带环境空气的管道引起的空气泄漏通常会导致水封室中的连续空气泄漏。如果系统未处于吸引状态（即处于水封状态），则此类泄漏可能不明显。当患者处于水封状态时，如果系统关闭并正常工作，可以通过胸腔液在导管内的运动来观察胸膜压力的潮汐变化。在没有可见气泡的水封状态下，如果没有"潮汐变化"，则可能表明胸管堵塞或排空了所有胸膜液，从而使肺部完全扩张到覆盖范围所有侧孔。肺部疾病（如支气管胸膜瘘）引起的空气泄漏可能是间歇性的，流速可能随时间和呼吸周期的不同阶段而变化。

Cerfolio 设计了一个分类系统来对空气泄漏程度进行分级（框 16-1）。较新的收集系统结合了数字监测，除了监测流体输出外，还可以更精确地检测和量化空气泄漏。通过空气泄漏的气流大小预测了空气泄漏关闭的时间，较高的流速与关闭前的较长时间有关。持续监测，通过告知医生流速，间接告知他们空气泄漏关闭的可能性，可以促进更好的管理决策，并导致更早地取出胸管，这反过来可能会缩短住院时间[8, 9]。对于没有血液或胸腔积液的肺气肿或长期漏气，橡胶单向海姆立克氏瓣膜也可以被认为是水封的一种不那么笨重的替代方案[10]。

框 16-1　漏气的 Cerfolio 分类

- 1 级，FE：咳嗽或强制呼气时出现漏气
- 2 级，E：呼气阶段存在空气泄漏
- 3 级，I：吸气阶段存在空气泄漏
- 4 级，C：吸气和呼气过程中持续漏气

胸腔插管可以是一种挽救生命的手术，有几个既定的适应证（框 16-2）。在这种情况下，风险和并发症很低，尽管在放置过程中意外并发症可能会导致严重伤害和死亡（框 16-3）。这种可能挽救生命的手术不存在绝对禁忌证，尽管相对禁忌证包括既往胸膜固定术、大肺泡、严重凝血障碍或严重血小板减少症

框 16-2　胸腔插管的适应证

- 积脓
- 血胸
- 贯穿性胸部创伤
- 胸腔镜胸膜固定术（滑石浆）
- 胸腔积液
- 心胸外科手术后
- 有症状或复杂的肺炎胸腔积液

框 16-3　胸腔插管的并发症

- 瘘管形成
- 出血
- 感染
- 肺撕裂伤和置管损伤实质
- 腹腔错位
- 纵隔肺炎
- 胸腔积液
- 卡套管堵塞、扭结或断裂
- 血管或纵隔损伤

（四）技术流程

胸大肌外侧边缘、背阔肌外侧边缘和第五肋间间隙勾勒的边界，定义了安全的解剖三角形，用于安全插入胸管（图 16-3）。在紧急情况下，应在该区域内插入胸管，以降低放置并发症的风险。除了紧急情况外，多普勒超声对于在选定的插入部位确认潜在的胸膜液或胸腔积液、排除任何介入的血管结构及测量胸壁厚度都非常有用[11]。回顾先前的影像学检查对于确定是否有半横膈膜或膈疝升高以及积液是非常有价值的。通常，侧部插入位置比后部位置更可取，以使患者在床上或椅子上感到舒适，尽管包裹性胸腔积液对导管插入位置的选择有限。手术部位决不应选择在蜂窝织炎或皮疹相关区域。导管插入位置应选择在每根肋骨的正上方，以避免对肋间神经和脉管系统的损伤，肋间神经通常被屏蔽在每根肋骨的正下方。鉴于有证据表明肋间动脉通常在脊柱外侧前 6cm 内未被肋骨遮挡的肋间间隙内运行，故应谨慎使用极后部的棘旁入路[12]。

在获得知情同意后，选择并标记合适的部位，并以验证患者的身份、手术的侧别和相关临床数据。清洁皮肤，并用局部消毒剂进行准备，如氯己定或聚维酮碘。程序人员穿着无菌服装，包括无菌长袍、手套、手术帽、口罩和防护眼镜。然后，找一块相对无菌的区域。皮肤和胸壁深部浸润局麻，一直到顶胸膜。尽管在某些情况下可能会考虑肋间神经阻滞或静脉镇痛，但单独的局部麻醉就可以实现充分的镇痛。胸管插入位置，手术皮肤切口平行于肋骨。随后钝性分离皮下脂肪、筋膜和胸壁肋间肌肉。用一对弯曲的凯利钳子的闭合端延肋骨上直接进入顶叶胸膜。然后扩张该

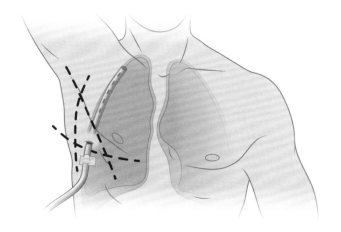

▲ 图 16-3　胸管插入的解剖安全三角形由外侧背阔肌、内侧胸大肌和下方的第 5 肋间隙组成
图片由 Lauren Hugdahl 后期处理，特此感谢

隧道，用戴着手套的手指进入壁胸膜内的间隙，沿圆周方向扫，以确保没有胸膜粘连。接下来，使用弯曲的凯利镊子，引导胸管进入胸膜腔。外科胸管放置的另一种方法是在尖锐的套管针上使用预加载的胸管，而不是 Kelly 镊子。

一旦胸管成功进入胸膜腔，根据指示，可以将其向顶部或胸部底部引导。顶部胸管用于治疗肺气肿是有必要的，而胸腔积液和脓胸可能需要更低的位置。胸管用缝线固定到位，用纱布覆盖，并用胶带固定在胸壁上。应注意确保所有连接都是紧固的。胸腔导管应首先连接到水封或连续抽吸（通常为 –20cmH₂O）的封闭负压系统。

或者，胸管也可以使用类似于用于中央静脉导管放置的 Seldinger 技术经皮放置在导线上。有了这项技术，超声的使用、部位定位、准备、覆盖和嵌套步骤保持不变。然后立即将针穿过肋骨进入胸膜腔，在发生肺气肿的情况下，通过抽吸胸膜液或空气来确认正确的位置。接下来，将可弯曲导丝通过针头引入胸膜空间，然后拔出针头，只留下可弯曲导丝。然后将一个或多个扩张器穿过金属丝，直到通道足够大，可以让胸管通过。对于可能用于治疗肺气肿的小型胸管，通常只需要扩张一次，而对于较大的胸管，则会使用逐渐变大的扩张器。如前所述，一旦通道充分扩张，胸管内装有一个加固的套管针，胸管 / 套管针单元通过金属丝进入胸膜腔。此时，套管针和金属丝被移除，胸管被固定。这种方法的优点是易于插入、微创技术和小切口。

尽管小口径（≤14Fr）胸管的使用越来越多，但胸管尺寸的选择仍然是一个有争议的话题。手术指征应指导胸管尺寸的选择。在正压通气患者出现血胸、脓胸或大面积漏气的情况下，一些医生更喜欢使用较大的胸管，因为理论上胸管不太可能堵塞、扭结或逐渐堵塞[13]。由于这些原因，创伤环境中经常应用此技术。然而，患者对小口径胸管的耐受性更好，疼痛更少[14]。此外，研究表明，小型经皮胸管在治疗胸膜内感染（包括脓胸）方面与大型胸管一样有效[15]。小型胸管可定期用无菌盐水冲洗，以保持通畅。就位后，获取胸部 X 线片以验证位置。应注意皮肤处的插入深度，以防担心导管移位或脱出。特别是，应注意最近端侧孔到胸壁的距离，因为导管的任何向外移动都可能将该侧孔移位到胸壁组织中。在引流感染或向胸部滴注药物的情况下，胸外侧孔可能会使这些组织感染或非计划给药。通过管道的累积液体排放和是否存在空气泄漏也应绘制图表。一个实用的步骤是在每次护理轮班时，在排水系统内的液位旁边标记日期和时间。在发生肺气肿的情况下，通过水封室内呼吸周期中气泡的存在来评估持续的空气泄漏（图 16-4）。

（五）胸导管给药治疗胸膜间隙感染

一旦就位，就可以使用胸管将药物输送到胸膜腔。直列三通旋塞可以简化药物的滴注。纤维蛋白溶解剂联合重组人阿尔法脱氧核糖核酸酶用于感染的胸膜间隙，通过分隔破坏组织液体聚集，并将感染的液体稀释以提供引流。10mg 组织纤溶酶原激活物（tPA）和 5mg 人 α- 脱氧核糖核酸酶联合用药，每日 2 次，停留时间为 1h，持续 3 天，胸部 X 线片上证明有利于胸膜间隙混浊消退，并在联合抗生素治疗时减少了手术干预的需要[16]。然而，胸膜败血症患者如果抗生素和纤溶性胸管引流失败，则应考虑进行手术治疗。

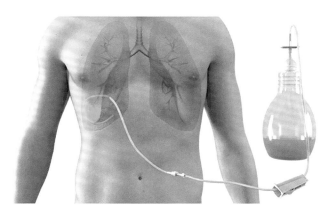

▲ 图 16-4　隧道式胸膜导管示意
图片经 Beckton Dickinson 许可转载

（六）胸导管给药治疗胸膜炎

使用三通旋塞的类似方法可用于输送胸膜固定的硬化剂。滑石粉是化学胸膜固定术中最常见的硬化剂；然而，许多其他药物，如博来霉素、聚维酮碘和四环素类抗生素也已被使用，并显示出不同程度的疗效[17]。化学胸膜固定术的目的是通过实现壁胸膜和内脏胸膜的结合来闭塞胸膜间隙。化学胸膜固定术是治疗可复发性恶性胸腔积液和一些非恶性病因的最终疗法。恶性胸腔积液的管理指南表明，通过胸管输送的滑石浆和通过胸腔镜输送的滑石袋在促进胸膜固定的能力方面是相似的[18]。在使用硬化剂药物进行胸膜固定之前，可以通过胸管给药利多卡因，以减轻与胸膜固定相关的疼痛。通常，使用 10～20ml 不含肾上腺素的 1% 利多卡因（不超过最大推荐利多卡因总剂量 4.5mg/kg）。可能需要额外的镇痛药来确保患者舒适。其他疗法，如胸膜内盐水冲洗、抗生素滴注和胸膜内化疗给药也已被描述，但关于其疗效的数据有限[19, 20]。

（七）胸管的故障排除和拆卸

检查时，应检查胸管、导管、封闭式引流系统和抽吸装置之间的连接是否不连续或泄漏、阻塞或扭结。如果胸管堵塞，可以用无菌盐水冲洗，注意保持无菌技术，避免将任何污染物引入胸部。对于小型胸管，可以串联放置三通旋塞。不建议对胸管进行常规剥离或挤压[21]。

应鼓励胸管到位的患者通过常规检查、减少卧床和日常步行来保持活动水平，以防止失用性失调并降低静脉血栓形成的风险。除了固定缝线和用胶带将导管固定在胸壁上外，还应提醒患者和护理人员注意导管，以防止意外移位。

基于 Starling 力的流入和流出平衡，存在少量生理性胸膜液，约 12ml[6, 22]。胸管的取出由几个临床和放射学因素决定。例如，肺叶切除术后，当引流逐渐减少到每天 300～450ml 时，可以在没有空气泄漏的情况下取出胸管[23, 24]。胸腔积液的排出、持续引流的速率、是否存在任何空气泄漏以及胸部成像中肺部的再次扩张都需要考虑在内。尽管这是一个有争议的话题，但大多数医生使用每天 50～100ml 的目标引流量作为拔出胸管的适当时间。移除胸管的方案各不相同，应根据每个患者的情况进行定制。非常小的胸管可以通过放置一个小敷料来移除。对于胸壁很薄或胸管较大的患者，建议使用闭塞性敷料，如油纱，以防止空气进入胸部。移除大型胸管有时需要缝合，以闭合皮肤处胸壁的缺陷 / 通道。作为一种简化较大管道移除的实用技巧，水平垫片锚定缝线可以在插入时缝合到皮肤中，这使得在移除时能够实现简单的荷包状闭合，而不需要额外的缝合步骤[25]。在移除导管的同时，引导患者呼气或做 Valsalva 动作，以降低通过胸壁缺陷吸入环境空气的风险。

（八）未来前景

胸腔导管造口术仍然是一种行之有效的手术方法，有时可以成为一种有效的挽救生命的技术。使用超声波可以降低导管错位的风险，患者可以更好地耐受较小的导管。数字监测系统可能在最大限度地缩短术后患者胸管停留时间方面发挥作用，这反过来可能有助于缩短住院时间[26]。

二、胸膜留置导管

（一）定义

留置式胸膜导管也称为隧道式胸膜导管，是治疗复发性胸腔积液的有用工具。它们是可弯曲硅胶 15.5Fr 或 16Fr 胸管，沿导管长度和尖端有开窗，通过隧道插入部位插入胸膜腔（图 16-4）。连接到导管外表面的 1cm 长的聚酯袖带位于隧道部分内，进入胸壁组织的隧道部分粗糙，从而降低移位的风险。留置式胸膜导管可以无限期保留，同时引流复发性胸腔积液，感染风险较低[27]。

（二）总则

以前，恶性胸腔积液患者采用连续胸腔穿刺术或胸膜固定术促使肺再膨胀。1994 年，Robinson 等描述了一系列复发性恶性胸腔积液患者，他们使用胸膜 Tenckhoff 导管缓解症状，该导管通常用于腹部进行腹膜透析[28]。此后，IPC 作为一种潜在的有用工具越来越受欢迎，它使门诊患者能够独立排出复发性胸腔积液，用于多种适应证（框 16-4）。留置式胸膜导管置入术可能的并发症与胸管置入术相似（框 16-5）。多项研究评估了疗效、安全性、对以患者为中心的结果的影响，如呼吸困难评分、出院天数和生活质量，证实了它们对复发性症状性胸腔积液的治疗具有积极影响[29-31]。对于恶性胸腔积液，留置式胸膜导管已被证明可以缩短住院时间、提高生活质量，且故障率低，同时与连续胸腔穿刺等替代策略相比也具有成本效益[32]。

框 16-4　留置式胸膜导管放置适应证
• 复发性恶性胸腔积液
• 难治的复发性非恶性胸腔积液

框 16-5　留置式胸膜导管放置的并发症
• 导管移位
• 出血
• 感染（包括胸膜间隙感染、隧道部位感染、出口部位感染、蜂窝织炎）
• 管道周围泄漏
• 肺部撕裂
• 定位错误
• 纵隔损伤
• 卡套管堵塞、扭结或断裂
• 纵隔肺炎
• 胸腔积液

（三）技术方法

留置式胸膜导管既可以作为门诊床边经皮手术，也可以在医学或外科胸腔镜检查时放置。确定经皮穿刺插入合适部位的步骤与前面描述的胸管放置类似。更向前侧的定位是优选的，以使患者能够监测出口部位和隧道部分的感染或渗漏迹象。建议使用超声波来确认满意的位置，评估穿刺通路中任何血管，并估计胸壁的厚度。一旦选择了胸膜插入部位，计划的隧道部分和导管出口部位应计划在更前内侧的区域，该区域将易于接近和处理，同时注意避免过于靠近乳头、乳房组织、腋窝或造口、隧道口、脑室－腹腔分流术或其他置入装置。隧道长度可以变化，但是应该规划成为 8～12cm 的手掌宽度。

获得知情同意。患者以无菌方式进行准备和覆盖，全身覆盖物暴露出胸膜插入部位、计划隧道和留置式胸膜导管出口部位。皮肤被局部麻醉。在计划的插入位置，立即将针穿过肋骨推进胸膜腔，直到可以吸出胸膜液。然后，将金属丝穿过针头推进胸部，取出针头，留下金属丝。在插入部位、计划退出部位/袖带部位以及连接这两个部位的计划隧道处，使用利多卡因进行额外的局部麻醉。用手术刀做肋骨平行的小切口，一个在插入部位（有导丝），另一个在计划的退出部位/袖带部位。将钝端扩张器加载到 IPC 上，以引导穿过连接出口部位/袖带部位和插入部位的皮下组织。隧道将从出口部位/袖带部位开始，并向当前放置导线的插入部位移动。钝性扩张器沿着先前计划的隧道前进，直到它从插入部位切口出来。

这时，钝性扩张器被拉动通过隧道，带着加载的 IPC。一旦 IPC 从插入部位出来，它就可以与钝性扩张器断开连接，并被进一步拉动通过隧道。IPC 被拉得刚好足够远，使得 IPC 的袖带被调整到距离皮肤处的出口部位（而不是插入部位）1cm 以内。接下来，将串行扩张器加载到导线上并推进进入胸膜间隙，然后取出。最后一个带内部扩张器的剥离套管针一直推进到胸膜腔，然后取出内部扩张器和金属丝。导线扩张过程中特别注意对于确保只有胸壁组织扩张至关重要。将坚硬的扩张器深入胸部可能导致肺部或血管损伤或纵隔穿孔。然后将 IPC 的近端通过可剥离套管针推进胸部，注意避免任何扭结或缠绕导管。此后，取出剥离导管，注意将 IPC 保持在适当位置，并防止剥离过程中移位。在完全移除剥离导管后，应将 IPC 的剩余部分轻轻推入胸膜腔，并通过施加适当的温和压力固定导管中的任何扭结。如果仪表板组合仪表在插入位置弯曲过大，则软管可能会扭结，从而阻碍液体排出。通过将 IPC 钩在抽吸装置上以确认胸膜液的流动，来验证适当的导管放置，如果导管扭结阻碍了液体流动，则在插入部位对导管施加额外的温和压力以拉直导管中的转弯通常就足够了。在袖带部位对导管周围的皮肤施加温和的背部张力可能有助于解决扭结。然后用缝线缝合 2 个胸壁切口，并用缝线将导管固定在皮肤上。将无菌泡沫垫涂抹在皮肤上，并将 IPC 缠绕在第二条无菌绷带下。然后在这些敷料上涂抹闭塞性敷料，将 IPC 固定在胸壁上。2 周后，缝线被移除，IPC 通过聚酯袖带周围的肉芽组织固定到位。

（四）留置式胸膜导管的护理和引流

患者及其护理人员患者接受了如何使用无菌技术进行引流、换药，以及监测感染迹象和症状的教育。直到液体停止流动，或者胸部出现不适，或者疼痛或压力辐射到颈部、下巴或喉咙才停止引流。强调洗手和严格的无菌技术，以减少感染并发症。每次引流时，去除并丢弃之前的敷料，并使用新的无菌敷料。进入部位、通道或出口部位出现发热、肿胀、红斑或引流液的性质和颜色发生变化，应促使进一步评估。建议 IPC 患者不要浸泡在浴缸、游泳或热水浴缸中，或其他导管可能在水下的情况。在恶性胸腔积液中放置 IPC 的目的是缓解呼吸困难和胸部不适等症状。患者每天、每隔 1 天或出现症状时进行引流。胸腔积液的发生率可能各不相同，有些患者需要比其他患者更频繁的引流。一项每日引流与隔日引流的随机对照试验表明，与隔日排水相比，每日引流的自动胸膜固定和导管移除时间更短，每日引流中位时间为 54 天，而隔日排水中位时间则为 90 天[33]。

（五）留置式胸膜导管的移除

一旦排水系统连续三次排水后降至≤150ml。根据患者的引流计划，可以减少引流频率。如果每隔 1 天排水量保持在≤150ml，连续 3 次，则 IPC 可考虑移除。应在取出前进行胸部 X 线检查或胸部超声检查，以排除因 IPC 闭塞或扭结而导致无积液排出（见后述"留置胸膜导管的故障排除"）。持续时间较短的 IPC 可以通过稳定的牵引力移除。否则，可以用 1% 利多卡因对患者进行局部麻醉，这样就可以用 Kelly 镊子尖端将聚酯袖带上的黏附组织切开。在导管碎片可能在移除过程中断裂的病例系列中，很少描述移除时 IPC 的断裂。如果导管在视线范围内，并且组织解剖能导致导管收回，则可以移除 IPC；然而，如果不担心感染，可以考虑放弃 IPC 的骨折部分，特别是考虑到大多数 IPC 接受者的预后和姑息治疗目标有限[34]。

（六）留置胸膜导管与机械/化学胸膜固定术的优势

复发性有症状的胸腔积液可以通过胸膜固定术或放置 IPC 进行治疗，成功率相似[35]。然而，如果肺部无法复张，IPC 仍然可以通过减轻膈肌的重量和压力来缓解呼吸困难的症状，而胸膜固定术由于缺乏胸膜粘连而失败的概率更高[36]。在一项头对头随机对照试验中，将 IPC 与滑石胸膜固定术进行了比较，表明两组患者从治疗到死亡的住院天数较少，在呼吸功能或生活质量的改善方面没有显著差异[30]。

（七）经留置式胸膜导管的滑石浆胸膜固定术

IPC 已证明有效输送滑石浆胸膜固定[37]。胸膜腔通过 IPC 完全排空，然后患者在术前使用不含肾上腺素的胸膜内利多卡因，通常为 3mg/kg 至 250mg（所有来源的最大推荐总剂量≤4.5mg/kg

利多卡因），然后使用含有 4g 无菌分级滑石粉和 50ml 0.9% 无菌盐水的滑石浆，然后用盐水冲洗导管[37]。通过这种干预，胸膜固定术的成功率从 23%（单独 IPC）增加到 43%（IPC 加滑石粉），而阻断的 IPC 没有显著增加。到第 70 天，滑石粉胸膜固定术的成功率从 27% 提高到 51%。此外，IPC 滑石胸膜固定术也与问卷报告的生活质量分数的统计学显著改善有关。

（八）留置式胸膜导管并发症的处理

多中心试验表明 IPC 感染率为 5%[27]。类似的感染率在接受化疗的免疫功能低下的 IPC 患者中也有描述[38]。感染可表现为出口部位周围的蜂窝织炎、隧道部分的感染和脓肿，或者胸膜间隙感染（表 16-1）。最常见的致病菌是金黄色葡萄球菌，尽管也描述了医院内耐药菌[27]。没有随机试验或前瞻性研究为 IPC 相关胸膜腔感染的管理提供信息，关于是否导管移除或通过现有 IPC 持续引流或放置新的胸管，目前仍存在争议。然而，通常情况下，感染可能不需要移除导管。IPC 可以连接到封闭的胸膜引流系统，以便在水封或抽吸下进行连续引流。如果怀疑感染，可以从 IPC 中获得具有差异和培养的细胞计数，尽管在考虑 IPC 细菌定植时，通过胸腔积液获取胸膜液是一种选择。在接受 IPC 相关胸膜间隙感染治疗的患者中，再行胸膜固定术的感染发生率较高[27]。

导管道的转移性播种是罕见的事件，发生在不到 5% 的病例中。与此相关的唯一一例外是恶性间皮瘤导管道转移发生率较高，在一项单中心研究中观察到了 26% 的病例[41]。一项随机对照试验，评估预防性放射治疗间皮瘤胸膜介入术后的导管通道转移患者没有表现出任何益处[42]。然而，试验中 183 名患者中只有 25 人有 IPC，大多数患者接受了其他胸膜介入治疗，如胸腔镜或电视辅助胸腔镜手术（video-assisted thoracoscopic surgery，VATS）。肠道转移的发生率可能与癌症的特殊形式和留置导管的持续时间有关。操作者应该意识到并警惕监测这种并发症，尤其是在恶性间皮瘤的情况下。

（九）留置胸膜导管的故障排除

如果引流减慢或停止，影像学显示持续性胸腔积液，可以用无菌盐水冲洗 IPC，以确保其功能正常。并没有明确的指导方针或临床试验来解决 IPC 阻塞的管理问题。然而，根据有限的现有文献，如果盐水冲洗不能改善引流，则可以通过 IPC 滴注 2～4mg 的 tPA，然后再滴注 20ml 无菌盐水冲洗，并停留 1h[43]。对于患有持续性呼吸困难且症状性房颤的患者，也可以考虑胸膜内 tPA，尽管出血风险略有增加[34]。

（十）留置式胸膜导管在非胸腔积液中的应用

充血性心力衰竭是胸腔积液最常见的原因。

表 16-1　感染并发症和 IPC 的管理		
	临床的表现和症状	处　理
IPC 出口蜂窝织炎	IPC 出口周围红斑，肿胀，或疼痛	通常口服抗生素，局部感染无须特殊处理。少数情况需移除 IPC[39, 40]
IPC 隧道部位感染	IPC 隧道部分出现红斑、肿胀或疼痛	通常抗生素就可治愈，但如果形成脓肿，可能需要移除 IPC
IPC 胸膜间隙感染	呕吐、胸痛、不适或液体排泄特性的变化，变得浑浊或脓性	静脉注射抗生素持续 IPC 引流。可以考虑胸膜内纤维蛋白溶解；然而，如果治疗失败，可以移除 IPC，然后放置胸管[27]。对于难治性感染，可以考虑手术干预

IPC. 留置胸膜导管

渗出物可能对需要进行连续胸腔穿刺的治疗变得困难。有症状的患者可以在症状改善的情况下进行 IPC 置入，也可以通过随后的移除来实现最终的胸膜固定术[44, 45]。

肝性胸腔积液是另一种可导致症状性胸腔积液迅速复发的疾病。如果患者在钠限制、利尿治疗或考虑经颈静脉肝内门体分流术（transjugular intrahepatic portosystemic shunt，TIPS）的情况下出现顽固性症状性渗出，则可以在选定患者的多学科方法中考虑 IPC，作为肝移植的桥梁或缓解症状；因为这些患者被证明有更高的 IPC 相关感染风险，操作应该谨慎[46]。一项用 IPC 治疗的肝胸腔积液的多中心研究观察到 10% 的感染风险和

2.5% 的死亡率[47]。

胸腔积液也常见于患有终末期肾病患者。在一个由 8 名患者组成的小病例系列中，IPC 具有相似的疗效，当用于难治性渗出液时，可以在该人群中实行胸膜固定[48]。

（十一）未来前景

自成立以来，IPC 在缓解恶性胸腔积液方面的疗效迅速得到认可。它们作为胸膜固定术的一种有效途径，作为缓解复发性胸腔积液的一种微创手段，也令人鼓舞。IPC 对患者具有良好的耐受性，在恶性胸腔积液和预期寿命有限的情况下具有成本效益，在某些情况下是可移除的[49]。正在评估新一代涂有硬化剂（如硝酸银）的 IPC。

参考文献

[1] Hippocrates *Genuine Works of Hippocrates*. London: Sydenham Society; 1847.

[2] Playfair GE. Case of empyema treated by aspiration and subsequently by drainage: recovery. *Br Med J.* 1875;1:45.

[3] Walcott-Sapp S., Sukumar M. A history of thoracic drainage: from ancient Greeks to wound sucking drummers to digital monitoring. Retrieved from <https://www.ctsnet.org/article/history-thoracic-drainage-ancient- greeks-wound-sucking-drummers-digitalmonitoring>; 2018.

[4] Churchill E. Wound surgery encounters a dilemma. *J Thorac Surg.* 1958;35:279–290.

[5] McNamara J, Messersmith J, Dunn R, Molot MD, Stremple JF. Thoracic injuries in combat casualties in Vietnam. *Ann Thorac Surg.* 1970;10:389–401.

[6] Mason R, Broaddus V, Martin T, eds. *Murray & Nadel's Textbook of Respiratory Medicine.* 5th ed. Philadelphia: Elsevier Saunders; 2010.

[7] Cerfolio RJ. Advances in thoracostomy tube management. *Surg Clin North Am.* 2002;82(4):833–848.

[8] Shintani Y, Funaki S, Ose N, et al. Air leak pattern shown by digital chest drainage system predict prolonged air leakage after pulmonary resection for patients with lung cancer. *J Thorac Dis.* 2018;10(6):3714–3721.

[9] Zhou J, Lyu M, Chen N, et al. Digital chest drainage is better than traditional chest drainage following pulmonary surgery: a meta-analysis. *Eur J Cardiothorac Surg.* 2018;54(4):635–643.

[10] Gogakos A, Barbetakis N, Lazaridis G, et al. Heimlich valve and pneumothorax. *Ann Transl Med.* 2015;3(4):54.

[11] Liu YH, Lin YC, Liang SJ, et al. Ultrasound-guided pigtail catheters for drainage of various pleural diseases. *Am J Emerg Med.* 2010;28:915–921.

[12] Helm EJ, Rahman NM, Talakoub O, Fox DL, Gleeson FV. Course and variation of the intercostal artery by CT scan. *Chest.* 2013;143(3):634–639. https://doi. org/10.1378/chest.12–1285.

[13] McCracken DJ, Psallidas I, Rahman NM. Chest drain size: does it

matter? *Eurasian J Pulmonol.* 2018;20:1–6.

[14] Mahmood K, Wahidi MM. Straightening out chest tubes: what size, what type, and when. *Clin Chest Med.* 2013;34:63–71.

[15] Rahman NM, Maskell NA, Davies CW, et al. The relationship between chest tube size and clinical outcome in pleural infection. *Chest.* 2010;137(3):536–543. https:// doi.org/10.1378/chest.09–1044. Epub 2009 Oct 9.

[16] Rahman NM, Maskell NA, West A, et al. Intrapleural use of tissue plasminogen activator and DNase in pleural infection. *N Engl J Med.* 2011;365(6):518–526.

[17] Clive AO, Jones HE, Bhatnagar R, Preston NJ, Maskell N. Interventions for the management of malignant pleural effusions: a network meta-analysis. *Cochrane Database Syst Rev.* 2016;5(5):CD010529. https://doi. org/10.1002/14651858.CD010529. pub2.

[18] Feller-Kopman DJ, Reddy CB, DeCamp MM, et al. Management of malignant pleural effusions: an official ATS/ STS/STR clinical practice guideline. *Am J Respir Crit Care Med.* 2018;198(7):839–849.

[19] Hooper CE, Edey AJ, Wallis A, et al. Pleural irrigation trial (PIT): a randomized controlled trial of pleural irrigation with normal saline versus standard care in patients with pleural infection. *Eur Respir J.* 2015;46:456–463.

[20] Hu R, Jiang H, Li H, Wei D, Wang G, Ma S. Intrapleural perfusion thermo-chemotherapy for pleural effusion caused by lung carcinoma under VATS. *J Thorac Dis.* 2017;9(5):1317–1321.

[21] Day TG, Perring RR, Gofton K. Is manipulation of mediastinal chest drains useful or harmful after cardiac surgery? *Interact Cardiovasc Thorac Surg.* 2008;7(5): 888–890.

[22] Zocchi L. Physiology and pathophysiology of pleural fluid turnover. *Eur Respir J.* 2002;20:1545–1558.

[23] Zhang Y, Li H, Hu B, et al. A prospective randomized single-blind control study of volume threshold for chest tube removal following lobectomy. *World J Surg.* 2014;38(1):60–67.

[24] Motono N, Iwai S, Funasaki A, Sekimura A, Usuda K, Uramoto H.

What is the allowed volume threshold for chest tube removal after lobectomy: a randomized controlled trial. *Ann Med Surg (Lond).* 2019;43:29–32.

[25] Maritz D, McLauchlan C. A novel way to secure a chest drain. *Ann R Coll Surg Engl.* 2014;96(1):82.

[26] Pompili C, Detterbeck F, Papagiannopoulos K, et al. Multicenter international randomized comparison of objective and subjective outcomes between electronic and traditional chest drainage systems. *Ann Thorac Surg.* 2014;98(2):490–496.

[27] Fysh ETH, Tremblay A, Feller-Kopman D, et al. Clinical outcomes of indwelling pleural catheter-related pleural infections: an international multicenter study. *Chest.* 2013;144(5):1597–1602.

[28] Robinson RD, Fullerton DA, Albert JD, Sorensen J, Johnston MR. Use of pleural Tenckhoff catheter to palliate malignant pleural effusion. *Ann Thorac Surg.* 1994;57:286–828.

[29] Tremblay A, Michaud G. Single-center experience with 250 tunneled pleural catheter insertions for malignant pleural effusion. *Chest.* 2006;129(2):362–368.

[30] Thomas R, Fysh ETH, Smith NA, et al. Effect of an indwelling pleural catheter vs talc pleurodesis on hospitalization days in patients with malignant pleural effusion: the AMPLE randomized clinical trial. *JAMA.* 2017;318(19):1903–1912.

[31] Rahman NM, Pepperell J, Rehal S, et al. Effect of opioids vs NSAIDS and larger vs smaller chest tube size on pain control and pleurodesis efficacy among patients with malignant pleural effusion: the TIME1 randomized clinical trial. *JAMA.* 2015;314(24):2641–2653.

[32] Boshuizen R, Thomas R, Lee YCG. Advantages of indwelling pleural catheters for management of malignant pleural effusions. *Curr Respir Care Rep.* 2013;2:93–99.

[33] Wahidi MM, Reddy C, Yarmus L, et al. Randomized trial of pleural fluid drainage frequency in patients with malignant pleural effusions: the ASAP trial. *Am J Crit Care Med.* 2017;195:1050–1057.

[34] Thomas R, Piccolo F, Miller D, et al. Intrapleural fibrinolysis for the treatment of indwelling pleural catheterrelated symptomatic loculations: a multicenter observational study. *Chest.* 2015;148(3):746–751.

[35] Kheir F, Shawwa K, Alokla K, Omballi M, Alraiyes AH. Tunneled pleural catheter for the treatment of malignant pleural effusion: a systematic review and meta-analysis. *Am J Ther.* 2016;23(6):e1300–e1306.

[36] Roberts ME, Neville E, Berrisford RG, Antunes G, Ali NJ, BTS Pleural Disease Guideline Group Management of a malignant pleural effusion: British Thoracic Society pleural disease guideline 2010. *Thorax.* 2010;65(Suppl 2): ii32–ii40.

[37] Bhatnagar R, Keenan EK, Morley AJ, et al. Outpatient talc administration by indwelling pleural catheter for malignant pleural effusion. *N Engl J Med.* 2018;378:1313–1322.

[38] Gilbert CR, Lee HJ, Skalski JH, et al. The use of indwelling tunneled pleural catheters for recurrent pleural effusions in patients with hematologic malignancies: a multicenter study. *Chest.* 2015;148(3):752–758.

[39] Faiz SA, Pathania P, Song J, et al. Indwelling pleural catheters for patients with hematologic malignances. A 14–year, single-center experience. *Ann Am Thorac Soc.* 2017;14(6):976–985.

[40] Skalski JH, Pannu J, Sasieta HC, Edell ES, Maldonado F. Tunneled indwelling pleural catheters for refractory pleural effusions after solid organ transplant. A case-control study. *Ann Am Thorac Soc.* 2016;13(8):1294–1298.

[41] Mitchell MA, Li P, Pease C, et al. Catheter tract metastasis in mesothelioma patients with indwelling pleural catheters. *Respiration.* 2019;97:428–435.

[42] Clive AO, Taylor H, Dobson L, et al. Prophylactic radiotherapy for the prevention of procedure-trace metastases after surgical and large-bore pleural procedures in malignant pleural mesothelioma (SMART): a multicenter, open-label, phase 3, randomized controlled trial. *Lancet Oncol.* 2016;17(8):1094–1104. https://doi. org/10.1016/S1470–2045(16)30095–X.

[43] Vial MR, Ost DE, Eapen GA, et al. Intrapleural fibrinolytic therapy in patients with nondraining pleural catheters. *J Bronchol Interv Pulmonol.* 2016;23(2):98–105.

[44] Srour N, Potechin R, Amjadi K. Use of indwelling pleural catheters for cardiogenic pleural effusions. *Chest.* 2013;144(5):1603–1608.

[45] Patil M, Dhillon SS, Attwood K, Saoud M, Alraiyes AH, Harris K. Management of benign pleural effusions using indwelling pleural catheters: a systematic review and meta-analysis. *Chest.* 2017;151:626–635.

[46] Kniese C, Diab K, Ghabril M, Bosslet G. Indwelling pleural catheters in hepatic hydrothorax: a singlecenter series of outcomes and complications. *Chest.* 2019;155(2):307–314.

[47] Shojaee S, Rahman N, Haas K, et al. Indwelling tunneled pleural catheters for refractory hepatic hydrothorax in patients with cirrhosis: a multicenter study. *Chest.* 2019;155(3):546–553.

[48] Potechin R, Amjadi K, Srour N. Indwelling pleural catheters for pleural effusions associated with end-stage renal disease: a case series. *Ther Adv Respir Dis.* 2015;9:22–27.

[49] Olfert JA, Penz ED, Manns BJ, et al. Cost-effectiveness of indwelling pleural catheter compared with talc in malignant pleural effusion. *Respirology.* 2016;22(4):764–770.

第 17 章　内科胸腔镜
Medical Thoracoscopy

Pyng Lee　著

谭晓刚　译

胸腔镜检查、电视胸腔镜手术（video-assisted thoracic surgery，VATS），胸腔镜、医用胸腔镜（medical thoracoscopy，MT）和胸膜镜是提供进入胸膜空间的微创手术。他们的不同之处仅在于麻醉方法。在本综述中，重点是诊断 MT。

VATS 由外科医生在手术室进行，通常采用单肺通气、3 个入口和硬性器械。除了在引导下进行顶叶胸膜活检、胸腔积液或脓胸引流和胸膜固定术[1, 2]（表 17–1）外，还使用 VATS 进行了肺穿刺活检、肺结节切除术、肺叶切除术、全肺切除术、食管切除术和心包窗切除术。另外，MT 由肺科医生在内镜检查套件中在局部麻醉和适度镇静下进行。MT 可以在直接可视化的情况下以良好的准确性对顶胸膜进行活检。此外，它还促进了治疗干预，如液体引流、引导下放置胸管和胸膜固定术[3]。欧洲的从业者对原发性多汗症进行 MT 交感神经切除术，对弥漫性肺病进行肺活检[4]。

1910 年，瑞典内科医生 Hans-Christian Jacobaeus 将用固定在电灯上的硬性膀胱镜检查胸腔描述为胸腔镜检查。后来，他提出了这项技术，包括通过电烧灼术（也称 Jacobaeus 手术）溶解胸膜粘连，以促进胸膜塌陷治疗结核性肺，因为当时没有有效的抗结核疗法[5, 6]。在美国外科学院的一次演讲中，Jacobaeus 认为，"在对肿瘤和其他来源的胸膜炎进行鉴别诊断时，胸腔镜检查具有不小的价值"。他大力提倡在胸腔镜引导下进行活检，以评估病因不明，应用胸腔镜作为诊断和治疗工具[7]。

一、设备

（一）必备仪器

历史上，不锈钢套管针和望远镜等硬性仪器是这项技术的核心[3-9]。硬性胸腔镜需要一个冷氙光源，一个连接在目镜上的内镜相机望远镜、视频监视器和记录器（图 17–1）。0° 望远镜适用于直视，而倾斜（30° 或 50°）和潜望（90°）的望远镜可以提供胸膜腔的全景[8, 9]。选择不同尺寸的套管针（5～13mm 直径），由一次性塑料或可重复使用的不锈钢制成，以及不同视角的硬性望远镜，这取决于操作者的偏好和患者的考虑。一个大的套管针可以容纳一个更大的望远镜，具有更好的光学性能，从而提高检查质量；然而，在套管针操作过程中肋间神经的压迫会引起更大的不适，尤其是在局部麻醉和适度镇静的情况下进行 MT。7mm 套管针、0° 观察 4mm 或 7mm 望远镜和 5mm 光学钳通常可以在不需要第二个端口的情况下进行有效的胸膜活检，并且通常是硬性胸腔镜检查的初始方法[4, 8, 9]。

Tassi 和 Marchetti 报道了使用 3.3mm 望远镜对一组患有标准尺寸器械无法触及的小腔型胸腔积液的患者。使用了两个 3.8mm 的套管针：一个用于 3.3mm 的望远镜，另一个用于 3mm 的活检钳。93.4% 的诊断率与使用传统 5mm 活检钳获得的诊断率相当[10]。

手　术	VATS	医用胸腔镜检查
地点	手术室	内镜室或手术室
术者	外科医生	培训的非外科医生
麻醉	全身麻醉双腔插管单肺通气	局部麻醉镇静自主呼吸
适应证	顶壁胸膜活检、胸膜固定术、电切术、缝合肺活检、肺结节切除术、肺叶切除术、全肺切除术、心包窗切除术、食管切除术	直接可视化顶壁胸膜活检、胸膜固定术，胸膜插管

表 17-1　胸腔镜与医用胸腔镜（胸膜镜）

VATS. 电视胸腔镜手术

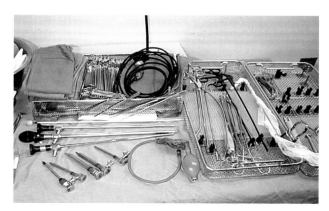

▲ 图 17-1　硬性套管针、望远镜和附件

（二）可弯曲 – 硬性胸腔镜

可弯曲 – 硬性胸腔镜代表了 MT 领域，因为它像支气管镜一样。对于以前掌握过支气管镜检查的医生来说，学习起来更容易。高压灭菌可弯曲 – 硬性胸腔镜（LTF 160/240, Olympus, Tokyo, Japan）有一个手柄和一个外径 7mm、长度 27cm 的轴。近端 22cm 是硬性的，而远端 5cm 是可弯曲的，具有双向角度（向上 160°，向下 130°）。它有一个 2.8mm 的工作通道，可以容纳活检钳、针头、冷冻和电外科配件（图 17-2），以及与现有处理器（CV-160、CLV-U40）和光源（CV-240、EVIS-100/140、EVIS EXERA-145/160）大多数内镜设备的制造商无额外费用[3, 11, 12]。该手术通常在支气管镜检查套件中使用局部麻醉和适度镇静进行[3, 12]。需要一个 1cm 的皮肤切口来容纳一次性可弯曲套管针，以进行可弯曲 – 硬性胸膜镜检查。可弯曲 – 硬性胸腔镜还配备了窄带成像（narrow

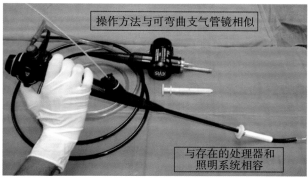

操作方法与可弯曲支气管镜相似

与存在的处理器和照明系统相容

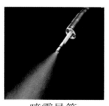
喷雾导管

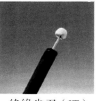
绝缘尖刀（IT）

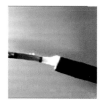
冷冻探针

▲ 图 17-2　可弯曲 – 硬性胸腔镜（LTF 160/240, Olympus, Tokyo, Japan）。喷雾导管、绝缘尖刀和冷冻探针

band imaging，NBI），这是一种突出与恶性肿瘤相关的黏膜异常和血管模式的技术。NBI 有助于早期胸膜病变的检测和活检[3]。

二、禁忌证

唯一的禁忌证是由于粘连导致胸膜间隙不足。然而，Marchetti 及其同事已经证明，在胸部超声（ultrasound，US）上观察到肺滑动的部位，训练有素的从业者可以安全地对没有胸腔积液的患者进行 MT[13]。由于 MT 是在适度镇静下对部分或接近完全肺塌陷的自主呼吸患者进行的，患者不得出现与胸腔积液无关的缺氧、不稳定的心血管状

态、出血素质、顽固性咳嗽或对 MT 期间使用的药物过敏。

三、患者准备

病史和体格检查是任何术前评估的重要组成部分。进入部位是在仔细检查胸部 X 线片（CXR）、床旁胸部 X 线片、US 成像和计算机断层扫描（CT）后选择的。在 MT 之前，使用针头、血管导管、胸腔穿刺导管或 Boutin 胸膜穿刺针从胸膜腔吸出 200～300ml 的液体。通过向空气打开针头直到达到稳定的平衡，从而诱发了一种气胸。空气会使肺部塌陷，远离胸壁，以便于插入套管针。操作员可以选择直接通过超声成像进行 MT，这已被证明可以减少进入失败以及医源性气胸的需要[13, 14]。

四、麻醉

苯二氮䓬类药物（咪达唑仑）与阿片类药物联合用药（哌替啶、芬太尼、吗啡）具有良好的镇痛和镇静作用。对表皮、神经膜、肋间肌和顶胸膜进行精细的局部麻醉，可确保胸腔镜操作过程中患者的舒适度[15]。近年来，丙泊酚的使用越来越多，以提高滑石粉灌注过程中患者的舒适度。然而，丙泊酚的使用许多国家需要麻醉师进行监测。在根据舒适度接受丙泊酚滴定的患者中，64%的患者出现低血压，其中 9% 需要纠正措施[16]。当将丙泊酚与咪达唑仑进行比较时，在丙泊酚组中观察到更多的低氧血症（27% vs. 4%）和低血压（82% vs. 40%），这导致了作者的结论，即丙泊酚不应作为 MT 镇静的首选[17]。通过滑石粉联合阿片类药物、苯二氮䓬类药物，并通过喷雾导管用高达 250mg 的 1% 利多卡因麻醉胸膜，疼痛得到了很好的控制[18]。术前麻醉应根据患者的一般情况进行个体化；然而，医生必须意识到与麻醉药物相关的潜在不良事件，并做好应对准备。

五、技术

患者处于侧卧位，患侧向上。在整个过程中对心电图、血压和脉搏血氧计进行连续监测。尽管进入部位取决于积液或胸腔积液的位置，但应避免危险部位，如乳内动脉经过的胸部前部、胸外侧动脉的腋窝、锁骨下动脉和横膈膜。在胸壁的第 4 和第 7 肋间隙之间，以及沿着腋下线的单个端口是诊断 MT 的首选。第二端口可能是必要的，以促进粘连松解、复杂液体收集的引流、肺活检或位于最先进入部位周围的病理病变的取样。如果使用硬性器械，特别是在由于肺部分塌陷而无法进入的半胸后部和纵隔周围，或者当肺实质黏附在胸壁上时，可能需要双端口进入[4, 8]。

一个单独的端口通常就足够使用可弯曲 - 硬性胸腔镜，因为它的可弯曲尖端可以在有限的胸膜空间内和粘连周围轻松操作[11, 12, 18]。在诊断 MT 结束时插入胸管残余空气被排出。一旦肺部再次扩张，立即取出导管，患者可以在恢复区短暂观察一段时间后出院[19]。如果进行滑石粉袋或肺活检，患者将住院一段时间进行监测、胸管引流，并优化疼痛控制[4, 12]。

（一）胸腔镜引导下顶胸膜活检（表 17-2）

最好越过肋骨以避开神经血管束对壁胸膜进行活检（图 17-3）。镊子探测肋骨，抓住上覆的顶叶胸膜，撕下胸膜，大致平行于壁并沿着壁移动，而不是垂直于胸壁"抓拉"。使用硬性镊子获得的标本比使用艾布拉姆斯或科普针获得的标本大。使用可弯曲 - 硬性胸膜镜的活检更小，因为它们受到可弯曲钳子尺寸的限制，而可弯曲钳子的尺寸又取决于工作通道的直径。可弯曲镊子也缺乏获得深层胸膜标本所需的机械强度，如果怀疑患有间皮瘤，这可能会带来挑战。这个问题可以通过对异常区域进行多次活检（8～12 次）及对同一区域进行多次"钳咬"来获得更具代表性的组织来克服。

比较研究显示如果胸膜活检能够成功进行，即使在间皮瘤中，可弯曲和硬性镊子活检的诊断结果也没有差异[20, 21]。在可弯曲 - 硬性胸膜镜检

表 17-2　硬性胸腔镜检查或可弯曲 – 硬性胸膜镜检查的适应证

临床场景	程序类型
诊断性胸腔镜检查不确定、无并发症的胸膜积液，怀疑间皮瘤的程度不高	在局部麻醉下使用可弯曲 – 硬性胸膜镜 [a] 或使用硬性望远镜
影像学表现胸膜增厚肺复张受限	硬性光学活检钳或可弯曲 – 硬性胸膜镜检查，对同一物体进行多次咬合的可弯曲钳子获取足够深度标本的区域，或使用可弯曲镊子、IT 刀 [a] 或冷冻活检 [a]
怀疑间皮瘤	硬性光学活检钳或带 IT 刀的可弯曲 – 硬性胸膜镜检查或冷冻活检 [a]
胸膜肺粘连	纤维：硬性光学活检钳 [a] 或带电烙器附件的可弯曲 – 硬性胸膜镜检查 薄纤维蛋白：使用可弯曲钳子进行可弯曲 – 硬性胸膜镜检查
脓胸、胸膜破裂、局灶性胸腔积液	硬性仪器（VATS）[a] 或中转开胸
伴有大疱或水泡的气胸	用于吻合钉大疱切除术的硬性器械（VATS）

a. 表示首选程序。IT. 尖端绝缘；VATS. 电视胸腔镜手术

查期间，可以使用绝缘尖端（IT）透热刀进行全厚壁胸膜活检。在一项研究中，IT 刀和可弯曲镊子的诊断率分别为 85% 和 60%。当遇到光滑、增厚的壁胸膜时，IT 刀尤其有用，其中近 50% 是恶性间皮瘤[22]。冷冻活检是另一种可以获得更大标本、更好地保存细胞结构和组织完整性的方法[23]。

（二）出血的处理

主要危险是由于疏忽造成肋间血管的活组织检查的出血。手指外侧压迫出血部位的肋间间隙是第一种干预措施，同时进行另一个进入口。然后医生使用两个进入部位同时检查和烧灼组织。可以从内部用安装在咬钳上的纱布直接加压，也可以填塞出血部位。将胸管连接到水下密封件上也可以重新扩张肺部，用于填塞出血部位。如果上述情况下出血仍未停止措施，胸部手术是有必要的。手术选择包括用结扎出血血管，扩大切口以便于修复，甚至开胸手术。

（三）纵隔镜喷洒滑石粉

由于恶性胸腔积液（malignant pleural effusion，MPE）易于复发，除非原发性肿瘤对化疗敏感，否则化学胸膜固定术在复发性 MPE 的治疗中起着不可或缺的作用。通过化学胸膜固定术预防复发

也是继发性自发性肺气肿的主要目标。化学胸膜固定术是通过肋间管或小孔导管滴注硬化剂或在胸腔镜检查期间通过滑石粉袋进行的。胸腔镜滑石粉袋是在液体抽吸和胸膜活检后进行的，可以通过各种输送设备给药，如滑石喷雾雾化器或球形注射器，其中滑石粉通过套管针给药，没有可视化，但在胸膜空间内以不同方向喷撒（图 17-4）。

六、并发症

硬性胸腔镜检查导致的死亡率达 0.09%～0.34%[24]。

1.8% 的患者出现主要并发症，如长期漏气、出血、脓胸、肺炎和端口部位肿瘤生长，而 7.3% 的患者出现轻微并发症，包括皮下气肿、伤口感染、发热、低血压和心律失常[25, 26]。

一种严重但罕见的并发症空气栓塞（<0.1%）是与引起的气胸相关的[23]。在 MT 期间，由于空气通过套管针进入胸膜腔所提供的压力立即平衡，大量的胸膜液可以被去除，而再膨胀性肺水肿的风险最小。滑石粉喷剂在 48h 内消退后可能会发热，而间质性肺病的胸腔镜肺活检后可能会出现需要长时间胸腔引流和抽吸的支气管胸膜瘘。伤口感染、肺炎和脓胸可由长期导管引流发展而

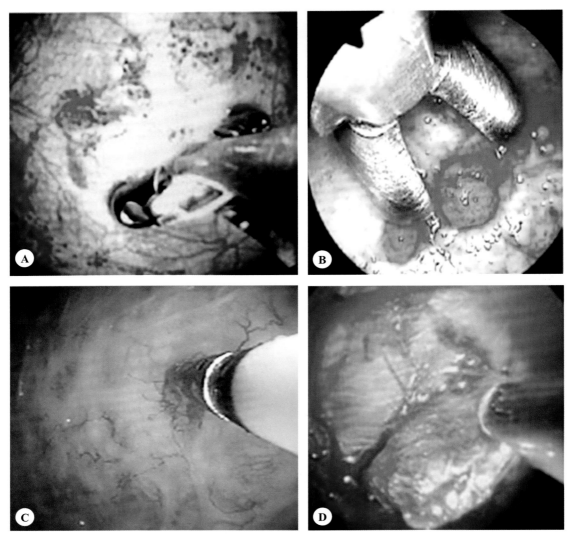

▲ 图 17-3　使用可弯曲镊子（**A**）、硬性光学镊子（**B**）、冷冻探针（**C**）和顶胸膜活检 IT 刀（**D**）

来[25, 26]。在间皮瘤的病例中，肿瘤生长可能发生在可以通过放射治疗的切口部位[27]。

　　与硬性胸腔镜相关的并发症是罕见的。尽管最近一项对 755 名接受可弯曲胸膜镜检查的患者的 Meta 分析中没有死亡报告[11, 28]，但适当技术的训练怎么强调都不为过。表 17-2 描述了适用于硬性或可弯曲 – 硬性胸膜镜检查的患者类型。

七、临床应用

（一）病因不明的胸腔积液

　　胸腔穿刺术是评估胸腔积液的第一步。由于在发达国家，超过一半的渗出液是由恶性肿瘤引

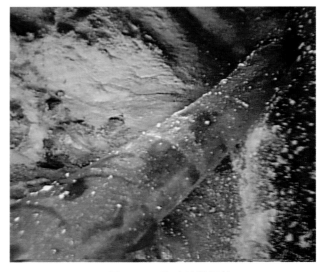

▲ 图 17-4　胸腔镜滑石粉

起的，胸膜液细胞学检查可以是一种简单的决定性检查。胸腔积液的诊断敏感性取决于原发性恶性肿瘤的性质和疾病的程度[29]。单次胸膜抽吸可诊断 60% 的恶性肿瘤和 30% 的间皮瘤[30, 31]。第二个样品增加 15% 的检出率，第三个样品即使提供了大样本（＞50ml）的情况下也并没有增加的检出率[32]。

由于斑片状胸膜病变，40% 的 MPE 患者的"盲"或闭合性胸膜活检呈阳性。

恶性肿瘤往往会影响肋膈隐窝和横膈膜，而闭式胸膜活检是无法到达的，因此在胸膜液细胞学中增加闭式胸膜活组织检查恶性肿瘤的产率仅增加 7%～27%，其中间皮瘤占 20%[33, 34]。胸部对比增强 CT 在表征 MPE 方面优于标准 CT，结节性、不规则性和胸膜厚度＞1cm 高度提示恶性肿瘤[30, 35, 36]。床边超声胸膜成像现在是选择合适的胸腔穿刺、管式胸廓造口术和 MT 部位的标准护理。由于 US 已被证明可以提高安全性并减少进入失败，国家指南建议使用 US 来指导所有胸膜手术[12, 13, 30]。

胸膜结节、胸膜增厚＞10mm 和膈肌增厚＞7mm 等超声特征提示恶性肿瘤，敏感性为 73%，特异性为 100%[37]。"回声旋涡模式"是另一个提示 MPE 的迹象，被描述为呼吸或心搏过程中胸膜腔内大量自由漂浮的回声颗粒[38]。CT 和 US 特征可能提示胸膜转移，但病理诊断是必要的，而 MT 不是现成的，CT 或 US 引导的胸膜活检优于针穿刺活检（core needle biopsy，CNB）。在随机的试验中，CT 引导的胸膜增厚＞5mm 的活检对恶性肿瘤的诊断率为 87%，而使用 Abrams 针的 CNB 的诊断率为 47%[39]。美国引导的 14 号切割针对＞20mm 的胸膜病变进行活检，对恶性肿瘤产率为 85.5%，对恶性间皮瘤产率为 100%，且发生率为 4%[40]。针头的类型显得很重要；Tru-Cut 针在恶性肿瘤方面优于改良 Menghini 针（95.4% vs. 85.8%）[41]，Tru-Cut 针和 Abrams 针对结核性积液也有优势[42]。

在增强 CT 上并不总是能看到异常的胸膜外观。在一项研究中，CT 的诊断与 MT 的组织学结果进行了比较，CT 检查的恶性肿瘤敏感性为 68%，这意味着尽管 CT 结果呈阴性，但仍有相当多的患者患有恶性肿瘤。因此，仅 CT 检查结果不足以排除恶性肿瘤，因此需要进行确定诊断途径的研究[43, 44]。

尽管反复穿刺和图像引导针头约 20% 的胸腔积液仍未确诊活检。当其他微创测试失败时，MT 在增强我们的诊断能力方面发挥着重要作用[25, 45]。如果强烈怀疑肿瘤，胸腔镜探查的诊断敏感性活检接近 90%～100%[10, 11, 19, 20, 25, 28]。内镜特征，如结节、息肉样肿块和"蜡烛蜡滴"，高度提示恶性肿瘤（图 17-4），但早期间皮瘤可以类似胸膜炎症[45, 46]（图 17-5）。

Chrysanthidis 和 Janssen 进行了一项研究，以确定自发荧光模式（Richard Wolf GmbH，Knittlingen，Germany）是否可以区分早期恶性病变和非特异性炎症，从而有助于在胸腔镜检查期间进行活检的靶点，并有助于描绘肿瘤边缘，以便进行更精确的分期。使用紫蓝色范围（390～460nm）的 300W 氙气灯，在所有恶性胸膜炎病例中都显示出从白色/粉红色到红色的颜色变化（100% 灵敏度）。它们很容易被识别，并且它们的边缘可以用自体荧光胸腔镜更好地描绘出来。然而，在两例慢性胸膜炎中也观察到从白色/粉红色到橙色/红色的颜色变化，因此自发荧光胸腔镜对恶性肿瘤的特异性为 75%。作者得出结论，自体荧光胸腔镜对因恶性肿瘤而广泛累及胸膜的患者几乎没有价值，白光胸腔镜很容易诊断，但自体荧光模式可能对早期胸膜恶性肿瘤有用[47]。

NBI 是可弯曲-硬性胸腔镜的一个特点（Olympus LTF-160）。NBI 在蓝色（415nm）和绿色（540nm）光波长中使用未经滤波的窄带，这些窄带与氧合血红蛋白的峰值吸收一致，从而增强组织的血管结构。在 26 名胸膜恶性受累患者（9 名间皮瘤）中，NBI 和白光电视胸膜镜检查的诊

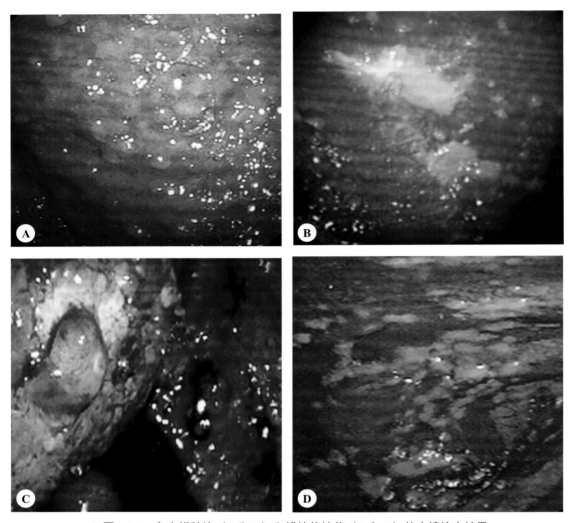

▲ 图 17-5 息肉样肿块（A 和 B）和蜡烛状结节（C 和 D）的内镜检查结果

断准确性没有差异[48]（图 17-6）。在 45 名患者（未发表的数据，新加坡国立大学医院）中也进行了类似的观察，其中 32 名患者有胸膜转移，12 名患者有结核性胸膜炎，1 名患者有非特异性胸膜炎。尽管 NBI 对胸膜血管系统成像良好，但很难根据血管模式区分肿瘤新生血管和炎症。在转移性胸膜恶性肿瘤患者中，NBI 清晰地划分了肿瘤边缘，但未能提高活检的质量。

Baas 及其同事研究了在胸腔镜手术前预先给予 5- 氨基乙酰丙酸（5-ALA）是否可以改善胸部恶性肿瘤的检测和分期。

在 VATS 前 3～4h 口服 5-ALA，首先用白光检查胸膜腔，然后用荧光胸腔镜检查（D 光自动荧光系统，Karl Storz, Tuttlingen, Germany）。对所有异常区域进行组织取样，并将组织学诊断与胸腔镜检查结果进行比较。尽管荧光成像引导的胸腔镜检查并不优于白光胸腔镜检查，但由于能更好地显示白光无法检测到的内脏胸膜病变，15 名间皮瘤患者中有 4 人会出现分期提高。尽管有一些术后并发症的报道，但作者得出结论，使用 5-ALA 的荧光胸腔镜检查是可行的，副作用最小，并且它可以在间皮瘤的诊断和分期中具有潜在的应用[49]。

基于探针的共焦激光内镜（probe-based confocal laser endomicroscopy，pCLE）提供气道、肺泡、肺部肿瘤、胸膜和淋巴结的实时图像，分辨率为

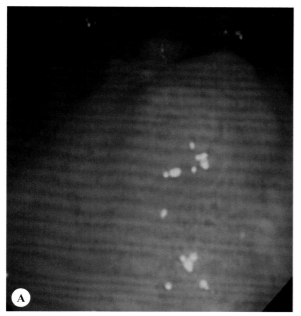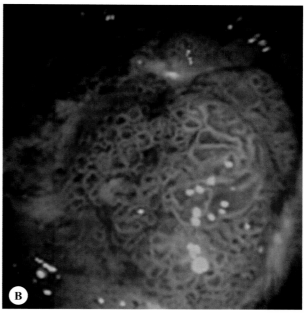

▲ 图 17-6　乳腺癌症胸膜转移的白光（A）与窄带成像（B）

3.5μm，深度 70μm，视野 600μm。它与支气管镜和医用胸腔镜兼容，可以插入针头经胸穿刺干预。光纤探头穿过支气管镜、胸腔镜或针头（nCLE）的工作通道，以及指向它照亮的感兴趣区域用激光（488nm）照射组织。聚焦反射光将穿过针孔，从而产生高分辨率图像。垂直 pCLE 和 nCLE 均已用于评估胸膜病变。Bonhomme 及其同事[50]显示正常胸膜、非小细胞肺癌胸膜转移和间皮瘤的 pCLE 图像。pCLE 能够区分胸膜的正常和恶性受累。随后进行的一项研究表明，pCLE 和 nCLE 可以区分恶性间皮瘤和胸膜纤维化，以指导生物合成[51]。另一项离体研究发现，在胸腔积液中使用 pCLE 对胸膜恶性肿瘤具有高灵敏度和特异性[52]。

（二）肺癌

癌症相关的胸腔积液发生于内脏胸膜的直接侵袭、肿瘤栓塞和壁胸膜的二次接种、血行或淋巴管扩散。肺癌切除术应蛋白染色并仔细检查内脏胸膜弹性层以外的侵犯，因为内脏胸膜炎侵犯对无淋巴结侵犯的分期很重要。尽管细胞学检查阴性，但在渗出性胸腔积液的情况下，很少发现

可切除的癌症。可以通过确定胸腔积液是癌引起还是由于转移来评估手术的可操作性[25]。如果发现胸膜转移，它们表示预期寿命缩短的播散性疾病，滑石袋或隧道式胸膜导管可以在相同的环境下进行[53]。

（三）恶性间皮瘤

被诊断为恶性间皮瘤的患者的平均生存期为 6～18 个月，死于呼吸衰竭[53]。石棉暴露和特征性胸腔积液合并胸部 X 线片无对侧纵隔移位的患者疑似恶性间皮瘤。胸膜液细胞学诊断，即使是闭式胸膜活检，也很困难，这促使一些医生提倡通过小开胸或侧开胸进行开放式活检，以获得足够大小和数量的标本进行免疫组织化学染色[54]。胸膜液间皮素（>2nmol/L）和巨核细胞增强因子（MPF，>12.4ng/ml），在一项对 507 名患者的大型研究中，源自一种常见前体蛋白的抗体对胸膜间皮瘤显示出 65% 的敏感性和 95% 的特异性[55]。

MT 比开胸术更受青睐，因为用 5mm 或 7mm 硬性镊子获得的胸膜标本与开放式活检相当[56]。MT 允许以微创方式进行分期，具有良好的灵敏度。5-ALA 荧光 VATS 应被视为实验性的，但可

能能够提高分期准确性[49]。在间皮瘤的病例中，使用可弯曲镊子获得的组织采样的充分性是一个问题，因此建议使用硬性 5mm 光学镊子、IT 刀或冷冻活检来确定诊断[21, 22, 55–57]。由于间皮瘤以播种而臭名昭著，应仔细选择活组织检查、MT 和胸管部位，以避免肿瘤受累和播种。Boutin 及其同事[58]建议在 MT 的 2 周内连续 3 天进行 7Gy 的预防性照射；然而，最近一项随机试验对 61 名患者进行了即时引流部位放射治疗（3 次，21Gy）和最佳支持治疗的比较，但未能显示肠道转移的发生率有任何差异[59]。MT 和引流部位的预防性放射治疗仍有争议[60]。由于只有 5% 的患者适合进行治疗性手术[61]，通过去除胸膜液、滑石粉、疼痛控制和切口部位的预防性照射来积极缓解呼吸困难的姑息性方法可以很好地控制症状[62]。在反复出现的症状性胸腔积液中，隧道式胸膜导管可能是一种可行的选择[60]。

（四）结核性胸腔积液

结核性胸腔积液闭式胸膜活检的诊断率是可变的。在一项对德国 100 名结核性渗出液进行的前瞻性研究中，94% 的患者通过 MT 获得了即时组织学诊断，而闭合性胸膜活检的诊断率为 38%

（图 17-7）。组织培养的阳性产量也更高。MT 引导的胸膜活检比封闭式胸膜活检组织和胸腔液联合活检更有效[63]。在结核病流行国家进行的另一项研究报告了类似的结果，在该国，MT 引导的胸腔活检比使用 Abrams 针进行的封闭式胸膜活组织活检获得了更高的诊断率（98% vs. 80%）。总的来说，MT 在结核病诊断方面似乎优于闭式胸膜活检，并且如果耐药结核病是一个令人担忧的问题，MT 可能是首选，因为通过 MT 可以获得大量的胸膜组织进行培养。此外，还可以进行粘连松解以促进液体室的引流[64]。

八、总结

当常规液体分析和细胞学检查失败时，诊断性 MT 可有效评估胸膜和肺部疾病。在许多有 MT 治疗设施的机构中，它是在第一次胸腔穿刺未能确定诊断并显示病因不明的渗出性积液后使用的。MT 也可以用来打开复杂的肺炎旁积液中的腔。对于复发性 MPE 患者，MT 联合滑石粉可用于有效引流积液和建立胸膜固定术。当胸膜固定术是必要的时，这也适用于肺气肿的情况。

需要 MT 培训；美国胸科医师学会建议在手

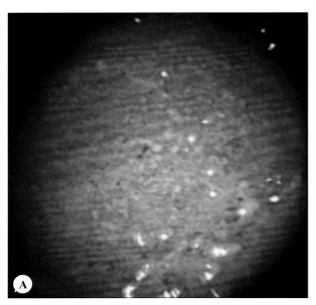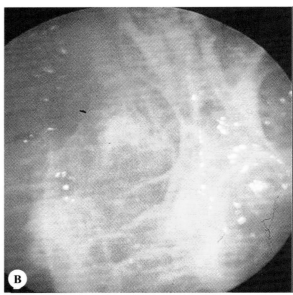

▲ 图 17-7　结核性积液中的 Sago 结节（A）和纤维蛋白粘连（B）

术人员被认为有能力之前进行 20 次监督手术，每年进行 10 次以保持能力[65]。可弯曲胸膜镜是微创胸膜手术时代的一项重要发明，有可能取代传统胸膜手术时代的一项重要发明，有可能取代传统的活检方法[66]。MT 的未来将定义"何时及如何"应用可弯曲胸膜镜和硬性胸膜镜用于评估胸膜肺疾病。

参 考 文 献

[1] McKenna Jr. RJ. Thoracoscopic evaluation and treatment of pulmonary disease. *Surg Clin North Am*. 2002;80:1543–1553.

[2] Yim AP, Lee TW, Izzat MB, Wan S. Place of video-thoracoscopy in thoracic surgical practice. *World J Surg*. 2001;25:157–161.

[3] Lee P, Mathur PN, Colt HG. Advances in thoracoscopy: 100 years since Jacobaeus. *Respiration*. 2010;79:177–186.

[4] Tassi GF, Davies RJ, Noppen M. Advanced techniques in medical thoracoscopy. *Eur Respir J*. 2006;28:1051–1059.

[5] Moisiuc FV, Colt HG. Thoracoscopy: origins revisited. *Respiration*. 2007;74:344–355.

[6] Jacobaeus HC. Uber die Möglichkeit, die Zystoskopie bei Untersuchungen seröser Höhlungen anzuwenden. *MunchMed Wschr*. 1910;40:2090–2092.

[7] Jacobaeus HC. The practical importance of thoracoscopy in surgery of the chest. *Surg Gynecol Obstet*. 1922;34:289–296.

[8] Loddenkemper R. Thoracoscopy-state of the art. *Eur Respir J*. 1998;11:213–221.

[9] Rodriguez-Panadero F, Janssen JP, Astoul P. Thoracoscopy: general overview and place in the diagnosis and management of pleural effusion. *Eur Respir J*. 2006;28:409–421.

[10] Tassi G, Marchetti G. Minithoracoscopy: a less invasive approach to thoracoscopy- minimally invasive techniques. *Chest*. 2003;124:1975–1977.

[11] Munavvar M, Khan MA, Edwards J, Waqaruddin Z, Mills J. The autoclavable semi-rigid thoracoscope: the way forward in pleural disease? *Eur Respir J*. 2007;29:571–574.

[12] Lee P, Hsu A, Lo C, Colt HG. Prospective evaluation of flex-rigid pleuroscopy for indeterminate pleural effusion: accuracy, safety and outcome. *Respirology*. 2007;12: 881–886.

[13] Marchetti G, Valsecchi A, Indellicati D, Arondi S, Trigiani M, Pinelli V. Ultrasound-guided medical thoracoscopy in the absence of pleural effusion. *Chest*. 2015;147:1008–1012.

[14] Medford AR, Agarwal S, Bennett JA, Free CM, Entwisle JJ. Thoracic ultrasound prior to medical thoracoscopy improves pleural access and predicts fibrous septation. *Respirology*. 2010;15:804–808.

[15] Migliore M, Giuliano R, Aziz T, Saad RA, Sgalambro F. Four-step local anesthesia and sedation for thoracoscopic diagnosis and management of pleural diseases. *Chest*. 2002;121:2032–2035.

[16] Tschopp JM, Purek L, Frey JG, et al. Titrated sedation with propofol for medical thoracoscopy: a feasibility and safety study. *Respiration*. 2011;82:451–457.

[17] Grendelmeier P, Tamm M, Jahn K, Pflimlin E, Stolz D. Propofol versus midazolam in medical thoracoscopy: a randomized, noninferiority trial. *Respiration*. 2014;88:126–136.

[18] Lee P, Colt HG. A spray catheter technique for pleural anesthesia: a novel method for pain control before talc poudrage. *Anesth Analg*. 2007;104:198–200.

[19] DePew ZS, Wigle D, Mullon JJ, Nichols FC, Deschamps C, Maldonado F. Feasibility and safety of outpatient medical thoracoscopy at a large tertiary medical center: a collaborative medical-surgical initiative. *Chest*. 2014;146: 398–405.

[20] Rozman A, Camlek L, Marc-Malovrh M, Triller N, Kern I. Rigid versus semi-rigid thoracoscopy for the diagnosis of pleural disease: a randomized pilot study. *Respirology*. 2013;18:704–710.

[21] Dhooria S, Singh N, Aggarwal AN, Gupta D, Agarwal R. A randomized trial comparing the diagnostic yield of rigid and semirigid thoracoscopy in undiagnosed pleural effusions. *Respir Care*. 2014;59:756–764.

[22] Sasada S, Kawahara K, Kusunoki Y, et al. A new electrocautery pleural biopsy technique using an insulated-tip diathermic knife during semirigid pleuroscopy. *Surg Endosc*. 2009;23:1901–1907.

[23] Shafiq M, Sethi J, Ali MS, Ghori UK, Saghaie T, Folch E. Pleural cryobiopsy: a systematic review and meta-analysis. *Chest*. 2020;157(1):223–230.

[24] Viskum K, Enk B. Complications of thoracoscopy. *Poumon- Coeur*. 1981;37:25–28.

[25] Rahman NM, Ali NJ, Brown G, et al. Local anaesthetic thoracoscopy: British Thoracic Society Pleural Disease Guideline 2010. *Thorax*. 2010;65(Suppl 2):ii54–ii60.

[26] Colt HG. Thoracoscopy: a prospective study of safety and outcome. *Chest*. 1995;108:324–329.

[27] Kindler HL, Ismaila N, Armato 3rd SG, et al. Treatment of malignant pleural mesothelioma: American Society of Clinical Oncology Clinical Practice Guideline. *J Clin Oncol*. 2018;36(13):1343–1373.

[28] Agarwal R, Aggarwal AN, Gupta D. Diagnostic accuracy and safety of semirigid thoracoscopy in exudative pleural effusions: a meta-analysis. *Chest*. 2013;144:1857–1867.

[29] Hsu C. Cytologic detection of malignancy in pleural effusion: a review of 5, 255 samples from 3, 811 patients. *Diag Cytopathol*. 1987;3:8–12.

[30] Hooper C, Lee YC, Maskell N, BTS Pleural Guideline Group Investigation of a unilateral pleural effusion in adults: British Thoracic Society Pleural Disease Guideline 2010. *Thorax*. 2010;65(Suppl 2):ii4–ii17.

[31] Renshaw AA, Dean BR, Antman KH, Sugarbaker DJ, Cibas ES. The role of cytologic evaluation of pleural fluid in the diagnosis of malignant mesothelioma. *Chest*. 1997;111:106–109.

[32] Abouzgheib W, Bartter T, Dagher H, Pratter M, Klump W. A prospective study of the volume of pleural fluid required for accurate diagnosis of malignant pleural effusion. *Chest*. 2009;135:999–1001.

[33] Canto A, Ferrer G, Ramagosa V, Moya J, Bernat R. Lung cancer and pleural effusion: clinical significance and study of pleural metastatic locations. *Chest*. 1985;87: 649–651.

[34] Whitaker D, Shilkin KB. Diagnosis of pleural malignant mesothelioma in life: a practical approach. *J Pathol*. 1984;143:147–175.

[35] Leung AN, Müller NL, Miller RR. CT in differential diagnosis of diffuse pleural disease. *AJR Am J Roentgenol*. 1990;154:487–492.

[36] Traill ZC, Davies RJ, Gleeson FV. Thoracic computed tomography in patients with suspected malignant pleural effusions. *Clin Radiol*. 2001;56:193–196.

[37] Qureshi NR, Rahman NM, Gleeson FV. Thoracic ultrasound in the diagnosis of malignant pleural effusion. *Thorax*. 2009;64:139–143.

[38] Chian CF, Su WL, Soh LH, Yan HC, Perng WC, Wu CP. Echogenic swirling pattern as a predictor of malignant pleural effusions in patients with malignancies. *Chest*. 2004;126:129–134.

[39] Maskell NA, Gleeson FV, Davies RJ. Standard pleural biopsy versus CT-guided cutting-needle biopsy for diagnosis of malignant disease in pleural effusions: a randomised controlled trial. *Lancet*. 2003;361:1326–1330.

[40] Diacon AH, Schuurmans MM, Theron J, Schubert PT, Wright CA, Bolliger CT. Safety and yield of ultrasound- assisted transthoracic biopsy performed by pulmonologists. *Respiration*. 2004;71:519–522.

[41] Tombesi P, Nielsen I, Tassinari D, Trevisani L, Abbasciano V, Sartori S. Transthoracic ultrasonography-guided core needle biopsy of pleural-based lung lesions: prospective randomized comparison between a Tru-Cut-type needle and a modified Menghini-type needle. *Ultraschall Med*. 2009;30:390–395.

[42] Koegelenberg CF, Bolliger CT, Theron J, et al. Direct comparison of the diagnostic yield of ultrasound-assisted Abrams and Tru-Cut needle biopsies for pleural tuberculosis. *Thorax*. 2010;65:857–862.

[43] Hallifax RJ, Haris M, Corcoran JP, et al. Role of CT in assessing pleural malignancy prior to thoracoscopy. *Thorax*. 2015;70:192–193.

[44] Dixon G, de Fonseka D, Maskell N. Pleural controversies: image guided biopsy vs. thoracoscopy for undiagnosed pleural effusions? *J Thorac Dis*. 2015;7:1041–1051.

[45] Boutin C, Cargnino P, Viallat JR. Thoracoscopy in the early diagnosis of malignant pleural effusions. *Endoscopy*. 1980;12:155–160.

[46] Weissberg D, Kaufman M, Zurkowski Z. Pleuroscopy in patients with pleural effusion and pleural masses. *Ann Thorac Surg*. 1980;29:205–208.

[47] Chrysanthidis MG, Janssen JP. Autofluorescence videothoracoscopy in exudative pleural effusions: preliminary results. *Eur Respir J*. 2005;26:989–992.

[48] Schönfeld N, Schwarz C, Kollmeier J, Blum T, Bauer TT, Ott S. Narrow band imaging (NBI) during medical thoracoscopy: first impressions. *J Occup Med Toxicol*. 2009;4:24–28.

[49] Baas P, Triesscheijn M, Burgers S, van Pel R, Stewart F, Aalders M. Fluorescence detection of pleural malignancies using 5–aminolaevulinic acid. *Chest*. 2006;129: 718–724.

[50] Bonhomme O, Duysinx B, Heinen V, Detrembleur N, Corhay JL, Louis R. First report of probe based confocal laser endomicroscopy during medical thoracoscopy. *Respir Med*. 2019;147:72–75.

[51] Wijmans L, Baas P, Sieburgh TE, et al. Confocal laser endomicroscopy as a guidance tool for pleural biopsies in malignant pleural mesothelioma. *Chest*. 2019;156(4):754–763.

[52] Zirlik S, Hildner K, Rieker RJ, Vieth M, Neurath MF, Fuchs FS. Confocal laser endomicroscopy for diagnosing malignant pleural effusions. *Med Sci Monit*. 2018;24:5437–5447.

[53] Roberts ME, Neville E, Berrisford RG, BTS Pleural Disease Guideline Group Management of a malignant pleural effusion: British Thoracic Society Pleural Disease Guideline 2010. *Thorax*. 2010;65(Suppl 2):ii32–ii40.

[54] Ceresoli GL, Locati LD, Ferreri AJ, et al. Therapeutic outcome according to histologic subtype in 121 patients with malignant pleural mesothelioma. *Lung Cancer*. 2001;34:279–287.

[55] Hollevoet K, Nackaerts K, Thimpont J, et al. Diagnostic performance of soluble mesothelin and megakaryocyte potentiating factor in mesothelioma. *Am J Respir Crit Care Med*. 2010;181:620–625.

[56] Herbert A, Gallagher PJ. Pleural biopsy in the diagnosis of malignant mesothelioma. *Thorax*. 1982;37:816.

[57] Chan HP, Liew MF, Seet JE, Lee P. Use of cryobiopsy during pleuroscopy for diagnosis of sarcomatoid malignant mesothelioma. *Thorax*. 2016;72:193–195.

[58] Boutin C, Rey F, Viallat JR. Prevention of malignant seeding after invasive diagnostic procedures in patients with pleural mesothelioma: a randomized trial of local therapy. *Chest*. 1995;108:754–758.

[59] O'Rouke N, Garcia JC, Paul J, Lawless C, McMenemin R, Hill J. A randomized controlled trial of intervention site radiotherapy in malignant pleural mesothelioma. *Radiother Oncol*. 2007;84:18–22.

[60] Scherpereel A, Astoul P, Baas P, et al. Guidelines of the European Respiratory Society and the European Society of Thoracic Surgeons for the management of malignant pleural mesothelioma. *Eur Respir J*. 2010;35:479–495.

[61] Sugarbaker DJ, Garcia JP, Richards WG, et al. Extrapleural pneumonectomy in the multimodality therapy of malignant pleural mesothelioma. Results in 120 consecutive patients. *Ann Surg*. 1996;224:288–294.

[62] Parker C, Neville E. Management of malignant mesothelioma. *Thorax*. 2003;58:809–813.

[63] Loddenkemper R, Mai J, Scheffeler N, Brandt HJ. Prospective individual comparison of blind needle biopsy and of thoracoscopy in the diagnosis and differential diagnosis of tuberculous pleurisy. *Scand J Respir Dis*. 1978;102:196–198.

[64] Diacon AH, Van de Wal BW, Wyser C, et al. Diagnostic tools in tuberculosis pleurisy: a direct comparative study. *Eur Respir J*. 2003;22:589–591.

[65] Ernst A, Silvestri GA, Johnstone D, American College of Chest Physicians Interventional pulmonary procedures: guidelines from the American College of Chest Physicians. *Chest*. 2003;123:1693–1717.

[66] Lee P, Colt HG. Steps to flex-rigid pleuroscopy. In: Lee P, Colt HG, eds. *Flex-Rigid Pleuroscopy: Step by Step*. Singapore: CMP Medica Asia; 2005:77–111.

第 18 章　经皮气管切开术
Percutaneous Tracheostomy

Tenzing Phanthok　Crystal Ann Duran　Shaheen Islam　著

刘幸生　译

气管切开术源自于拉丁文 *trachea arteria*（粗大的管道）和 *ostium*（窦口），其意为"敞开气管"。气管切开术的记载最早见于一本印度宗教经典 *Rig Veda* 中有关喉部切开的描述[1]。Hippocrates 曾尝试给窒息患者经喉插入导管以改善患者通气[1]。在象形文字铭文中，Imhotep 首次提及用气管切开术处理上气道阻塞[2]。1546 年，Antonio Brassavola 首次为 1 名喉头水肿的患者成功施行了气管切开手术[1]。1620 年，Nicolas Habicot 应用紧急气管切开和清除气管血块成功地抢救了 1 名因颈部刺伤而濒死的男孩[2]。1833 年，Trousseau 报道对约 200 例濒临死亡的白喉患者行气管切开术以拯救其生命[3]。

气管切开术主要包括开放性气管切开术（surgical tracheostomy，ST）和经皮气管切开术（percutaneous dilatational tracheostomy，PDT）。

开放性气管切开术通常在手术室内全麻进行，方法是解剖气管前组织以创建气管造口。相反的，经皮气管切开术使用改良的 Seldinger 方法，通过气管前壁插入套管针，随后置入导丝，沿导丝送入扩张器扩开组织和气管壁而创建气管造口。

与开放性气管切开术相比，经皮气管切开术具有更小的切口、更短的操作时间、更少的术后出血以及更短的愈合时间[4]。一些对比开放性气管切开术和经皮气管切开术的 Meta 分析和随机对照试验也证实，经皮气管切开术拥有更短的手术时间、更少的住院费用、更低的围术期出血率、更短的镇静时间、更快的伤口愈合及更低的造口感染风险。然而，两者在死亡率方面并没有差异[5-9]。

在本章中，我们将主要关注重症监护病房内的经皮气管切开术。

一、开放性气管切开术

虽然开放性气管切开术可以在床边进行，但其最佳的手术状态应是全身麻醉并在手术室内。术前应明确体表解剖标志物，包括甲状软骨、环状软骨和胸骨切迹。如果在局部麻醉下进行手术，应在切口处皮下注射 1% 利多卡因和肾上腺素。在环状软骨下方约 1cm 处，做 2～3cm 长的横向皮肤切口。确定气管前壁中线后，使用外科牵开器将颈带肌群向两侧撑开以显示气管。将气管内导管（endotracheal tube，ETT）稍微拔出一些，以便创建气管造口。在第一和第二气管软骨环之间切开，然后将切口向两侧延伸。固定线穿过皮肤，围绕气管环的两侧[10]。一般会制作 Bjork 瓣。接着将气管切开套管（tracheostomy tube，TT）穿过气管造口，套囊充气，连接到机械呼吸机装置。在颈部用缝线将气管切开套管固定，然后将通气装置从气管内导管转移到气管切开套管。

二、经皮气管切开术的类型

1955 年，Sheldon 等首次报道了经皮气管切开术，当时使用一种带孔的针刺入气管内，并导入气管切开套管[11]。

经皮气管切开术总是与时俱进的。1985 年，Ciaglia 采用 Cook 连续式扩张器施行经皮气管切开术，由于其简单易行、快速安全，逐步成为北美地区最广泛使用的气管切开技术[12, 13]。1990 年 Griggs 等报道了一种导丝扩张钳（Griggs guidewire dilating forceps，GWDF），这种特殊的钳子通过导丝进入气管，张开钳子来创建气管造口[14]。1997 年，Fantoni 和 Ripamonti[15] 描述了经喉气管切开术，该方法将扩张器和气管切开套管逆行穿过气管造口。2002 年，Frova 和 Quintel 开发了另一种单次扩张器技术，称为 PercuTwist，利用单个扩张器，在顺时针旋转的同时将其沿着导丝推进软组织，以创建气管造口[16]。

由于上述技术在扩张过程中不会对气管壁施加压力，因此其被认为极大减小了气管后壁损伤的风险。

三、适应证

经皮气管切开术的适应证与开放性气管切开术相似（框 18-1）。开放性气管切开术主要用于喉或颈部恶性肿瘤及急症所致的上气道阻塞的患者。其他适用于接受颈部手术、全喉切除手术，以及出现吞咽或咳嗽功能障碍的患者。

在重症监护病房，接受长期机械通气的患者常常需要气管切开术[17]。气管切开术替代经口气管插管有助于最小化镇静需求、降低肺部感染的发生率、减少通气死腔、改善呼吸，以及提升呼吸道的廓清能力[18]。

四、禁忌证

在最初引入经皮气管切开术时，有体质因素的相关禁忌证，但现今人们认识到经皮气管切开术是替代开放性气管切开术的一种可行选择，而且其没有绝对禁忌证。

经皮气管切开术相对禁忌证包括创伤性颈椎椎体不稳、无法控制的凝血异常或颈部手术史（框 18-1）。此外，对于解剖困难（如甲状腺肿大、局

框 18-1　适应证与禁忌证

适应证
- 呼吸机依赖且无法脱机
- 无法保护气道（卒中、脑病等）
- 近端气管或上呼吸道阻塞

相对禁忌证
- 由于肿瘤、高位无名动脉或甲状腺肿大导致的颈部解剖结构严重扭曲
- 颈前部软组织感染
- 解剖标志模糊
- 医疗上未经矫正的出血性疾病
- PEEP ≥ 20cmH$_2$O
- 紧急气道管理
- 头颈部的重大手术或创伤
- 全身性感染

部恶性肿瘤、颈部短、气管偏移、气管切开史）、高水平的机械通气支持（FiO$_2$ > 70% 或 PEEP > 10cmH$_2$O）及 4 周内曾进行颈部放疗的患者应慎重进行经皮气管切开术[19]。其他禁忌证包括操作部位感染或颈部解剖结构难以辨认。最近的数据表明，经皮气管切开术的操作安全在很大程度上取决于操作者的经验[20]，并且可以安全地在有相对禁忌证的患者中进行。

接受该术式的患者平均 PaO$_2$/FiO$_2$ 应为 130，平均 PEEP 应为 17cmH$_2$O，且没有出现明显的氧饱和度恶化[21]。开放性气管切开术也可应用于高频振荡通气的急性呼吸窘迫综合征（acute respiratory distress syndrome，ARDS）患者，不产生明显的血流动力学或呼吸的异常征象[22]。

对于身体质量指数（body mass index，BMI）> 30kg/m^2、颈部创伤和头颈部恶性肿瘤的患者，开放性气管切开术更优于经皮气管切开术[23]。然而，在肥胖人群中，经皮气管切开术可以安全地进行[24-26]。一项回顾性研究发现，在 BMI > 35kg/m^2 的患者中，开放性气管切开术和经皮气管切开术在气管切开套管异位、气道迷失或出血的发生率没有显著差异[25]。另一项前瞻性研究系统比较了 BMI ≥ 30kg/m^2 和低 BMI 接受经皮气管切开术的

ICU 患者，其结果显示肥胖患者的主要并发症率显著更高（12% vs. 2%，*P*＜0.04）[27]。在极度肥胖患者中，由于皮肤到气管的距离增加，导致接受气管切开术的患者假性通道的形成[28]。慎重的评估、合适的患者选择、丰富的操作经验以及术中支气管镜辅助可以最多程度避免并发症的风险。

五、气管切开术的时机

一般而言，气管切开术的适当时机是在气管插管后 10～20 天。在危重病患者中，早期气管切开术（气管插管后 7 天内）可缩短撤机时间，减少并发症，降低患病率和死亡率[29-31]。在入院后 4～7 天内进行早期气管切开术与无呼吸机天数（ventilator-free days，VFD）显著正相关[32]。Meta 分析比较了早期与晚期气管切开术的临床结局，证实了早期气管切开术患者具有更长的无呼吸机天数、更少的 ICU 住院时间、更短的镇静时间，以及更低的长期死亡率[33]。然而，尽管早期气管切开术可以缩短住院时间并降低费用，但它对住院期间死亡率却没有影响[34]。

六、气管切开套管的种类

气管切开套管组件包括外套管、法兰和内套管（图 18-1）。

弯曲的外套管（图 18-1A 和 B）连接到法兰上，并在远端附有套囊，以密封气道。

法兰连接到气管切开套管的近端或为其一部分，以便气管切开带或缝线将气管切开套管固定在颈部。法兰表面常标明气管切开套管的大小、类型和长度。

内套管（图 18-1C）紧贴外套管内面，通过 15mm 的转接头用来连接到呼吸机管路。内套导管可以重复使用或一次性使用。重复使用的内套管宜至少每日清洗消毒 2 次。对于某些气管切开套管，没有内套管装置，其内表面含有防水涂层，以防止黏液堵塞管道。

管芯（图 18-1D）是一种坚定而有圆形尖端的导引器，将其放在外套管内，便可轻松地穿过气管造口。对于使用呼吸机或存在吸入感染风险的患者，推荐使用含套囊的气管切开套管。套囊

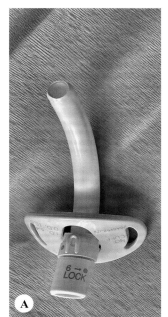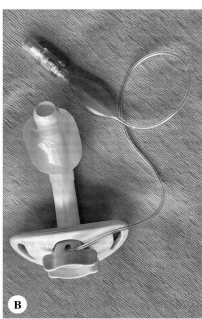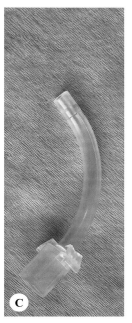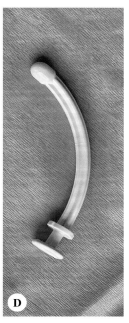

▲ 图 18-1　常见的气管切开套管（**Shiley tracheostomy, Medtronic, Minneapolis, MN, USA**）

从左到右依次为：A. 无套囊的气管切开套管，带有内套管。内套管含有 15mm 的转接头。B. 含套囊的气管切开套管。C. 含 15mm 转接头的内套管。D. 管芯

连接到一个指示球囊（图18-1B），其可提供充气的参数。当患者脱机时，可以将其转换为无套囊的气管切开套管，为脱管做准备。套囊内压应定期检查，以避免气管黏膜的缺血性损伤。

根据长度、曲率和厚度，气管切开套管具有不同的尺寸和形状，其详细的描述已超出了本章的讨论。改良气管切开套管可用于经皮扩张气管切开术（图18-2B），它有一个逐渐变细的远端，可以更容易地插入扩张的气管造口。肥胖患者通常具有更长的皮肤到气管的距离，应使用更长的气管切开套管，且其尖端（图18-2A）需平行于气管的长轴。市场上有各种超长的气管切开套管供我们选择。

七、经皮气管切开套管组件

在美国市场上，有两个广为人知的商业单次扩张套管组件，它们分别是 Ciaglia Blue Rhino（Cook Medical Inc, Bloomington, IN, USA）和 Portex Ultraperc（Smiths Medical, Dublin, OH, USA）。

八、支气管镜检查

在行经皮气管切开术时，支气管镜引导是正确置入气管切开套管以避免后壁创伤或穿破的重要技术手段，对于肥胖、解剖困难、颈椎固定或颈椎不稳定的患者尤为重要。稍后作者将提供更加详细的操作描述，包括如何使用支气管镜检查来确认导丝位置，避免假腔形成和气管损伤。

有关支气管镜引导的研究结果存在争议，部分研究未能证明其益处，而其他研究则发现在支气管镜引导经皮气管切开术可减少并发症。例如，一项对创伤患者进行的经皮气管切开术回顾性分析，其结果显示在经验丰富的操作者中，使用和不使用支气管镜引导没有明显的安全性和有效性差异[35]。然而，随着时间的推移，其他研究表明支气管镜引导经皮气管切开技术可为患者带来明显的益处。例如，一项前瞻性研究中，支气管镜引导经皮气管切开技术可使出血、皮下气肿及气胸等主要并发症的发生率显著降低（20% vs. 40%）；首次穿刺成功率更高；并显著缩短手术时间[36]。总的来说，鉴于假腔和未被识别的气管撕裂伤是经皮气管切开术最主要的并发症，支气管镜引导应被视为经皮气管切开术保证安全的基本要素。目前，支气管镜辅助引导已被几乎所有的介入肺科医生常规使用。

九、超声引导经皮气管切开术

经皮气管切开术的术中超声引导可以帮助定位解剖标志，并通过检查气管前区的异常血管、

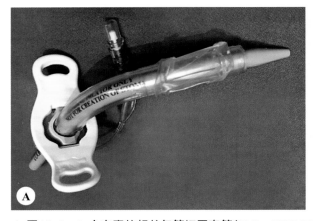
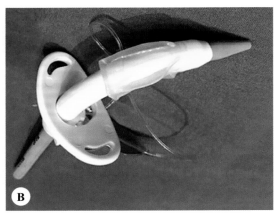

▲ 图 18-2　A. 含套囊的超长气管切开套管（Shiley XLT, Medtronic, Minneapolis, MN, USA），外置直形扩张器。注意套管的远端上翘，形成扩张器上的陡峭尖端。B. 用于经皮气管切开术的普通气管切开套管，其带有锥形末端以便于置入，外置直形扩张器。注意气管切开套管的远端与扩张器（Shiley PERC, Medtronic, Minneapolis, MN, USA）平齐

气管环、颈部肿块和甲状腺来确定适当的切口。实时超声可用于探测气管穿刺针路径并确定气管切开套管的最终位置[37, 38]。然而，由于无法探及后壁，因此无法通过超声评估气管后壁的损伤情况[39]。在医疗实践中，笔者不常规使用超声引导。

一项前瞻性随机研究比较了支气管镜引导和超声引导在气管切开术中的疗效、安全性和并发症发生率，其结果显示两组在操作难度和穿刺针数方面没有显著差异。有趣的是，支气管镜引导组具有更高的出血风险，更长的平均手术时间[40]。一项网络 Meta 分析发现，支气管镜引导和超声引导经皮气管切开术相关并发症的发生率基本一致[9]。超声引导可能不是支气管镜引导的替代方案，而是其辅助手段，可以在某些情况下潜在地提高经皮气管切开术的安全性。

十、气管切开术的患者评估

拟行经皮气管切开术之前，应全面评估患者的临床和解剖情况。病史回顾的要点包括药物使用、既往颈部手术史、出血性疾病、环状软骨、气管环和甲状腺峡部的解剖评估、环状软骨至胸骨切迹的距离及颈部的伸展程度。

血流动力不稳定、凝血功能异常和肥胖患者需要进行审慎的风险分层，以避免可能的并发症。根据临床情况，经验丰富的术者可以安全地对肥胖患者施行经皮气管切开术[12, 41]。在轻度血流动力不稳定的特定患者中，依据替代方案，经皮气管切开术应该是可行的。一般情况下，术前应纠正凝血功能异常，但如果凝血功能轻微异常且无法纠正，那么，在充分的外科支持下，经验丰富的术者可以审慎进行。

既往镇静药物耐受情况可用于本次围术期的镇静参考。应在手术前 24h 复查血小板计数和凝血功能。

在气管切开术期间，SARS-CoV-2（severe acute respiratory syndrome coronavirus 2）具有很高的气溶胶传播风险。推迟手术 10 天或直到患者稳定并能够在气管造口和置入气管切开套管的过程中耐受一段时间的呼吸暂停，其可最大限度地减少气溶胶的传播风险[42]。笔者的经验是在负压隔离手术室内进行 COVID-19（coronavirus disease 2019）患者的经皮气管切开术，需穿戴全套个人防护设备，并使用电动空气净化呼吸器（powered air-purifying respirator，PAPR）。

拟行气管切开术、支气管镜检查和超声检查前，医家应从患者、持久性授权书（durable power of attorney，DPOA）的代理人或家属那里获得知情同意。医方应当向患者或家属详细地交代手术相关的风险、获益、潜在的并发症和替代选择。

十一、经皮气管切开术患者的抗凝或抗血小板治疗

关于接受经皮气管切开术的患者抗凝和抗血小板治疗没有具体的指南。与经皮气管切开术直接相关且严重出血的并发症发生率非常低[43]。值得注意的是，围术期抗栓治疗的相关指南也可应用于经皮气管切开术[44]。

全身肝素化并接受体外膜肺氧合（extracorporeal membrane oxygenation，ECMO）治疗的患者，经皮气管切开术术后出现重度和轻度出血的发生率分别为 1.7% 和 31.4%[45]。当术前 1h 输注肝素时，中位血小板计数为 126 000/μl，国际标准化比值（international normalized ratio，INR）为 1.1。即使存在凝血障碍［活化部分凝血活酶时间（activated partial thromboplastin time，APTT）>50s，凝血酶原时间（prothrombin time，PT）<50%，INR>1.4，或者血小板计数<50 000/μl］，接受经皮气管切开术的患者也只出现轻度出血，无须进行外科干预或输血[46]。因此，在纠正凝血功能障碍和严重血小板减少之后，经皮气管切开术也是相对安全的[47-49]。

我们建议术前至少 3h 停用肝素滴注，并在术后 3h 恢复。如果患者正在接受每日两次的皮下注射肝素或依诺肝素，应在术前 12h 停用。如果患者

正在接受每日 1 次治疗剂量的依诺肝素，应在术前 24h 停用。最好在进行经皮气管切开术前停用双抗治疗 3～5 天。然而，在最近置入心脏支架的情况下，可以获得知情同意的前提下，让接受氯吡格雷治疗的患者安全地进行经皮气管切开术[50]。如果可能，应该使用普通肝素来桥接直接口服抗凝药物（direct oral anticoagulants，DOAC）和维生素 K 拮抗药（vitamin K antagonists，VKA）。在低出血风险的患者中，应停用直接口服抗凝药物至少 2～3 个药物半衰期，而在高出血风险的患者中，则应停用 4～5 个药物半衰期。肾功能障碍常导致血小板功能异常，也是术中出血的一个关键因素，因此，对于尿毒症患者而言，可以使用去氨加压素（desmopressin，DDAVP）予以干预。目前还没有关于在经皮气管切开术期间使用贝伐单抗等抗血管生成药物或舒尼替尼和卡博替尼等血管内皮生长因子受体酪氨酸激酶抑制药（vascular endothelial growth factor receptor tyrosine kinase inhibitor，VEGFR-TKI）的具体指南。根据法国的一项指南，建议在静脉装置置入后至少 2 天开始使用贝伐单抗，在最后一次使用贝伐单抗后至少 5 周进行侵入性手术，并在手术之后 4 周开始贝伐单抗治疗[51]。

十二、经皮扩张气管切开术的术前准备

一旦决定进行床旁经皮气管切开术，应将手术计划与主治团队、重症监护室的护理团队和支气管镜团队进行沟通。手术清单（框 18-2）详细记录所有必要的器械、药物和设备，并备于床边。术前应停止管饲或禁食 4～6h。抗凝治疗应按前述方案进行管理。

建立两路及以上的静脉通路，以便在手术过程中进行无菌给药。明确合适的气管内导管直径，以决定术中支气管镜的尺寸。

十三、设备和技术

（一）人员

主刀和一助分站患者两侧（图 18-3）。理想情况下，主刀（如为右利手）站在患者的右侧，左利手者则相反，而助手则站在相反的一侧。支气管镜操作者通常站在床头，负责管理气管内导管的呼吸治疗师（respiratory therapist，RT）则紧邻操作者和呼吸机。

为了方便操作，呼吸机和支气管镜设备需靠近支气管镜操作者。支气管镜设备应放置在床头，支气管镜操作者顺势站在设备旁边。一名巡回护士负责监测生命体征并给予药物。根据医疗机构的政策，可能需要第二名护士负责记录医疗文书。所有团队人员都应佩戴完善的个人防护装备。另外，术者和助手都应穿戴无菌手套和隔离衣。

框 18-2　经皮气管切开术的设备和器械

支气管镜
- 支气管软镜的监视器和其他设备

药物
- 芬太尼、咪达唑仑、丙泊酚、地塞米松
- 罗库溴铵或琥珀胆碱等神经肌肉阻滞药
- 低血压时应用生理盐水
- 去甲肾上腺素

气管切开组件
- 经皮气管切开组件
- 气管切开套管
- 超长气管切开套管（气管较深或 BMI>35kg/m²）

其他
- 无菌隔离衣
- 无菌手套
- 面罩和帽子
- 洗必泰（氯己定）
- 大单
- 润滑凝胶
- 电凝器或热凝器
- 分离式海绵敷料
- 气管切开带
- 混有肾上腺素的利多卡因
- 纱布
- 剃须刀
- 胶带

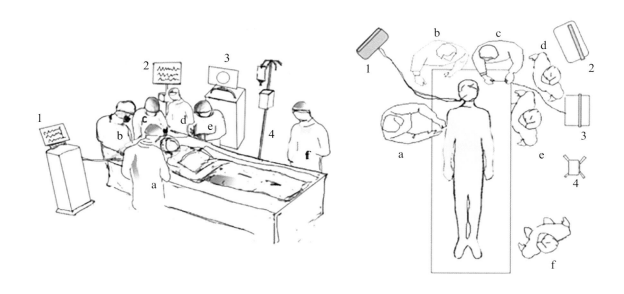

▲ 图 18-3　展示了床旁经皮气管切开术的人员和设备配置
a. 主刀；b. 代表管理气道的呼吸治疗师；c. 支气管镜操作者；d. 支气管镜技师；e. 助手；f. 负责监测生命体征、给药和记录手术文书的巡回护士。1. 呼吸机；2. 生命体征监护仪；3. 支气管镜设备；4. 静脉输液支架

（二）患者监测、气道和呼吸机管理

在经皮扩张气管切开术期间，患者接受镇静和肌松处理，并予以纯氧控制性机械通气。手术过程中需要持续监测血压、心率和血氧饱和度。除非有持续动脉血压监测设备，否则应每 2 分钟监测 1 次血压。

患者在镇静和神经肌肉阻滞后可能出现低血压。如补液无效，可用酚妥拉明或去甲肾上腺素纠正低血压症状。

为避免气道丢失，特别是在拔除气管内导管和将其固定于声门开口处的时候，需有经验的呼吸治疗师的参与。通过监测呼气潮气量和脉搏血氧饱和度来保证充分的通气。如果 PEEP ＞ 12mmHg 或吸入高浓度氧气也难以维持术中足够的血氧饱和度，则应行肺泡复张，以改善呼吸系统的动态顺应性。

（三）技术

患者签署知情同意后平躺。床垫充分充气。肩下放置一卷毛巾使颈部过度伸展，此时环状软

骨上升至胸骨切迹上方（没有风湿性关节炎或颈椎融合等禁忌证）。刮净颈部的毛发。在整个手术过程中，FiO_2 增加至 100%。术前检查清单（框 18-2）以确保必要的设备和器械都已妥当准备。

触诊颈部以识别并标记环状软骨、胸骨切迹和气管环。估计环状软骨和胸骨切迹之间的距离。如果可以触摸到气管但位置较深，建议使用超长气管切开套管。

氯己定消毒颈前区域。无菌巾包裹颈部和身体其他部位。

充分镇静后，通过气管内导管向气管内注入 2% 利多卡因以进一步麻醉气道。之后，支气管镜置入气管内导管快速检查气道。在进行经皮气管切开术之前，尽量清除气道中的黏液或分泌物以避免低氧血症。

含有 1% 利多卡因和 1 : 10 000 肾上腺素的混合溶液注入皮肤和皮下组织，理想的注射部位在环状软骨和胸骨切迹之间的第一至第三个气管软骨环上，以实现局部麻醉和充分止血。

达到充分镇静后，可给予短效肌松药物。然

后，支气管镜插入并放置在气管内导管的远端。呼吸治疗师以缓慢的速度将支气管镜和气管内导管同时拔出，以避免意外气道丢失。支气管镜操作者通过监视器以评估气管内导管的准确位置。

当气管内导管退回至环状软骨水平时，使用支气管镜来确定环甲膜的位置。准确识别环状软骨至关重要（图 18-4A 和 B），这样才能正确区分第一和第二气管软骨环与其他软骨间隙。然后，在声门水平重新充气套囊，呼吸治疗师固定气管内导管。因为气道的完全密封可能无法完全实现，呼吸治疗师可能会发现有气道内气体泄漏。当环状软骨过深或环状软骨与胸骨距离<1cm 时，可对喉软骨施加向前的牵引力，进一步将环状软骨和近端气管软骨环上移至胸骨切迹上方。支气管镜也可以指向气管软骨环之间的间隙，然后应用支气管镜光源引导正确的气管切开部位。上述方法可以帮助经皮扩管切开术操作者识别和明确气管切开部位。

一旦选择了气管切开部位，沿中线进行一个长约 1.5cm 的垂直皮肤切口。应避免切口过深，小心保护深层结构与组织。然后，使用蚊式钳（图 18-4C）进行钝性解剖，进一步分离气管前组织和深筋膜。在清除深筋膜和相关组织之后，通过从气管外进行触诊，识别气管软骨环和环状软管。环状软骨通常是最显著的软骨结构。

在气管切开术操作过程中，术者用非主利手稳定气管软骨环（图 18-4B）。凯利钳的尖端可以用于按压前壁，以确定导引针的插入位置，可以通过在按压气管前壁的同时观察支气管镜监视器。一旦确定了理想位置，将含生理盐水的注射器插入到中线的第一和第二或第二和第三气管软骨间隙之间（图 18-4D 和图 18-5B）。通过支气管镜可监视针头进入气管的过程。

理想情况下，导引针应该在中线上进入气管，位置应为 12 点钟位置，或者在 11 点钟和 1 点钟之间（图 18-6）。支气管镜引导非常重要，以确认

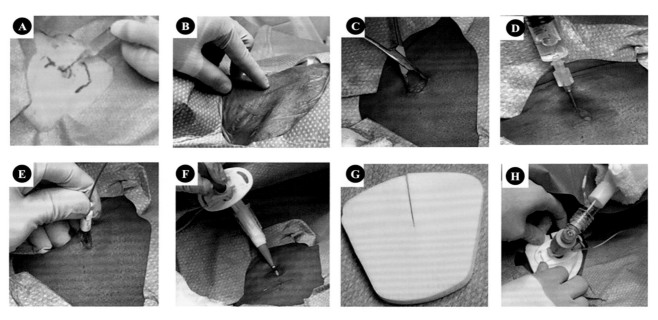

▲ 图 18-4　经皮气管切开术的详细步骤

A. 表面解剖明确喉软骨、环状软骨和胸骨切迹的标记。注射含肾上腺素的利多卡因溶液进行局部麻醉。B. 非主利手稳定气管软骨，拇指和环指固定喉软骨，食指触诊气管软骨环，插入引导针。C.钝性分离气管前组织以显露气管环。D. 回抽注射器有气泡以明确引导针尖端位于气管内。E. 将扩张器沿着导丝推进。F. 将气管切开套管和扩张器组件沿着导管套和导丝推进。G. 使用分离式海绵气管切开敷料保护皮肤，防止气管切开套管与气管造口边缘摩擦。H. 置入气管切开套管后，将其连接到呼吸机管路上，支气管镜转换器仍连接，以便随时进行支气管镜检查

针尖没有穿过气管的后壁。抽吸到气泡（图18-4D）可以确认针尖在气道内而不是在软组织内。如果进入气管的位置不在11点钟到1点钟之间，应该将针头拔出，尝试重新刺入。应该有一定的穿刺针次数限制，以避免潜在的并发症。

一旦确认了最佳的中线位置，即使用Seldinger技术。在支气管镜的监视下，通过导引针插入J形导丝，并将其引导至远端气管（图18-5C）。然后，通过导丝将导引针拔出。最后，将扩张器沿导丝推进，以扩张穿气管造口（图18-5D）。

接下来，在导丝上放置一个导管套，插入曲锥形扩张器（图18-4D和图18-5E）扩张气管造口。将锥形扩张器浸泡在生理盐水中可以激活其亲水表面涂层，使其变得顺滑，更容易穿过气管造口。导丝上的导管套可以最大限度地减少意外弯曲导丝的可能性。然后，拔掉扩张器，保留导丝和导管套。

气管切开套管被装载到适当尺寸的扩张器上，并确认扩张器的锥形尖端与套管的远端平齐（图18-2B）。两者插入导管套和导丝上，并沿着新建的气管造口进入气管（图18-4F）。

将支气管镜从气管内导管中撤出，并通过气管切开套管重新插入，观察主支气管分叉来确认气道位置（图18-5F）。气管切开套管的远端应至少在主支气管分叉上方2～4cm以上的位置。

明确位置后，将支气管镜取出，然后放置带有15mm转接头的内套管，并将其连接到呼吸机管路上。套囊充气，观察呼吸机上潮气量的参数反馈，并作为气管切开套管在位的重要标志。

气管切开套管随后使用缝线或Velcro气管切开系带固定。我们建议在使用气管切开系带固定时使头部屈曲，并且倾向于使用分离式泡沫敷料（图18-4G和H）。如果气管切开套管被缝合到颈

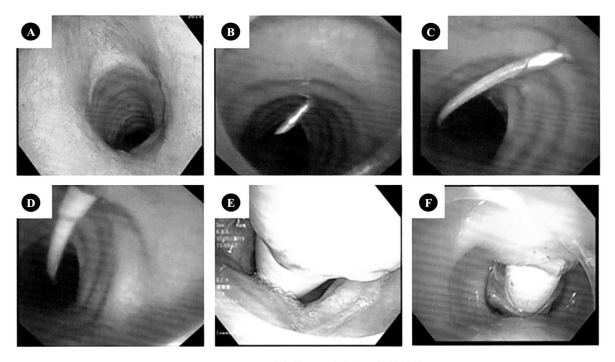

▲ 图 18-5 经皮气管切开术中的支气管镜检

A. 声门下气管的支气管镜检，显示环甲膜、环状软骨（第一个凸起）和气管环。B. 导引针在第一和第二个气管环之间刺入。请注意，尽管支气管镜检略有旋转，但针头刺入位置应在11点钟位置，支气管镜引导对避免针头穿透气管后壁非常重要。C. 通过针头插入导丝，确保导丝朝向气管远端，并未伤及后壁。D. 锥形扩张器通过导丝置入气道。E. 锥形扩张器扩张气管造口。F. 在套囊充气前，支气管镜检确认气管切开套管位置良好

部，则其无法放置分离式海绵敷料。

除非在手术过程中出现了操作上的困难，否则不需要进行术后胸部 X 线检查[52]。

十四、气管切开术后的护理

统一方案确保了呼吸治疗师、护理人员、住院医师和其他医疗服务提供者的技术规范。术后并发症，如意外脱管、出血、血氧饱和度降低和套囊漏气等，应立即引起相关注意。

即使气管切开套管使用缝线和气管切开系带固定，仍有可能脱位。气管切开套管脱位的最常见症状包括无法解释的低氧血症、呼吸治疗师无法插入吸痰管，或者潮气量减少。意外脱位可能发生在常规护理过程中，如翻身、洗澡，或者躁动的患者自行拔除气管插管。在笔者的实践中，通常不使用缝线来固定气管切开套管，而是使用气管切开系带来固定。分离式海绵敷料（图 18-4G 至 H）可以避免气管切开套管边缘对皮肤的损伤，并可保持造口的清洁和干燥，以避免感染。

在前 7 天内发生意外脱管，建议进行经口气管插管。在这种情况下，非经验丰富者试图通过原切口重新插入气管切开套管存在较高风险，可能会导致插入气管旁间隙。

定期监测套囊压力可以避免气管黏膜损伤。气管切开部位的化脓性分泌物应每天进行清洁和伤口护理。如果放置了缝线，应在术后 5～7 天拆线。

十五、长期管理

在出院前，带管患者及其护理人员需要接受清洁和护理气管切开套管的培训。

常规清洁内套管的替代方法是使用一次性内套管。不充分的气体过滤、高温和湿度会导致增厚的分泌物结痂堵塞气管切开套管。使用热量和湿度交换（heat and moisture exchange，HME）过滤器可以防止黏液堵塞。

定期与医生、呼吸治疗师或言语治疗师进行沟通，以确保气管切开术后护理的最佳状态。气管切开套管可以每 1～2 个月更换 1 次（制造商建议每 30 天更换 1 次）。

十六、常见的操作并发症

经皮气管切开术是一种安全、可靠的操作，并发症的发生率较低。尽管该术式已成为重症病房的常规操作，但罕见且严重的并发症仍可能会发生。强烈建议在日间进行经皮气管切开术，以确保在紧急情况下能够立即获得外科支持。

技术并发症包括导引针异位；导丝弯折；假腔形成；气管后壁损伤所致纵隔、食管、胸膜感染及气囊破损（框 18-3）。

最常见的并发症是出血，通常是在颈部解剖时发生的静脉性出血，很少见动脉性出血。轻度出血可以压迫止血。在罕见情况下，可以使用电凝或热凝止血。然而，由于患者的吸入氧浓度为100%，使用任何能量器械都会增加火灾的风险。在使用能量器械之前，术者必须审慎地降低吸氧浓度。我们建议在使用能量器械之前将吸入氧浓度降低到40%以下。可吸收止血材料（Surgicel，Ethicon US, LLC, Cincinnati, OH, USA）可以局部使用以控制出血。然而，如果无法控制的严重出血，则可能需要进行外科干预，探查切口部位，找到出血血管并结扎。预估潜在并发症及熟悉相关手术解剖与其变异对于避免来自头臂动脉或高位无名动脉的损伤出血非常重要[53, 54]。

第二个最常遇到的困难是正确放置导引针。理想情况下，导引针应在第一和第二或第二和第三个气管软骨环之间的中线位置。用非主利手稳定气管（图 18-4B），通过触诊颈部确认甲状腺、环状软骨和气管软骨环的位置有助于准确刺入导引针。支气管镜光源透光法也可以帮助确定正确的刺入部位。在刺入之前，用导引针轻轻撞击前壁有助于通过支气管镜确认正确的刺入部位。在支气管镜检查中，识别气管膜部并保持定位（前后方向）可以确保正确刺入导引针（图 18-6）。在

早期并发症<24h

- 气管切开套管置入失败
- 气道丢失
- 导引针、导丝或扩张器异位
- 气管旁假道
- 气管壁或食管损伤
- 气管食管瘘
- 套囊破裂
- 气管软骨环骨折
- 套囊漏气
- 气压伤
- 气胸
- 纵隔气肿
- 皮下气肿
- 自行拔管
- 出血
- 甲状腺损伤
- 低血压
- 心脏或呼吸功能衰竭

晚期并发症>24h

- 延迟性出血
- 瘢痕形成
- 感染
- 皮肤溃烂
- 气管狭窄
- 气管软化症
- 气管无名动脉瘘
- 气管食管瘘

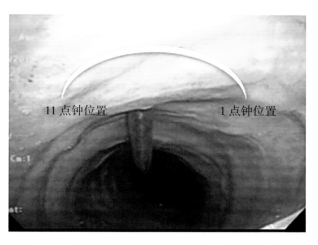

▲ 图 18-6　导引入针刺入气管位置为 11 点钟至 1 点钟之间的位置

在气管内导管后撤过程中，往往很难确定环状软骨的位置，因为在支气管镜下，所有软骨间隙看起来都很相似。环状软骨的位置可以通过独特外观的环甲膜来确定（图 18-5A）。在插入导引针之前，我们常规使用支气管镜引导来确定环状软骨和位于其下方的第一气管软骨环。

在插入导引针或扩张器时，支气管镜引导至关重要，以防止后壁损伤。在插入导丝或扩张器时，保持支气管镜对其尖端的持续观察非常重要。

皮下气肿是指空气穿过气管或皮下组织进入颈筋膜和纵隔。对于需要机械通气的气胸患者，胸腔闭式引流是必需的。如果后壁损伤引起气管食管瘘或纵隔感染，则可能需要胸外科手术的干预。

如果插入气管切开套管遇到任何困难，应将其撤回，并再次扩张切口。如果发现导丝被扭曲，应迅速重新探查气管造口并进行气道检查，使用支气管镜通过气管内导管和气管造口进行检查，以排除任何气道损伤的可能。

在肥胖患者或气管较深但可以触及的患者中，普通的气管切开套管可能会过短，容易导致套囊漏气。可以放置更长的气管切开套管（图 18-2A），以避免气道内气体泄漏。

其他并发症还包括在扩张气管造口时气管软

操作过程中，中线刺入导引针可以避免气管切开套管的误入气管旁间隙风险。

将气管切开套管放置在环状软骨上或接触环状软骨可能会增加声门下狭窄的风险，而将其放置在第三个气管软骨环以下会增加头臂动脉干的出血风险。术者的技能和经验对于避免并发症至关重要。在后撤气管内导管时，可能会将其意外拔出而导致气道丢失。由于支气管镜已经放置在气管内导管内，最佳做法是通过声门将支气管镜推进到远端气管，然后气管内导管沿着支气管镜推进到气管中部来重新插管。如果这种方法失败，则直接用喉镜重新插管。

骨环骨折。通常情况下不需要进行干预。

晚期并发症发生在第一个24h后,包括迟发性出血、感染、皮肤破损、气管狭窄、气管无名动脉瘘或气管食管瘘。

延迟性出血可能是由气管切开套管的远端摩擦气管前壁所致。任何气管切开套管内的出血都需要紧急评估,以排除气管无名动脉瘘。计算机断层扫描血管造影可以明确诊断。必须进行耳鼻咽喉科和外科的多学科讨论。

稳定且缓慢的出血可以通过探查气管造口并仔细检查气管来进行评估。在大多数情况下,局部电凝可以控制轻度气管造口出血。在困难情况下,患者可能需要通过经口气管插管,充气套囊以暂时压迫出血血管,以便将患者转移到手术室进一步处理。皮肤出血可以通过电凝或使用可吸收止血材料进行填塞来控制。

气管造口周围的皮肤感染、造口感染或气管炎经常发生。伤口感染延伸至纵隔可能导致纵隔炎。通过反复冲洗管路,可以预防气管炎。总体而言,与开放性气管切开术相比,经皮气管切开术的皮肤相关并发症或感染发生率较低[55]。相关治疗包括消毒口腔,保持湿润,每天清洁内套管2~3次,局部或全身使用抗生素。

在操作过程中,可以观察到早期气管食管瘘,其可能与后壁损伤有关,而晚期气管食管瘘可能是由于长时间使用充气套囊导管引起的侵蚀。此时,可以使用长度超过瘘孔远端的气管切开套管暂时处理,最终需要进行手术关闭瘘口。

气管狭窄的典型表现包括运动时呼吸困难、咳嗽加重以及哮鸣音(气管腔直径缩窄超过50%)。可以通过冷冻、激光或电凝来处理肉芽组织导致的气管阻塞。当脱机时,去除套囊装置可能是一个可行的选择。

十七、培训和操作能力

在进行20台气管切开术的实践后,围术期和迟发性并发症明显减少,其反映了一个明显的学习曲线。接受5~10台教学手术的培训后能掌握该技术,进行50台手术后可能遇到罕见的并发症。

十八、总结

经皮气管切开术是一种微创、经济高效的常规手术,可在床边进行操作。并发症率取决于操作者的水平,熟练的操作者并发症发生率很低。支气管镜引导可将手术风险降至最低[56]。适当的患者选择和完善的术前评估是避免并发症的核心。该手术可以在重症监护病房的床边施行。

致谢:谨对 Southern Alberta Institute of Technology 建筑学院的 Renaissance Islam 在插图方面的帮助表示感谢。

参考文献

[1] Colice G. Chapter 1. Historical Perspective on the Development of Mechanical Ventilation. In: Tobin MJ, ed. *Principles and Practice of Mechanical Ventilation*. 3rd ed. New York: McGraw Hill; 2013:1–37. https://accessmedicine. mhmedical.com/content. aspx?bookid=520&sectionid= 41692236.

[2] Rushman GB, Davies NJH, Atkinson RS. *Intubation of the trachea. A Short History of Anaesthesia*. Oxford: Butterworth-Heinemann; 1996:92–103.

[3] Robertshaw F. Low resistance double-lumen endotracheal tubes. *Br J Anaesth*. 1962;34:576–579.

[4] Zhao F, Zou Q, He X, Wang H. [The application of a small incision combined with improved percutaneous tracheostomy in difficult tracheostomy]. *Zhonghua Wei Zhong Bing Ji Jiu Yi Xue*. 2015;27(11):895–898.

[5] Dulguerov P, Gysin C, Perneger TV, Chevrolet JC. Percutaneous or surgical tracheostomy: a meta-analysis. *Crit Care Med*. 1999;27:1617–1625.

[6] Freeman BD, Isabella K, Lin N, Buchman TG. A meta- analysis of prospective trials comparing percutaneous and surgical tracheostomy in critically ill patients. *Chest*. 2000;118:1412–1418.

[7] Delaney A, Bagshaw S, Nalos M. Percutaneous dilatational tracheostomy versus surgical tracheostomy in critically ill patients: a systematic review and meta-analysis. *Crit Care*. 2006;10(2):R55.

[8] Johnson-Obaseki S, Veljkovic A, Javidnia H. Complication rates of

open surgical versus percutaneous tracheostomy in critically ill patients. *Laryngoscope*. 2016;126:2459–2567.

[9] Iftikhar IH, Teng S, Schimmel M, et al. A network comparative meta-analysis of percutaneous dilatational tracheostomies using anatomic landmarks, bronchoscopic, and ultrasound guidance versus open surgical tracheostomy. *Lung*. 2019;197(3):267–275. https://doi.org/10.1007/s00408–019–00230–7.

[10] Walts PA, Murthy SC, DeCamp MM. Techniques of surgical tracheostomy. *Clin Chest Med*. 2003;24(3):413–422. https://doi:10.1016/s0272–5231(03)00049–2.

[11] Sheldon C, Pudenz R, Tichy F. Percutaneous tracheostomy. *JAMA*. 1957;165:2068–2070. https://doi:10.1001/ jama. 1957. 02980340034009.

[12] Kost K. Endoscopic percutaneous dilatational tracheotomy: a prospective evaluation of 500 consecutive cases. *Laryngoscope*. 2005;115:1–30. https://doi:10.1097/01. MLG.0000163744.89688.E8.

[13] Ciaglia P, Firsching R, Syniec C. Elective percutaneous dilational tracheostomy. *Chest*. 1985;87:715–719.

[14] Griggs WM, Worthley L, Gilligan J. A simple percutaneous tracheostomy technique. *Surg Gynecol Obstet*. 1990;170:543–545.

[15] Fantoni A, Ripamonti D. A non-derivative, non-surgical tracheostomy: the translaryngeal method. *Intensive Care Med*. 1997;23:386–392.

[16] Frova G, Quintel M. A new simple method for percutaneous tracheostomy: controlled rotating dilatation-a preliminary report. *Intensive Care Med*. 2002;28:299–303.

[17] Plummer A, Gracey D. Consensus conference on artificial airways in patients receiving mechanical ventilation. *Chest*. 1989;96:178–180.

[18] Griffiths J, Barber VS, Morgan L, Young JD. Systematic review and metaanalysis of studies of the timing of the tracheostomy in adult patients undergoing ventilation. *BMJ*. 2005;330(7502):1243. https://doi:10.1136/ bmj.38467.485671.E0.

[19] Huang C, Chen PT, Cheng SH, et al. Relative contraindications for percutaneous tracheostomy: from the surgeons' perspective. *Surg Today*. 2014;44:107–114. https:// doi:10.1007/s00595–013–0491–y.

[20] Pothmann W, Tonner PH, Schulte am Esch J. Percutaneous dilatational tracheostomy: risks and benefits. *Intensive Care Med*. 1997;23(6):610–612.

[21] Beiderlinden M, Groeben H, Peters J. Safety of percutaneous dilational tracheostomy in patients ventilated with high positive end-expiratory pressure (PEEP). *Intensive Care Med*. 2003;29:944–948.

[22] Shah S, Morgan P. Percutaneous dilation tracheostomy during high-frequency oscillatory ventilation. *Crit Care Med*. 2002;30:1762–1764.

[23] Avalos N, Cataldo R, Contreras L. Unassisted percutaneous tracheostomy: a new flow chart decision making based on simple physical conditions. *Am J Otolaryngol*. 2019;40(1):57–60.

[24] Mansharamani N, Koziel H, Garland R. Safety of bedside percutaneous dilatational tracheostomy in obese patients in the ICU *Chest*. 11720001426–1429.

[25] Heyrosa M, Melniczek D, Rovito P. Percutaneous tracheostomy: a safe procedure in the morbidly obese. *J Am Coll Surg*. 2006;202:618–622.

[26] Chambers D, Cloyes R, Abdulgadir A, Islam S, et al. Percutaneous tracheostomy in severe obesity: experience at a tertiary care center. *Chest*. 2013;144(66A).

[27] Aldawood AS, Arabi YM, Haddad S. Safety of percutaneous tracheostomy in obese critically ill patients: a prospective cohort study. *Anaesth Intensive Care*. 2008;36(1):69–73.

[28] Ahuja H, Mathai AS, Chander R, et al. Case of difficult tracheostomy tube insertion: a novel yet simple solution to the dilemma. *Anesth Essays Res*. 2013;7:402–404. https://doi:10.4103/0259–1162.123272.

[29] Bouderka M, Fakhir B, Bouaggad A, et al. Early tracheostomy versus prolonged endotracheal intubation in severe head injury. *J Trauma*. 2004;57(2):251–254. https:// doi:10.1097/01.ta.0000087646.68382.9a.

[30] Arabi Y, Haddad S, Shirawi N, Al Shimemeri A, et al. Early tracheostomy in intensive care trauma patients improves resource utilization: a cohort study and literature review. *Crit Care*. 2004;8(5):R347–R352. https:// doi:10.1186/cc2924.

[31] Rumbak M, Newton M, Truncale T, et al. A prospective randomized study comparing early percutaneous dilatational tracheostomy to prolonged translaryngeal intubation in critically ill medical patients. *Crit Care Med*. 2004;32:1689–1694.

[32] Elkbuli A, Narvel RI, Spano P, et al. Early versus late tracheostomy: is there an outcome difference? *Am Surg*. 2019;85(4):370–375. PMID 31043197.

[33] Hosokawa K, Nishimura M, Moritoki E, Vincent JL, et al. Timing of tracheotomy in ICU patients: a systematic review of randomized controlled trials. *Crit Care*. 2015;19:424. https://doi:10.1186/s13054–015–1138–8

[34] Chen W, Liu F, Chen J, Ma L, Li G, You C. Timing and outcomes of tracheostomy in patients with hemorrhagic stroke. *World Neurosurg*. 2019;131:e606–e613.

[35] Jackson LS, Davis JW, Kaups KL, et al. Percutaneous tracheostomy: to bronch or not to bronch–that is the question. *J Trauma*. 2011;71(6):1553–1556. https:// doi:10.1097/TA.0b013e31823ba29e.

[36] Shen G, Hongzen Y, Cao Y, et al. Percutaneous dilatational tracheostomy versus fibre optic bronchoscopy- guided percutaneous dilatational tracheostomy in critically ill patients: a randomised controlled trial. *Ir J Med Sci*. 2019;188(2):675–681. https:// doi:10.1007/ s11845–018–1881–3.

[37] Szeto C, Kost K, Hanley JA, et al. A simple method to predict pretracheal tissue thickness to prevent accidental decannulation in the obese. *Otolaryngol Head Neck Surg*. 2010;143:223–229. https:// doi:10.1016/j. otohns.2010.03.007.

[38] Ambesh S. *Principles and Practice of Percutaneous Tracheostomy*. New Delhi: Jaypee Brothers Medical Publisher; 2010.

[39] Kundra P, Mishra S, Ramesh A. Ultrasound of the airway. *Indian J Anaesth*. 2011;55:456–462.

[40] SarıaşA, Kurnaz MM. Comparison of bronchoscopy- guided and real-time ultrasound-guided percutaneous dilatational tracheostomy: safety, complications, and effectiveness in critically ill patients. *J Intensive Care Med*. 2017 885066617705641.

[41] El A, Solh A, Jaafar W. Comparative study of the complications of surgical tracheostomy in morbidly obese critically ill patients. *Crit Care*. 2007;R3:11.

[42] McGrath BA, Brenner MJ, Warrillow SJ, et al. Tracheostomy in the COVID-19 era: global and multidisciplinary guidance. Lancet. *Resp Med*. 2020;8(7):717–725. https:// doi:10.1016/S2213–2600(20)30230–7.

[43] Cabrini L, Greco M, Pasin L, et al. Preventing deaths related to percutaneous tracheostomy: safety is never too much! *Crit Care*. 2014;18(1):406.

[44] Douketis JD, Spyropoulos A, Spencer F, et al. Perioperative management of antithrombotic therapy: antithrombotic therapy and prevention of thrombosis, 9th ed: American College of Chest Physicians Evidence-Based Clinical Practice Guidelines. *Chest*. 2012;141(2):e326S– e350S.

[45] Braune S, Kienast S, Hadem J, et al. Safety of percutaneous dilatational tracheostomy in patients on extracorporeal lung support. *Intensive Care Med*. 2013;39:1792– 1799.

[46] Deppe A, Kuhn E, Scherner M, et al. Coagulation disorders do not increase the risk for bleeding during percutaneous dilatational tracheotomy. *Thorac Cardiovasc Surg*. 2013;61:234–239.

[47] Kluge S, Meyer A, Künelt P. Percutaneous tracheostomy is safe in patients with severe thrombocytopenia. *Chest*. 2004;126:547–551.

[48] Patel D, Devulapally K, Islam S. Safety of percutaneous tracheostomy in patients with coagulopathy and high ventilatory demand. *Chest*. 2009;136:50S-f1–50S-f2.

[49] Dawood AA, Haddad S, Arabi Y, et al. The safety of percutaneous

tracheostomy in patients with coagulopathy or thrombocytopenia. *Middle East J Anaesthesiol*. 2007;19:37–49.

[50] Abouzgheib W, Meena N, Jagtap P, et al. Percutaneous dilational tracheostomy in patients receiving antiplatelet therapy: is it safe? *J Bronchol Interv Pulmonol*. 2013;20(4):322–325.

[51] Gounant V, Milleron B, Assouad J, et al. Bevacizumab and invasive procedures: practical recommendations. *Rev Mal Respir*. 2009;26(2):221–226.

[52] Tobler Jr WD, Mella JR, Ng J, Selvam A, Burke PA, Agarwal S. Chest x-ray after tracheostomy is not necessary unless clinically indicated. *World J Surg*. 2012;36(2):266–269.

[53] Sharma S, Kumar G, Hill CS, et al. Brachiocephalic artery haemorrhage during percutaneous tracheostomy. *Ann R Coll Surg Engl*. 2015;97(2):e15–e17.

[54] Ozlugedik S, Unal A. Surgical importance of highly located innominate artery in neck surgery. *Am J Otolaryngol*. 2005;26:330–332.

[55] Brass P, Hellmich M, Ladra A, et al. Percutaneous techniques versus surgical techniques for tracheostomy. *Cochrane Database Syst Rev*. 2016;7:Cd008045.

[56] Rashid AO, Islam S. Percutaneous tracheostomy: a comprehensive review. *J Thorac Dis*. 2017;9(Suppl 10): S1128–S1138.

第 19 章　如何开展介入肺脏病手术
How to Start an Interventional Pulmonology Program

Edward Kessler　Neeraj R. Desai　Kim D. French　Kevin L. Kovit　著

田笑如　译

随着医学诊断和治疗技术的不断进步，介入肺脏病学（interventional pulmonology，IP）在医疗保健中发挥着越来越重要的作用。随着对成本和诊疗质量的日益关注，这一点变得更加明显，从而产生了基于价值的项目概念。以价值为基础的项目是以患者为中心的，采用以团队为基础的合作模式，以提高诊疗质量为总体目标[1]。IP 非常适合这一概念，因为现有的和新生的 IP 项目不断发展，为越来越多的社区提供专业知识和高效优质的诊疗。在努力建立和发展一个新的 IP 项目时，要考虑和解决多个问题。

一、需求评估

当考虑启动一项新服务或产品时，应该进行全面的需求评估[2, 3]，包括评估目标社区或地区的具体因素，如感兴趣的疾病负担、相互竞争和合作的专业（如肺科、胸外科、肿瘤学、放射学、病理学等）、协会（如地方或区域团体、专业协会）、可获得的设备和用品，以及机构的关注重点和资源[4]。例如，如果考虑启动超声支气管镜（EBUS）等先进诊断程序，则需要考虑相关领域的肺癌负担。因此，一个肺癌高负担地区预计将产生大量的 EBUS 转诊。首先，目前的肺癌转诊模式也需要评估，以确保引导患者获得恰当的医疗服务。其次，还需要评估是否有其他医生（无论是在同一团队还是在竞争团队中）已经在做 EBUS。在理想情况下，启动一项新医疗服务可以避免不当竞争或为了促进服务

的增长而蚕食现有业务。最后，需要考虑是否有可用于执行医疗服务及存储设备及医疗用品的地方。鉴于大多数医疗机构的空间有限，除了确定设备和供应品存储区域外，明确在何处进行手术（稍后详细说明）也至关重要。需要确保设备被储存和固定在适当的区域，以提供高效和有效的服务，因为人们不希望在等待手术时临时"寻找" EBUS 工作台和用品。此外，还需要考虑其他 EBUS 工作站的邻近性，以便在不竞争或不必要复制设备的情况下，平衡每个站点的有效性。在多个站点都做 EBUS 的情况下，我们应该致力于确保每个站点都能够被适当地利用而避免任何冗余。如果站点间距离太近，或者没有足够的转诊和手术，那么将有一个甚至多个站点得不到充分利用。如果只有一名医生做手术，那么拥有多个工作站点也可能是无效的，不仅是对该特定的工作站点，而且是对医生由于旅行时间的低效率而失去的生产力。

二、商业计划

新的或更新的资源对于维持或启动 IP 项目至关重要，这些都需要资金支持[1]。为了概述实现预期目标的方法，商业计划应详细介绍 3～5 年的预测，包括市场分析、服务线分析、市场营销和财务概述[4-6]。

（一）市场分析

市场分析描述了服务或产品的目标，并且是

商业计划中最重要的组成部分之一。就 IP 而言，目标很广泛，包括整个医疗保健社区，包括医生群体、医院和患者。人们需要考虑对 IP 服务的需求、潜在的增长和该服务的困难。起初服务需求很可能很低，直到意识得到提高，该服务的好处和成功得到了证明。随着这一情况的改善，服务的增长和收入的增长将随之而来。应考虑的困难包括对业务或行政管理的支持和目标、操作和转诊模式，以及来自其他业务或服务机构的竞争。

（二）服务线分析

服务线分析包括预期 IP 服务的细节、组织结构、操作、设备和人员。其中一个明显的组成部分是定义由 IP 服务提供的特定手术（框 19-1）。作为更广泛的普通肺 / 重症护理、胸外科或其他科室的一部分，确定项目的组织结构，对于建立和发展服务很重要。应该对组织和服务线进行彻底的 SWOT［Strength（优势），Weakness（弱点），Opportunity（机遇），Threat（威胁）］分析。此外，还需要概述做手术的地点和适用的临床环境，如住院或门诊、手术包、手术室等。地点可能因工作人员和资源的不同而不同，一些中心选择用一个专门的手术室，而另一些中心则将手术放到内镜室、手术室、放射室或其他地方。这要根据可用空间、设备固定位置、医疗支持的可及性（如麻醉、超声等）、人员配置或其他因素来决定。还应制订临床评估和手术的调度方案。恰当的设备、用品和技术也应纳入这一分析。例如，支气管镜检查，应包括全系列支气管镜、EBUS、支气管镜塔台、相关器材和一次性器材或任何其他意向设备、清洁设备和空间，以及相关用品。这样的分析围绕着不同手术的细节展开，如胸腔镜、气管切开术、胸膜手术等，每一种手术都有独特的需求。所有这些都需要定义 IP 服务的范畴（框 19-1）和 IP 团队在流程中的角色。我们应该思索 IP 服务在初始评估和管理（evaluation and

框 19-1　介入肺科手术的范畴

诊断性支气管镜检查
- 基础支气管镜检查
- 超声支气管镜检查
- 导航 / 机器人支气管镜检查

治疗性支气管镜检查
- 电灼
- 氩等离子凝固
- 激光
- 气道支架置入
- 支气管内瓣膜植入
- 支气管热成形术

胸膜手术
- 胸腔穿刺术
- 放置胸管
- 隧道式胸腔导管
- 胸膜固定术
- 胸腔镜检查

其他
- 经皮气管切开术
- 经皮胃造口管置入术

management，E/M）、围术期和患者的长期诊疗中的适用范围。在门诊和住院环境中积极的临床表现将有助于建立友好关系和扩大转诊基础，从而进一步发展 IP 业务。如前所述，我们还必须考虑诊疗效率和集中服务线路，以避免不必要的设备冗余和重复。特定的 IP 团队成员也需要明确，可能包括医疗助理、护士、呼吸治疗师和先进操作提供者（如高级执业护士或医生助理）。IP 服务和普通操作中每个团队成员的角色都应该被明确界定。

（三）市场营销

如前所述，建立转诊基地是发展和维持新医疗服务的基础。还要制订一种营销策略，以提高人们对新兴的 IP 服务的好处的认识和理解。这可能包括与部门内和部门间的同事及各自的部门主管、机构以外的同事，以及患者或他们的倡导者的"会面和问候"。其他途径包括教学会议或讲座，如与相关科室（肺科、胸外科和肿瘤科）的病例研讨会。积极参加多学科会议，如肿瘤协会会议，也是有益的。在多学科会议、共享的或密切相关的诊所中的频繁互动，可以与其他提供者频繁接触和互动，从而建立融洽的关系并扩大转诊基础。共享的多学科诊所很有效，但在某些情况下，这可能不可行或者后勤供应上不可行。在这些情况下，可以考虑建立一个虚拟的多学科诊所，这是一种会议或诊所，成员可能不会面对面交流或会面，而是在虚拟环境中以电子方式和（或）单独对患者进行检查。市场营销的另一个重要方面是广告。这可以通过在诊所、医院社区、甚至地方或地区媒体上简单地张贴传单、信息包或其他广告材料来实现，也可以通过提供教育课程或研讨会的方式[2, 4, 7]。此外，可以利用传统媒体和社交媒体以及与医学相关的组织或团体更直接地与患者接触，包括在网站、广播和电视上发布采访或广告，向社区宣传新的 IP 服务。

（四）财务概况

尽管新服务的基本目标是创造收入并保持财务支付能力，但在新的 IP 项目中仍可能面临挑战。对于从业人员和管理人员来说，避免将 IP 的财务独立是很重要的。它应该作为整体项目的一部分进行核算，这对于患者招募、下游收入、机构声誉和患者满意度是很重要的。IP 项目的财务分析应包括预期数量、收入、费用（固定和可变）、劳动力和用品（框 19-2）。投资回报（return on investment，ROI）、盈亏平衡分析和预估预测作为评估的一部分是很重要的[1]。目前的报销程序既不节省时间也不节省成本，因此应思索创造收入和减少成本的其他方式。需要考虑的一些方面是初始和长期的患者诊疗，允许通过 E/M 获取收入。此外，来自 EBUS 等手术的下游收入和贡献利润可能会被引用，因为这将影响放射学、胸外科、病理学和肿瘤学的其他服务和操作[2, 4, 8]。此外，鉴于高质量和高效的诊疗，IP 可以节省成本。这

> **框 19-2　介入肺科项目财务分析的组成部分**
>
> - 预计体量
> - 开支
>   - 固定成本：设备成本、折旧
>   - 变动成本：劳务、物资、维修
> - 初期投资
> - 现金流水
> - 投资回报
> - 损益平衡分析
> - 下游收入
>   - 胸外科手术
>   - 放射和肿瘤学
>   - 放射学服务
> - 贡献利润率

在财务"风险"医疗模式中尤其重要，因为这种模式限制了可用于患者诊疗的资金。操作地点和人员配备是需要考虑的其他组成部分。与其他专家和（或）部门共享办公空间或操作区域不仅可以降低相关成本，还可以增加转诊和收入。例如，与普通肺科医生或肿瘤科医生共享办公空间，这会增加个体间的接触、参与和讨论，从而推动进一步的评估、手术和收入。共享操作区域和（或）工作人员可能会减少开销，但可能会带来其他限制，包括缺乏对高级手术的熟悉、延迟或日程安排效率低下，因此效率监控和灵活性调整能力是很重要的。

三、设备

根据前面的目标框架，应对相关设备需求进行评估和战略规划。获得和维护设备的初始成本可能会很昂贵。直接费用包括设备和相关用品（如钳子、针等），而间接成本则包括与工作人员、空间、存储和管理相关的成本。应评估医疗必需设备需求的理由，以避免将资金滥用于很少使用的设备[4, 7, 9]。既了解医生又了解每次手术的医疗机构报销，尤其是后者，可以帮助规划未来的成本和时间，以支付采购和维持供应需求。

四、介入肺科团队

专业的 IP 团队能够提高 IP 服务的效率。经验丰富的团队能够熟悉每个案例的细微差别和细节，有助于避免延迟和降低生产力。应明确 IP 团队的成员和角色，以避免遗漏或重复工作。一个 IP 团队可能包括护士、呼吸治疗师、医疗助理和高级执业医师，每个人都有显著的警示。护士可以参与诊疗的所有阶段，包括初步评估、围术期诊疗和随访。呼吸治疗师主要参与围术期阶段，即使受限于不能给予镇静。高级执业医师可以参与诊疗的所有阶段，并通过在多种情况下（门诊和住院服务）提供操作服务、分诊和后续诊疗，进一步加强 IP 服务。该团队的发展需基于特定的需求、成员的能力和当地的操作模式。

五、监测

在项目启动后，应通过在后续工作中的多元素评估，以确保项目达到最初的目标，并在需要时对任何变化作出指导。常规评估包括手术类型和数量、相关诊断、诊断收益和并发症，以及其他指标，如手术时间和效率。新的住院和门诊转诊和随访的类型和次数也有助于指导服务。需要监测的财政措施包括服务收入、临床和手术报销以及临床和手术费用。那些参与计费和收款的收入周期人员必须对一般计费和报销，以及 IP 所特

有的方面有深入的了解。一旦收集到这些数据，就应该对这些数据进行评估，以确定哪些地方需要改进。为什么有些手术更常见而有些则不常见？是否缺少对某些手术的需求，或者在转诊基础上是否需要更多的培训？收益达到预期了吗？该流程能否支持更高的收益和调度效率，并提高患者和员工的满意度？计费是否正确及时？预认证和诉求是否正确？是否有需要与保险公司直接跟进以避免未来问题的否认模式？这些都是一个成功的项目反复探索和改进过程的一些问题。

六、总结

IP 项目的开发是具有挑战性和令人兴奋的。向一个可能还不了解这种需求的机构提供所需要的服务，可以大大改善患者的诊疗、质量和经验。它可以提高一个机构或手术的声誉和推荐度。IP 服务和他们的管理员应该诚实地评估需求，为适当地引入新技术和程序制订计划，并随着需求的发展而开放地接受变化。拥有新技术本身并不是一个目标。要求提供能够有利于患者和机构的设备，兑现新项目的承诺，比提供一个具体的手术更重要。发展一个 IP 项目需要关注度和动力，经常要设法让人们相信某个需求是真实的，但他们并没有意识到它的存在。成功地识别并满足这种需求本身就是一种奖励。

参考文献

[1] Desai NR, French KD, Diamond EJ, Kovitz KL. Valuebased proposition for a dedicated interventional pulmonology suite: an adaptable business model. *Chest*. 2018;154(3):699–708.

[2] French KD, Desai NR, Diamond E, Kovitz K. Developing an interventional pulmonary service in a community-based private practice: a case study. *Chest*. 2016;149(4):1094–1101.

[3] Assessing the industry using Porter's five forces. *Vet Rec*. 2014;174(Suppl 1):3–4.

[4] Kessler E, Wahidi MM. The business of bronchoscopy: how to set up an interventional pulmonology program. *Clin Chest Med*. 2018;39(1):239–243.

[5] Beheshti MV, Meek ME, Kaufman JA. The interventional radiology business plan. *J Vasc Interv Radiol*. 2012;23(9):1181–1186.

[6] US Small Business Administration. Write your business plan. <https://www.sba.gov/starting-business/write-yourbusiness-plan>; Accessed 06.24.2017.

[7] Colt H. Development and organization of an interventional pulmonology department. *Respirology*. 2010;15: 887–894.

[8] Pastis NJ, Simkovich S, Silvestri GA. Understanding the economic impact of introducing a new procedure: calculating downstream revenue of endobronchial ultrasound with transbronchial needle aspiration as a model. *Chest*. 2012;141(2):506–512.

[9] Kruklitis R, French K, Cangelosi MJ, Kovitz KL. Investing in new technology in Pulmonary Medicine – navigating the tortuous path to success. *Chest*. 2017;152(3):663–671.